Guía práctica
de medicina china

ROBIN
BOOK

Dr. Yves Réquéna
Marie Borrel

Guía práctica
de medicina china

Traducción De Dominique Chenard

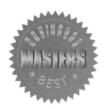

Si usted desea que le mantengamos informado de nuestras publicaciones, sólo tiene que remitirnos su nombre y dirección, indicando qué temas le interesan, y gustosa mente complaceremos su petición.

Ediciones Robinbook
información bibliográfica
Industria, 11 (Pol. Ind. Buvisa)
08329 Teià (Barcelona)
e-mail: info@robinbook.com
www.robinbook.com

Título original: *Le guide du bien-être selon la médicine chinoise.*
© Guy Trédaniel Editeur.
© Ediciones Robinbook, s. l., Barcelona

Diseño cubierta: Regina Richling
Ilustraciones de cubierta: iStock © Song Speckels King
Fotografías de interior: Jean-Benoît Paoli.

ISBN: 978-84-9917-251-4

Depósito legal: B-15.319-2013

Impreso por Impulso Global Solutions, S.A. 2012, Ronda de Valdecarrizo, 23

28760 Tres Cantos

«Porque no hay nada que dure para siempre no hay nada que sea siempre igual ni siquiera el Sol...»

MICHEL JONASZ

Introducción
HAY CINCO ELEMENTOS, HAY CINCO ESTACIONES

En todas las épocas y en todas las civilizaciones, la naturaleza que nos rodea ha sido considerada por los humanos como un reflejo de nuestro funcionamiento interior, tanto fisiológico como psicológico. En su entorno natural, el hombre siempre ha encontrado puntos de referencia, señales que le han permitido construir sus propios ciclos. De este modo, desde la prehistoria, la alimentación ha estado relacionada con el ciclo de las estaciones, y las poblaciones de los países fríos tuvieron que aprender a conservar los alimentos para poder enfrentarse a los períodos del invierno, cuando las condiciones climáticas no permitían la caza ni la recolección.

Con el transcurso de los años, estas correspondencias se volvieron más sutiles y más acertadas, cada vez mejor adaptadas a las condiciones de vida. Son los chinos los que más han profundizado en el estudio de los elementos naturales y sus correspondencias con el ser humano. Organizaron sus observaciones en un sistema perfectamente coherente, que abarca todos los aspectos de la adaptación del hombre a su entorno. Siguiendo la enseñanza de los cinco elementos, el individuo puede aprender a vivir en armonía con lo que le rodea, a escuchar sus propios ritmos interiores, a preservar su salud y a cultivar la alegría de vivir.

El pilar central de la medicina china

Para los chinos, los elementos son cinco, y no cuatro como en nuestra civilización occidental. Estos cinco elementos son la *madera*, el *fuego*, la *tierra*, el *metal* y el *agua*. Este conjunto es el pilar central de la civilización china. Constituye un sistema del cual surgieron métodos que guiaron a los antiguos emperadores en el arte de gobernar, a los militares en el arte de hacer la guerra y al pueblo en el arte de vivir... De los cinco elementos, los chinos de la Antigüedad extrajeron también las nociones fundamentales de su medicina, especialmente la de la energía que anima los cuerpos vivos y la de los meridianos a lo largo de los cuales circula.

A partir de ahí, se organizó un complejo sistema médico que contiene varios enfoques terapéuticos complementarios: la alimentación, la fitoterapia, los ejercicios taoístas de purificación y de equilibrio como el *Qi Gong*, la acupuntura...

Los chinos también establecieron un sistema de correspondencias entre los cinco elementos y el cosmos que permitió relacionar al hombre con los planetas y estrellas. Así se integra en el universo que le rodea y que influye en sus ritmos fisiológicos, orgánicos, y en sus reacciones emocionales y psicológicas.

El conocimiento acerca de los cinco elementos se utiliza también en el arte de la prevención. La medicina china es una medicina de reparación, y sobre todo una medicina de prevención. La historia cuenta que antaño se pagaba al acupuntor únicamente mientras se conservaba la salud. Se consideraba que éste poseía los conocimientos necesarios para equilibrar las energías de sus pacientes con las agujas antes que apareciera la enfermedad. Las técnicas chinas de diagnóstico, como la toma del pulso o el examen de la lengua, se apoyan también en la teoría de los cinco elementos.

El arte de vivir día a día

Volvemos a encontrar estos cinco elementos en la astrología china. Las ciento ocho constelaciones que constituyen su cielo astral se clasifican según los cinco elementos. Las mismas doce casas del tema astral están clasificadas según los cinco elementos, en función de un cálculo realizado a partir de la hora del nacimiento. Antiguamente, cuando dos familias planeaban un matrimonio, se consultaba a los astrólogos para evaluar la posible compatibilidad entre los futuros cónyuges según los cinco elementos. Volviendo a la salud, mediante el tema astral chino, el médico es capaz de detectar en su paciente cuáles son los elementos presentes en exceso y cuáles los que constituyen un déficit.

Los cinco elementos también están relacionados con las formas, los números, los colores, los sonidos, los olores... Sirven de base a las inspiraciones artísticas en pintura, música, arquitectura, escultura, etc. También están relacionados con el arte de armonizar los espacios: existe una disciplina específicamente china llamada *feng shui*, que permite establecer relaciones con el entorno diario, favorecer las energías positivas en las casas y neutralizar las corrientes telúricas negativas. El *feng shui* está actualmente muy difundido en occidente.

Los cinco elementos hoy en día

En el transcurso de los siglos, los cinco elementos nunca han dejado de guiar el pensamiento chino y de inspirarle en sus artes, sean políticas, militares, médicas, espirituales o creativas, etc. Hoy en día, las grandes marcas asiáticas y europeas crean perfumes, productos cosméticos, estilos de vestir..., modas que corresponden a criterios difundidos por los cinco elementos.

A medida que se acumularon los conocimientos, los experimentos, las investigaciones y los descubrimientos, el arte chino de pensar y clasificar supo siempre relacionar las nuevas adquisiciones con sus famosos cinco elementos.

En el campo médico, por ejemplo, al mismo tiempo que la medicina china descubría las enfermedades definidas por la medicina occidental moderna (hipertensión, sinusitis, asma, poliartritis reumatoide, arteriosclerosis, hepatitis viral, etc.), los médicos clasificaban estas dolencias según la naturaleza de los síntomas y las definían en términos de desequilibrio con arreglo al sistema de los cinco elementos.

Siendo un sistema estable, abierto y evolutivo, los cinco elementos han acogido de este modo, y siguen acogiendo, toda clase de inspiraciones. Nunca han dejado de enriquecerse.

Esta verdadera aventura humana de origen chino se está convirtiendo en universal debido, principalmente, a que el sistema de los cinco elementos es extraordinariamente coherente. Funciona de una forma tan justa y tan precisa que suscita entusiasmo y convicción en la mayoría de los que lo conocen y lo aplican más allá de las fronteras del «imperio celeste».

Así, investigadores europeos y americanos hicieron sus aportaciones al clasificar las piedras preciosas o los colores según sus virtudes terapéuticas y en función de los elementos.

De acuerdo con esta perspectiva, nosotros mismos hemos aplicado los criterios elaborados por los chinos hace varios siglos para clasificar las plantas occidentales y sus formas particulares (tintura, aceites esenciales, elixires florales, etc.). La fitoterapia occidental se enriquece en el acto. Hoy en día podemos elegir las plantas y cómo prescribirlas según la estación. También podemos asociar los métodos de diagnóstico tradicionales (toma del pulso, examen de la lengua, etc.) con la terapéutica occidental. ¡Y son los cinco elementos los que han permitido tejer los vínculos entre estos dos universos!

Más allá de las apariencias

Los cinco elementos tienen aplicaciones de lo más sorprendentes para nuestros espíritus cartesianos occidentales. Influyen en el estudio de la morfología del rostro o de la mano. Observando atentamente la configuración, las líneas, los detalles significativos de la cara o de la mano, se puede determinar un tipo de constitución base. Es como «una marca de fabricación», nos proporciona claves que permiten delimitar nuestro carácter, nuestras reacciones emocionales, nuestra fragilidad física...

A esta constitución base le corresponden momentos privilegiados cuando nos sentimos particularmente bien, y momentos desagradables cuando nos sentimos mal sin razón aparente: horas del día, períodos del año... Durante estas épocas debemos cuidar más particularmente nuestros órganos más débiles o nuestras debilidades emocionales. Durante estos períodos todos nuestros desequilibrios amenazan con exacerbarse. Plantas, elixires florales, aceites esenciales, acupuntura, ejercicios de *Qi Gong*, masajes..., juiciosamente adaptados y elegidos, permiten también, en función de los cinco elementos, restablecer el equilibrio amenazado.

El círculo de los cinco elementos

El objetivo de este libro es explicar el significado de los cinco elementos, su contenido y cómo repercute en cada uno de nosotros según las estaciones, pues los elementos están relacionados entre sí de una manera indisociable. Forman como un ciclo que recorre los doce meses del año siguiendo cinco etapas. En cada una de ellas, la energía cambia en su naturaleza y en sus manifestaciones. Todos los organismos vivos deben entonces adaptarse a estos cambios, incluido el hombre. Y como pertenecemos todos de modo específico a un elemento, cada uno deberá administrar esta adaptación de la forma que mejor convenga a su personalidad y a su constitución.

¡Pero la naturaleza está muy bien hecha! Como todo lo que nos rodea, incluidos los alimentos y las plantas, está relacionado con los cinco elementos, podemos extraer de esta inmensa reserva los vegetales susceptibles de sostener y de apoyar esta constante adaptación. Sin olvidar la ayuda de los ejercicios energéticos del *Qi Gong*, que permiten regular la energía vital en función de los cinco elementos.

De este modo aprenderemos a aceptarnos mejor, optimizaremos nuestras cualidades y paliaremos nuestros defectos. Pues los cinco elementos influyen también en nuestra capacidad para disfrutar, en la organización psíquica y emocional y en los estímulos creativos o meditativos. Participan en las relaciones que establecemos y mantenemos con nuestros allegados, hasta en los misterios más íntimos de la sexualidad.

El bienestar físico, el estar en forma, la salud, pero también el bienestar psíquico, el equilibrio emocional, las relaciones humanas..., todo nuestro desarrollo está relacionado con esta danza incesante. Aprendamos a bailar con los cinco elementos; nuestro desarrollo físico, psíquico y espiritual depende de ello.

El primer hombre, la Tierra y el Sol

En primer lugar, vamos a conocer de manera más cercana estos cinco elementos. ¿Cómo fueron creados? ¿Cuáles son sus relaciones con la forma de concebir la vida y el universo de los chinos?

Imaginemos, al principio de la civilización, un primer hombre, erguido, mirando los movimientos aparentes del sol que se eleva desde el este, alcanza su cenit en medio del cielo, y se dirige hacia el oeste, donde acaba poniéndose al anochecer, dejando lugar a la noche. Nuestro hombre observa el desarrollo de esas cuatro fases cada día.

Imaginemos este mismo hombre contemplando los fenómenos de la naturaleza durante un año. Descubre entonces cuatro períodos diferentes. La duración del día está en su punto máximo cuando el calor domina: es el verano. La duración del día está en su punto mínimo cuando hace frío: es el invierno. Entre estos dos polos, nuestro hombre encuentra dos climas intermedios durante los cuales los extremos se equilibran. La primavera y el otoño. De este modo, descubre la noción de estación, un término que, etimológicamente, significa «pausa», la «cesura del tiempo».

Por analogía, este hombre relaciona los cuatro períodos del año con los cuatro momentos del día. Así, el verano se asocia con la hora del mediodía, con el día, con el calor. El invierno representa la medianoche, la noche, el frío. La primavera, época del año en que la naturaleza se despierta de su larga noche, está asociada con el alba, con la benignidad del clima y con la luz tenue que favorece la germinación y el crecimiento de la vegetación. Por último el otoño está relacionado con el crepúsculo y el frío suave, con el recogimiento vegetal, el reflujo de la savia y la caída de las hojas.

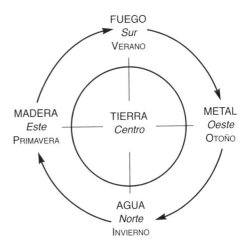

El centro y las cuatro direcciones, las cuatro estaciones.

El oriente al encuentro del occidente...

En occidente, especialmente en la antigua Grecia, esta percepción elemental de los fenómenos cíclicos de la naturaleza condujo a la teoría de los cuatro elementos (tierra, fuego, aire, agua), a la cual se añadió una noción complementaria: la quintaesencia.

Hipócrates fue el primero en describir el hombre como un ser adaptado a los ciclos de la naturaleza. Esta visión se basaba en la existencia de las cuatro secreciones principales que él llamaba humores: la flema, la sangre, la bilis amarilla y la bilis negra, que fueron rebautizadas más tarde como flema, sangre, bilis y agua. De la misma manera, la observación del recorrido aparente del Sol, en el transcurso de un día o de un año, le llevó a una visión en la cual cada uno de los elementos se consideraba como una sustancia fundamental. Para Empedocles de Agrigento (500-430 antes de Cristo), se trataba de los constituyentes últimos de la materia.

Pero los chinos no se dejaron encerrar en esta visión atomista, sustancialista y elemental. Conservaron, sobre todo, la noción de correspondencia entre el momento del día, el período del año y las cuatro direcciones, y establecieron por primera vez la conexión entre el espacio y el tiempo. Un ejemplo: el mediodía corresponde al verano, al sur y al cenit. Desde entonces, los chinos no consideran el elemento correspondiente, el Fuego, como un elemento constitutivo de la materia, último e indivisible, sino como un momento, una fase, una etapa.

De hecho, el término chino *wu xing* no significa «cinco elementos» sino «cinco fases», «cinco movimientos», «cinco movimientos evolutivos». Y el ideo-

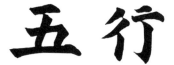

grama chino que representa este término muestra un paso, con el pie izquierdo adelantado y el pie derecho que avanza a su encuentro, introduciendo la idea de avanzar, de moverse.

Los cinco movimientos fundamentales

Hace unos 300 años, los occidentales, interpretando la teoría china, tradujeron esta noción a la luz de su condicionamiento cultural procedente del pensamiento griego. Por lo tanto bautizaron estas cinco fases como «elementos».

Hoy la costumbre está arraigada, y es imposible volver atrás. Pero no importa, puesto que se percibe claramente lo que la noción china contiene de esencialmente dinámica.

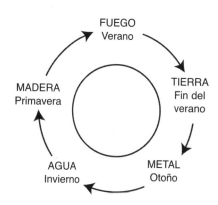

Orden de sucesión de los cinco elementos o cinco fases.

Otra inmensa diferencia entre las nociones chinas y occidentales: el número. Los elementos son cinco en vez de cuatro. Cuatro de ellos corresponden a la noción universal de estación:

• La Madera es el elemento asociado con la primavera, ya que es el momento de la exaltación del mundo vegetal.
• El Fuego es el elemento asociado con el verano, ya que es el período de calor más fuerte.

- El Metal es el elemento asociado con el otoño, ya que es cuando la energía desciende y se funde en la tierra, como el metal enterrado.
- El Agua es el elemento del invierno, ya que es la estación de la lluvia, de la nieve, del hielo y del frío.
- ¿Y el quinto elemento? Representa la templanza.

Entonces llegó el quinto elemento...

Volvamos a nuestro primer hombre. Acaba de observar el recorrido del Sol en el cielo y el ciclo de las estaciones. Entonces se pregunta: «Yo estoy observando todo esto desde un lugar privilegiado, mi planeta, la Tierra, un lugar que permanece fijo con relación a los movimientos sucesivos y que no tiene relación con el tiempo ya que está en cambio perpetuo». Tiene entonces la idea de integrar este quinto polo referencial: una especie de elemento neutro, al estilo de un centro de observación.

Este quinto elemento se llama la Tierra. Los chinos lo ponen en correspondencia con el centro. Posee una variable temporal «especial». Unas veces corresponde al momento en que el ciclo anual se encuentra en equilibrio: el final del verano, cuando los grandes calores han pasado, antes de que empiece la desecación de la naturaleza y el reflujo de la savia. La naturaleza hace una pausa, está como suspendida entre dos etapas. Por esta razón, es natural colocar el elemento Tierra entre el Fuego del verano y el Metal del otoño. Otras veces se considera como un tiempo intercalado entre las estaciones, como si cada vez tuviéramos que volver al centro para poder observar y ver llegar la fase siguiente.

Una clasificación minuciosa

A partir de este momento, los cinco elementos ya no representan elementos fijos, componentes de la materia, sino más bien símbolos dinámicos, conteniendo cada uno una «dirección en el espacio» y un «momento en el tiempo».

Con el transcurso de los siglos, estos símbolos llegarán a ser combinaciones en el sentido matemático del término. Combinaciones en las cuales los chinos van a clasificar, en una elaboración minuciosa como sólo ellos saben realizar, todos los fenómenos de la naturaleza, todas las partes del cuerpo y todos los componentes del ser humano. Esta clasificación se elaboró según criterios de analogía, de correspondencia, de resonancia, de afinidad y de sincronicidad. Un ejemplo: el Fuego. Éste está asociado con el planeta Marte, rojo y caliente; con el corazón y la circulación de la sangre, roja como él; con el sudor provocado por el calor... Porque cada vez que nuestro cuerpo está sometido a un aumento de temperatura, se trate de fiebre o del calor estival, nuestro corazón se acelera, nos enrojecemos, transpiramos...

El cuerpo: una organización imperial y cósmica

Apasionados por la política y por la administración de su imperio, los chinos establecieron un sistema de relaciones entre la distribución del cuerpo y el cosmos que se inspira en la organización política imperial. Para reconocer los cinco elementos, los chinos designaron cinco órganos principales: el hígado, el corazón, el bazo, el pulmón y el riñón. El término «bazo» designa el conjunto del bazo y del páncreas. Estos cinco órganos, llamados *Zang*, son todas las vísceras llenas del tronco, por oposición a las entrañas huecas que son el estómago, la vejiga, la vesícula biliar, el intestino delgado y el intestino grueso, y que los chinos llaman *Fu*.

En su mayoría, los órganos tienen una función metabólica. A través de ellos el organismo elabora las sustancias vitales (anabolismo) o destruye las que serán desechos destinados a ser evacuados (catabolismo).

Estos cinco órganos son considerados como las cinco piezas fundamentales del equilibrio político del Imperio corporal. El corazón es el emperador, el más importante de los órganos, en relación con el Sol. Todos los planetas giran a su alrededor. Si el corazón se para, la vida cesa instantáneamente. El hígado es el general en jefe que establece los planes. El bazo y el páncreas son los graneros donde se organiza el suministro en forma de alimento. El pulmón es el ministro del Estado que controla la energía del cuerpo. Por último, el riñón es el ministro que se encarga de la raíz de la vida.

ELEMENTOS	MADERA	FUEGO	TIERRA	METAL	AGUA
DIRECCIÓN	este	sur	centro	oeste	norte
ESTACIÓN	primavera	verano	entretiempo	otoño	invierno
PLANETA	Júpiter	Marte	Saturno	Venus	Mercurio
ÓRGANO ZANG	hígado	corazón	bazo-páncreas	pulmón	riñón
ENTRAÑA FU	vesícula biliar	intestino delgado	estómago	intestino grueso	vejiga

Cada uno de estos órganos está asociado con una de las entrañas *Fu*. Éstas son vísceras de tránsito, capaces de contraerse para hacer avanzar y evacuar sus tancias líquidas o sólidas. El hígado está asociado con la vesícula biliar. El corazón está asociado con el intestino delgado. El conjunto bazo-páncreas está asociado con el estómago. El pulmón está asociado con el intestino grueso. El riñón está asociado con la vejiga. Para completar esta clasificación, cada uno de estos conjuntos está asociado, según su elemento de referencia, con una dirección, con una estación y con un planeta.

Las leyes inmutables que rigen el cuerpo

Al igual que los elementos se suceden en una danza inmutable, los órganos están conectados entre sí por un sistema relacional que los chinos llaman la «ley de generación madre-hijo». Al igual que en la naturaleza la primavera precede al verano y le abre camino, en el cuerpo el hígado, vinculado con la primavera, comunica su energía al corazón, relacionado con el verano. Se dice que el hígado es la madre del corazón.

De la misma manera, el corazón transmite su energía al conjunto bazo-páncreas del cual es la madre. Y así sucesivamente... El bazo es la madre del pulmón, el pulmón del riñón, y el riñón del hígado. El ciclo está cerrado. A pesar de su apariencia poética, estas nociones de relaciones entre los órganos conducen a aplicaciones concretas y precisas. Un ejemplo: si, por una razón u otra, el hígado está en desequilibrio, su hijo, el corazón, acabará padeciendo. A la inversa, si queremos que la energía del corazón sea floreciente, ni en exceso ni en defecto, necesita una madre vigorosa para sostenerlo. Por lo tanto, hay que cuidar el hígado. ¿Cuándo? ¡En el momento de su estación, es decir, en la primavera! Todo tiene sentido.

Esta relación se complica aún más cuando se le añaden las leyes de complementariedad y de dominación. Porque de la misma forma que el invierno se opone al verano, los órganos correspondientes están sometidos al mismo tipo de relaciones de fuerza: el riñón se opone al corazón, el bazo se opone al riñón, y así sucesivamente.

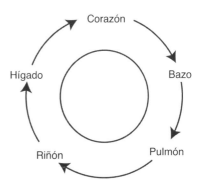

**La ley de generación madre-hijo
entre órganos.**

Para el buen funcionamiento del Imperio corporal...

¿Cómo haremos para no perdernos en este juego complejo y sutil de interacciones múltiples? Para esto, los chinos utilizan una metáfora que se inspira nuevamente en el buen funcionamiento del Imperio y de los asuntos de Estado.

Cojamos el ejemplo del elemento Agua y de su órgano, el riñón. Examinemos la situación desde su punto de vista, como si este órgano fuese el emperador:

* Su madre, el pulmón, da energía al emperador riñón.
* El riñón engendra al hígado, su hijo. También es su ministro, pues le transmite una parte de sus poderes.
* Domina al corazón. Éste será por lo tanto su enemigo vencido.
* El bazo le controla. Éste será su consejero, porque tiene ascendencia sobre él a través de sus consejos y templa sus decisiones.

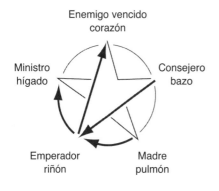

La ley del emperador
y de sus súbditos.

En medicina china, esta metáfora adquiere todo su sentido cuando se trata de establecer un balance de la situación entre los cinco órganos. Cuando la armonía de la circulación energética está perturbada, hay que determinar quién causa la ruptura y la disfunción en el sistema complejo de las interrelaciones, pues esta disfunción desencadena los excesos y las insuficiencias energéticas responsables de la enfermedad o de los desórdenes emocionales.

En la organización del Cielo y de la Tierra, el tiempo no se para: una estación jamás se prolonga; el sol no puede decidir quedarse oculto... El ciclo es perpetuo, la armonía se renueva sin parar. Lo mismo debe ocurrir con nuestro cuerpo. Si no es el caso, es que una anomalía se ha instalado. Y esta anomalía es sinónimo de enfermedad.

¿Órgano o función orgánica?

La medicina occidental habla de los órganos y de sus trastornos. La medicina china hace lo mismo. Sin embargo, cada una da a este término un sentido diferente. El concepto chino de órgano no tiene mucho que ver con lo que habitualmente entendemos por este nombre, según nuestra concepción basada sobre todo en la anatomía y la fisiología. Ciertamente, existen correspondencias entre estas nociones, pero una y otra abarcan territorios que no están perfilados de la misma manera.

Un ejemplo: el riñón. En occidente, esta palabra designa el órgano renal, con su fisiología de filtración y de excreción. El término chino hace lo mismo, pero va más lejos. Incluye también otros órganos y otras funciones que están relacionados con él: la glándula suprarrenal, la glándula genital, el aparato genital, huesos y médula ósea, médula espinal y cerebro, dentición, audición, producción de sangre, funciones cerebrales y funciones sexuales.

Este concepto no entra en contradicción con nuestra visión fisiológica occidental, pues comprobamos que los conocimientos modernos científicos han permitido aclarar de manera precisa lo que los chinos adivinaron, sin poder demostrarlo, desde hace más de quince siglos. El riñón participa, por ejemplo, en la producción de los glóbulos rojos en la sangre y segrega una hormona, la eritropoyetina, que estimula la médula ósea para la fabricación de los glóbulos rojos. ¡Riñones, sangre y médula ósea por lo tanto están verdaderamente relacionados! Cuando un enfermo padece una insuficiencia renal grave, además es propenso a una anemia severa.

Asimismo, el riñón está relacionado con las glándulas genitales, ya que una insuficiencia renal grave a veces es suficiente para causar la impotencia en el paciente, aunque sus glándulas genitales y suprarrenales estén en perfecto estado. Entonces, sólo el tejido renal se halla débil. Existe realmente un mecanismo fisiológico todavía desconocido por nuestros científicos, pero que no sorprende a los médicos chinos.

Por lo tanto, el término chino de órgano no solamente designa el mismo órgano, sino también todo el conjunto de funciones relacionadas con él, de cerca o de lejos.

El exceso y el vacío...

Esta concepción original de los órganos desemboca en una visión apasionante del origen de las enfermedades. Según sus causas aparentes sean internas o externas, conducen a dos tipos de desequilibrios: un desequilibrio por exceso energético, en el cual la máquina se acelera y se sobrecalienta y un desequilibrio por vacío, en el cual la máquina está averiada o funciona al ralentí. Y cuando un órgano se halla en situación de vacío o de exceso, el conjunto de funciones relacionadas con él sufre un desequilibrio.

De este modo, esta energía primordial, vital, que anima la Creación y mantiene la vida de todo lo que existe en esta Tierra, circula entre los órganos (en el sentido chino del término). Así pues, los órganos están relacionados con los cinco elementos. Toda enfermedad está provocada, directa o indirectamente, por un desequilibrio de esta circulación energética. Para restablecer el equilibrio, el médico chino elegirá entre todos los medios a su disposición (alimentos, plantas, ejercicios de *Qi Gong*, agujas de acupuntura, moxas, etc.), que mejor se adapten en función de los cinco elementos.

Las nociones de vacío y de exceso energético están en el centro de la práctica médica china. Corresponden a dos términos muy conocidos hoy en día en occidente: el Yin y el Yang.

El Yin y el Yang: los opuestos complementarios

El Yin y el Yang son dos principios inherentes a la naturaleza entera. Participan en la manifestación de todo lo que está creado, tangible, de todo lo que existe en este mundo. El Yin es el principio del reposo; el Yang, el principio de la actividad. Entre ellos mantienen relaciones de oposición, de complementariedad y de alternancia. Para entender mejor su esencia, debemos conocer el símbolo que los representa: el *Hotou*.

Este símbolo tiene en su centro un pequeño círculo blanco, es decir, vacío de donde salen dos espirales: una blanca, el Yang luminoso, y una negra, el Yin oscuro.

Para los filósofos chinos de la Antigüedad, la vida tiene su origen en el vacío absoluto: *Wu Ji*. Este vacío es la base de todas las cosas porque se halla lleno de todas las posibilidades, de todo lo que no está manifestado aún, pero que ya se encuentra presente en estado potencial.

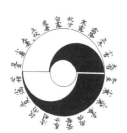

El *Hotou*

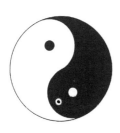

El *Tai Ji*

En el vacío absoluto de este *Hotou* existe, o más exactamente coexiste, un principio inherente a este vacío: el *Tai Ji*. Es el símbolo guía de la civilización china. Hoy en día se reproduce por el mundo entero, sin que nosotros los occidentales conozcamos su verdadero sentido. Este principio establece una relación dinámica entre el Yin y el Yang, que se transforma en dos polaridades inversas, la negativa y la positiva, parecidas a la corriente eléctrica, al núcleo y a los electrones del átomo, o a la pareja materia-antimateria. Por lo tanto, gracias a este *Tai Ji*, el Yin y el Yang se convierten en principios a la vez opuestos, complementarios y alternos. Para los chinos, el *Tai Ji* es «el principio supremo», sin el cual lo que está contenido en el vacío jamás podría materializarse.

Además, el *Tai Ji Quan*, este arte marcial chino cada vez más conocido y practicado en occidente, saca su nombre de esta noción. En efecto, su nombre significa «boxeo del principlo último». Se llama así porque los desplazamientos y los movimientos que lo constituyen corresponden a los principios fundamentales del equilibrio Yin/Yang y del *Tai Ji*: sus desplazamientos se producen en círculos y en espirales; el peso del cuerpo pasa alternativamente de una pierna a la otra...

Los contrarios se reencuentran

Esta visión de la creación de la vida se observa tanto en lo infinitamente pequeño como en lo infinitamente grande: el comportamiento de las partículas que se agitan en el interior del átomo; la creación de los universos y de las galaxias, y hasta el fenómeno de la luz. Numerosos científicos occidentales, como el físico Fritjof Capra[1] o el astrofísico Hubert Reeves, han reconocido que el modo de pensamiento chino sobre la materia está de acuerdo con ciertas teorías científicas actuales.

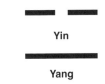

El pensamiento chino también simbolizó el Yin y el Yang bajo la forma de trazos. El Yin está representado por un trazo discontinuo, y el Yang, por un trazo continuo.

Por lo tanto, este principio es la expresión de una dinámica propia de la vida y de la existencia de los fenómenos tangibles.

Pero al mismo tiempo, todo ocurre como si se tratase también de una matriz, de un esquema, de un plan o de un arquetipo para estructurar el universo. Así, la primera pareja simbólica del Yin/Yang es el conjunto constituido por la Tierra y el Cielo. La Tierra es firme, densa, pesada, opaca, oscura. El Cielo no tiene sustancia, es sutil, ligero, translúcido, luminoso. Otra pareja mítica está formada por el Agua y el Fuego, el primero siendo material y frío, el segundo siendo inmaterial y caliente. En los seres vivos, animales y humanos, es la pareja Macho y Hembra que encarna la dinámica del Yin y del Yang. Podemos clasificar según esta doble polaridad todo lo que

YIN	YANG
materia	energía
material	inmaterial
noche	día
luna	sol
hembra	macho
invierno	verano
pesado	ligero
grueso	sutil
sólido	gas
reposo	actividad
inmovilidad	movilidad
frío	calor
hielo	vapor
interior	exterior
escondido	descubierto
profundo	superficial

---

1 . Publicó una obra interesante acerca de los vínculos que puedan existir entre la física subatómica moderna y el pensamiento chino tradicional: *El Tao de la Física*.

pertenece a nuestro mundo materializado. En el siguiente cuadro tenemos algunos ejemplos.

El Yin, el Yang y los cinco elementos

Como todo lo que nos rodea, los cinco elementos simbólicos del pensamiento chino también se clasifican según la teoría del Yin y del Yang.

El Yin

El Yang

El Fuego es Yang; el Agua, Yin. Pero ¿qué pasa con los tres elementos restantes? La Tierra está en el centro, es neutra. La Madera se sitúa al este, donde nace el Sol. Por lo tanto es un elemento Yang, pero menos intenso que el Fuego. Este último es el gran Yang, mientras que la Madera sólo es el pequeño Yang.

El mismo razonamiento se aplica al Metal, el elemento Yin que se sitúa en el oeste, por donde la noche hace su aparición. Pero únicamente es el pequeño Yin, mientras que el Agua es el gran Yin.

Por lo tanto estamos ante una progresión que empieza con el Gran Yin para llegar al Gran Yang, pasando por el Pequeño Yin y el Pequeño Yang.

Nuestros órganos principales siguen la misma clasificación: el corazón es el órgano más Yang del cuerpo, el riñón es el más Yin. Entre ellos, el hígado, es menos Yang que el corazón, sin embargo es más Yang que el pulmón, el cual, aunque menos Yin que el riñón, no obstante es más Yang que los dos anteriores. El bazo es un punto de equilibrio ya que corresponde a la Tierra, elemento central, neutro.

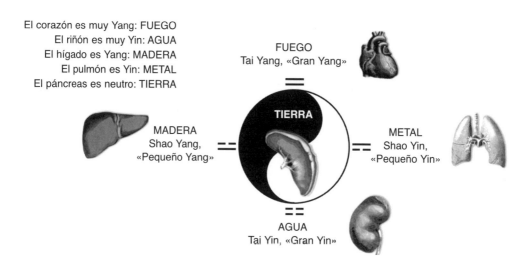

El corazón es muy Yang: FUEGO
El riñón es muy Yin: AGUA
El hígado es Yang: MADERA
El pulmón es Yin: METAL
El páncreas es neutro: TIERRA

FUEGO
Tai Yang, «Gran Yang»

TIERRA

MADERA
Shao Yang,
«Pequeño Yang»

METAL
Shao Yin,
«Pequeño Yin»

AGUA
Tai Yin, «Gran Yin»

Polaridad del Yin y del Yang y de los cinco órganos.

Energía sutil y compleja...

Cada uno de nuestros órganos está energéticamente polarizado de una manera que le es propia. Pero los chinos están más dotados para la sutileza de las interacciones finas y complejas que para la facilidad simplificadora. ¡Es la razón por la cual sus teorías se hallan tan cerca de la infinita complejidad de lo viviente! Por lo tanto concibieron cada uno de nuestros órganos en el interior mismo de su polaridad dominante, con una tendencia Yin y una tendencia Yang. Sea cual sea el órgano, cuando su tendencia Yin crece en detrimento de su tendencia Yang, esto ocasiona una disminución del metabolismo fisiológico. A la inversa, si su tendencia Yang aumenta en detrimento de su tendencia Yin, esto acarrea una aceleración del metabolismo fisiológico.

Cojamos el ejemplo del corazón: en una situación demasiado Yin, disminuyen sus pulsaciones, la circulación sanguínea entera también se detiene, la temperatura baja, la persona tiene frío, palidece, su actividad intelectual se retarda, tiene sueño, se vuelve menos activa, economiza palabras y gestos... A la inversa, en una situación demasiado Yang, el corazón late más deprisa, la persona enrojece, tiene calor, se encuentra en un estado de hiperactividad física y mental, le cuesta dormir, habla mucho, gesticula...

Los dos principios opuestos y complementarios del Yin y del Yang deben permanecer en perfecto equilibrio. Este equilibrio mantiene la vida y asegura la salud. ¡Desgraciadamente, sabemos que el equilibrio es, por esencia, una posición inestable! No existe el equilibrio perfecto y constante. Por lo tanto el equilibrio se mantiene en un perpetuo reajuste. En este contexto, no hay predominio absoluto del Yin sobre el Yang, ni del Yang sobre el Yin: domina puntualmente el que dispone del mayor aporte energético.

Un ejemplo: normalmente, el hombre es Yang y la mujer es Yin, como lo son respectivamente el corazón y el riñón. Pero supongamos un hombre pasivo, retraído, letárgico, de tez pálida, con una fuerte tendencia Yin, viviendo en pareja con una mujer activa, locuaz, voluntariosa, de tez colorada, con una fuerte tendencia Yang. Ella dominará en la pareja. En este caso, el Yin domina sobre el Yang. Lo mismo puede ocurrir entre dos órganos: en una persona dada, en un momento dado, el riñón, órgano Gran Yin, puede dominar sobre el corazón, órgano Gran Yang.

Por lo demás, la energía no es una entidad única, uniforme, unívoca. Ella misma contiene en su seno seis ramas, seis manifestaciones que los chinos llaman las seis energías. Cada una con un aspecto Yin y un aspecto Yang forma así doce ramas, que dieron nacimiento a los doce meridianos principales de la acupuntura, que el médico estimula o templa actuando sobre puntos situados a lo largo de sus recorridos.

Toda la energía en algunos trazos

Queda un elemento indispensable si queremos penetrar el pensamiento chino: los ocho vientos. Si la energía primordial se manifiesta en dos corrientes opuestas y complementarias (el Yin y el Yang), éstos se descomponen a su vez en cuatro direcciones: una va del Pequeño Yin al Pequeño Yang y otra circula del Gran Yin al Gran Yang; una tercera va desde el este hacia el oeste; la última desde el norte hacia el sur. Cada dirección se divide a su vez en dos para dar nacimiento a los ocho vientos, también llamados *Ba Gua*.

En nuestro cuerpo, estos ocho vientos dan nacimiento a ocho meridianos de energía. Estos meridianos secundarios, diferentes de los doce meridianos principales, también son portadores de puntos que el acupuntor puede estimular con la ayuda de agujas o calentar con la ayuda de las moxas, para dispersar la energía si el paciente se encuentra en situación de exceso o estimularla si está en estado de vacío.

El Yin y el Yang están representados cada uno por un trazo, pero estas dos posibilidades no son suficientes para describir la complejidad de los *Ba Gua*. Se debe añadir un tercer trazo, a fin de que el número de combinaciones posibles sea suficiente para representar estas ocho direcciones y estos ocho vientos energéticos. Estas combinaciones de tres trazos se llaman trigramas. Están muy presentes en el grafismo chino.

Los trigramas tienen una función simbólica muy importante en China. A menudo están asociados de dos en dos, formando hexagramas (seis trazos). Estos hexagramas representan de alguna forma la matriz de la arquitectura de la Creación. Ellos dieron nacimiento al *Yi King*, un método de adivinación muy conocido en occidente que tiende más a la meditación que a la videncia o a la adivinación pura. Del mismo modo que los cinco elementos mantienen relaciones estrechas con el Yin/Yang y las seis energías, también están en constante interacción con los ocho trigramas. Primero, cada elemento está asociado con uno o dos trigramas.

El Fuego posee su propio trigrama así como el Agua. La Madera está representada por dos trigramas: el del Trueno y el del Viento. El Metal coge la apariencia del Lago o del Cielo. Por último, el elemento Tierra se representa bajo los rasgos de la Tierra y de la Montaña.

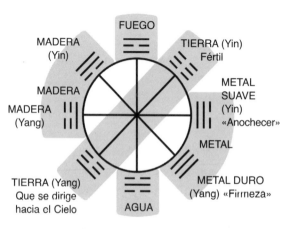

Correspondencia de los cinco elementos con los ocho trigramas.

La insondable profundidad de los símbolos

¡Estos símbolos no han sido elegidos al azar, podemos confiar en los antiguos chinos sobre este punto! Son precisos y cargados de sentido, como veremos en los capítulos siguientes. Conocer los trigramas de los elementos ya es tener información acerca del ambiente general y de la «vibración» de cada uno.

Descubriendo de esta manera los fundamentos de la civilización china, sus símbolos y sus arquetipos, es posible que estemos un poco desorientados, como transportados hacia un mundo extraño, casi a otro planeta. ¡Estas nociones de energía, de vientos, de trigramas, de Yin y de Yang..., parecen estar tan alejadas de lo que anima nuestro mundo occidental! Sin embargo la distancia sólo es aparente. A través de los nombres, de las imágenes, de conceptos simbólicos diferentes, se representan fenómenos cercanos, que todos los seres humanos que habitan el planeta Tierra sienten de forma similar, bajo todas sus latitudes.

Así, el Yang y el Yin representan los principios masculinos y femeninos presentes en todas las culturas. En todas partes, estos dos principios manifiestan las dos fuerzas primordiales, las dos polaridades positiva y negativa que obran conjuntamente para dar nacimiento a la Creación. Cojamos el Fuego: en todas partes o en casi todas, se asocia al Sol, al planeta Marte, a la sangre roja que circula por nuestras arterias, a la luz. En todas partes o en casi todas, se le opone a las tinieblas, al igual que se opone el conocimiento a la ignorancia. La representación cristiana del Cristo en gloria simboliza la luz y el conocimiento divino trascendente, tal como lo habían entendido tan bien los cátaros en su época. No tiene nada de sorprendente que en China el corazón esté relacionado con la conciencia, el desarrollo espiritual, la lucidez. Esta última palabra, además, viene del término latino *lux*, que significa «luz». ¡Todo encaja!

En China, uno de los principales animales míticos del Fuego es el dragón. La simbología de este animal es parecida a la del caballo (animal de conocimiento) y de todos sus derivados: Unicornio, Sagitario, Pegaso... Ciertas representaciones simbólicas hasta son comunes, como el ave Fénix que, en occidente, renace de sus cenizas, mientras que en China es un símbolo directo del Fuego. Es cierto que algunos símbolos chinos pueden parecer más oscuros en un primer momento, pero con un poco de perseverancia acabamos familiarizándonos. Poco a poco, penetran en nuestra conciencia unos «perfumes» diferentes, no del todo desconocidos, pero profundamente «ajenos», que pertenecen al inconsciente colectivo de una buena mitad de nuestro planeta. Como seres humanos, tenemos mucho que ganar acercándonos a nuestros lejanos semejantes: más apertura, más lucidez, más sutileza en nuestro modo de pensar y en nuestro acercamiento al universo, y también más fuerza. El conocido psicoanalista Carl Gustav Jung, creador del concepto del inconsciente colectivo, había captado toda la riqueza de estos intercambios ya que durante toda su vida se interesó muy de cerca por el *Yi King*.

¿Para qué sirve todo esto?

¡Toda esta construcción, este edificio sutil y complejo, no ha sido elaborado por nuestros lejanos vecinos planetarios por la belleza del ejercicio! Más pragmático que cualquier otro pueblo, lo que importaba a los ojos de los chinos era utilizar estas herramientas para vivir mejor. Y especialmente, para permitirnos saber lo que necesitamos para volver a equilibrarnos día a día. Para esto, primero debemos descubrir el estado de nuestros desequilibrios: ¿Yin o Yang, exceso o vacío?

De aquí proceden las técnicas de acupuntura para tonificar o dispersar la energía, la elección de alimentos Yin o Yang que desempeñan el mismo papel, de plantas estimulantes o relajantes, ejercicios de *Qi Gong* y de respiración adaptados a las mismas necesidades... Tantas herramientas, basadas en la teoría de los cinco elementos y en el equilibrio energético, que permiten cultivar la salud y la serenidad.

Para esto, hemos de aprender a hacernos algunas preguntas: ¿qué hace que tenga un exceso de Yang o de Yin? ¿Cuál es el órgano principal que está desajustado (pulmón, corazón, hígado, riñón...)?

Para poder contestar a estas preguntas, debemos observar nuestra manera de ser en el mundo, hasta el menor de nuestros comportamientos, la menor emoción, nuestros síntomas, nuestros gustos... Tenemos que ser conscientes de nuestras reacciones a las estaciones, a los climas, a los colores, de nuestras atracciones y repulsiones por ciertos alimentos o ciertos sabores. Poco a poco, todo esto permite percibir dónde se encuentra la clave de nuestros desequilibrios.

Es justamente el objetivo de este libro: aportarles elementos precisos y concretos que les permitirán comprender a fondo los mecanismos del pensamiento médico chino y aplicar los principios día tras día, en función de las estaciones, para conservar su salud, aumentar su vitalidad, mejorar su resistencia a las enfermedades, armonizando a su vez sus estados de ánimo.

Antes de entrar en detalle y de emprender el viaje hacia el interior de cada uno de los elementos, debemos atravesar tres etapas. La primera concierne a la medicina china: ¿cuáles son sus herramientas terapéuticas? ¿Cómo las utilizaremos en función de los elementos simbólicos y de las estaciones? Luego pasearemos por el lado de la medicina clásica para ver cómo conjugar las terapias occidentales y el conocimiento procedente de los cinco elementos.

Cuando todas las herramientas necesarias estén en su bolsillo, sólo le quedará saber a qué elemento principal pertenece. Esto será el objeto del capítulo siguiente.

En marcha hacia el país donde los elementos curan...

Capítulo 1
LOS CINCO ELEMENTOS Y LA MEDICINA CHINA

11 h a 13 h

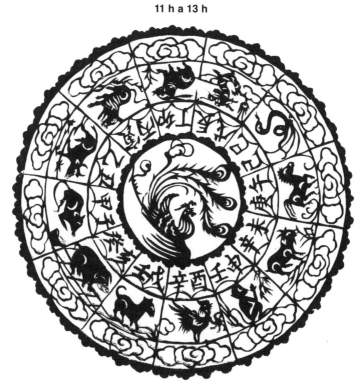

11 h a 13 h

Los 12 animales del zodíaco chino están relacionados con los 12 meridianos de la acupuntura

La medicina china, al contrario de lo que a menudo creemos en occidente, no se limita a la acupuntura. Mejor aún: para tratar ciertas enfermedades, este enfoque terapéutico no es prioritario a los ojos de los médicos chinos. La medicina china es como un animal mítico con varios tentáculos. Está hecha de múltiples disciplinas independientes y a la vez complementarias. Las terapias más corrientes y más conocidas son la acupuntura, la dietética, la fitoterapia (complementada por una farmacopea basada en productos minerales y animales), los masajes, las manipulaciones vertebrales y la gimnasia energética (el *Qi Gong*). A esto debemos añadir una aproximación astrológica al caso médico y una aproximación psicológica a través del estudio de la morfología y del carácter. Pero en realidad, la medicina china es infinitamente más extensa. Hasta tal punto que en China pocos médicos son competentes en todas estas ramas. Más frecuentemente, son especialistas en algunas disciplinas: la acupuntura y la fitoterapia, o los masajes y las manipulaciones vertebrales. El *Qi Gong* constituye una disciplina aparte, practicada por terapeutas especialistas. Incluso existen servicios hospitalarios que tratan únicamente con los ejercicios de *Qi Gong*. Sin embargo, lo ideal sería que cada enfermo pudiera beneficiarse de todas las disciplinas a la vez para aprovechar los diferentes niveles de intervención y su extraordinaria sinergia terapéutica. Algunos podrían preguntarse en qué idioma se comunican entre sí todos estos especialistas. ¡Su idioma, el que les permite sentarse juntos a la cabecera de los pacientes, es justamente el lenguaje de los cinco elementos! Porque todas estas disciplinas proceden del mismo sistema, de la misma concepción ancestral del hombre y de la naturaleza en la cual vive. Se necesitarían varios volúmenes, muy densos y muy bien provistos, para abarcar este extenso panorama terapéutico. Simplemente rozaremos aquí el tema, presentando las terapias que son el objeto de consejos específicos en los capítulos siguientes.

La acupuntura

En la acupuntura, el sistema de referencia más empleado para el diagnóstico y el tratamiento es el de los cinco elementos. Todas las leyes de generación y de

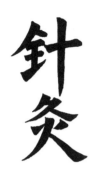

Ideograma «acupuntura»

control que rigen las relaciones entre los órganos se utilizan para buscar el culpable: el órgano responsable del origen del desequilibrio.

Así, cuando el hígado presenta señales de debilidad porque su madre, el riñón, no lo nutre, se deberá tonificar la energía del riñón. Pero si este mismo hígado es débil porque el pulmón lo domina de forma exagerada, habrá que dispersar la energía del pulmón. En ambos casos, como al mismo hígado le cuesta resistir a esos desequilibrios, habrá que apoyarle.

Para esto, el médico actúa por mediación de los puntos de acupuntura, que estimulará de forma diferente según si desea tonificar la energía o dispersarla. Además, cada meridiano de acupuntura posee un punto de tonificación y un punto de dispersión por mediación de los cuales el médico puede actuar. Por último, los doce meridianos principales son portadores de puntos correspondientes a cada elemento o a cada estación.

Un amplio juego de correspondencias

Más allá de esta intervención directa, los acupuntores, además, tienen a su disposición todo un juego de correspondencias provenientes justamente del sistema de los cinco elementos. Porque, al igual que un órgano está relacionado con cada elemento, de la misma manera lo están vegetales, animales, colores, funciones, emociones, sabores... Por este motivo, como si se tejiera una telaraña gigantesca, se establecen redes de correspondencia entre diferentes cosas conectadas con el mismo elemento. Por ejemplo, el elemento Madera corresponde al hígado y a la vesícula; pero también corresponde a los músculos, a la ira, a la vista, al color verde, al sabor ácido, al pollo... Así una misma causa exterior, susceptible de perturbar el elemento Madera, puede provocar trastornos digestivos, irritación, migrañas (el meridiano de la vesícula biliar pasa por las sienes), disminución de la vista... Por otro lado, para mejorar la vista, cuidamos el hígado y su energía. Por esta razón, el médico chino, antes de practicar una sesión de acupuntura, se interesa por una infinidad de detalles, de comportamientos, de manifestaciones..., aparentemente sin relación entre sí ni con los síntomas que presenta su paciente. Para él, es una forma de viajar en el interior de la telaraña, para captar toda su sutileza. Después, se esfuerza en determinar cuál es la asociación lógica entre estas diferentes señales. De este modo, para la medicina china, las alergias, las reglas dolorosas, las piernas pesadas, la irritabilidad, la ansiedad, la espasmofilia... proceden del mismo mecanismo: un desequilibrio del hígado por exceso de su Yang. Reequilibrar el conjunto de los síntomas pasa entonces por una estrategia única: dispersar, relajar, drenar el hígado.

LAS MOXAS

Directamente procedente de la acupuntura, el método de las *moxas* consiste en calentar los puntos situados a lo largo de los meridianos de energía, en vez de poner las agujas. Tradicionalmente, este método formaba parte íntegra de la acupuntura. Por cierto, la palabra acupuntura en chino se traduce literalmente por «aguja y fuego». Desgraciadamente, cuando este término fue importado a Francia, los primeros traductores sólo conservaron la idea de

Ideograma
«moxa»

«puntura». A causa de esto, la idea de cauterizar, de calentar los puntos, desapareció por el camino. Sin embargo, en la consulta de un acupuntor, a menudo se siente un olor muy característico: es la combustión de la artemisa, esta hierba de San Juan, utilizada para calentar los puntos. Los médicos chinos practican diferentes formas: pueden calentar directamente una zona determinada acercando lo más posible a la piel, sin quemarla por supuesto, una pequeña barra de artemisa cuya extremidad es incandescente; pueden también calentar la aguja, encendiendo un trozo pequeño de artemisa que ponen en la punta de la aguja. La

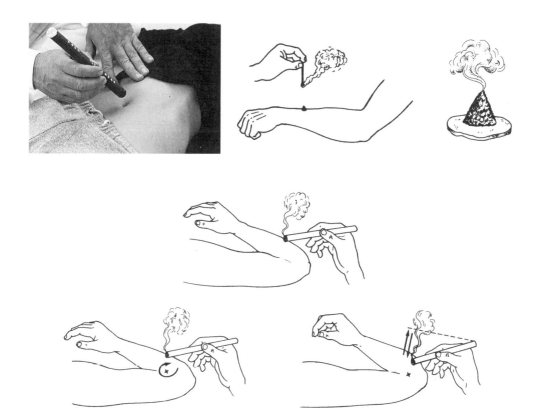

artemisa posee una acción global sobre el organismo. También se puede colocar esta hierba sobre sal gruesa o una rodaja de jengibre, y aplicarla encima del ombligo del paciente.

Automedicación al estilo chino...

La tradición médica china tiene tanto respeto por la poderosa acción de este método de estimulación de los puntos por el calor que dio nacimiento a este aforismo: «Como la mujer sostiene la mitad del Cielo, las moxas alivian la mitad de las enfermedades».Con el transcurso de los siglos, las moxas llegaron a ser cada vez más populares, ya que este método es relativamente fácil de aplicar a uno mismo, como automedicación. Al principio, los acupuntores enseñaban a sus pacientes los puntos que calentar. Así, solos o con la ayuda de algún familiar, podían continuar en casa el trabajo empezado por el acupuntor. Luego la tradición popular se apoderó de esta práctica que se transmitió de padre a hijo, de madre a hija, de generación en generación.[1] Este éxito no fue menor en Japón. Además, el mismo término de moxa viene de una palabra japonesa, que significa «hierba para quemar». En los próximos capítulos dedicados a cada uno de los elementos indicaremos puntos sencillos que permiten regular a fondo la energía de los órganos y entrañas correspondientes a los cinco elementos.

LOS MASAJES

Se pueden masajear estos mismos puntos. La tradición del masaje chino es muy rica. Para designarla, se utiliza el término de *Tui Na*. Esta tradición se propagó extensamente por toda Asia, y particularmente en Japón, donde se desarrollaron el *Shi Do In* y el *Shia Tsu*.

En ciertos lugares del cuerpo, especialmente en la espalda y encima del torso, hay puntos reflejos en que el acupuntor puede colocar la aguja, calentar con las moxas o masajear. Es bueno conocer las zonas y aprender a hacerse un automasaje de forma regular para reequilibrar las funciones correspondientes, que son doce en total, como los doce meridianos principales. Un ejemplo: el corazón. Se estimulará mejor en verano haciendo un masaje de los puntos correspondientes. Además, se podrá palpar todo el recorrido que sigue el meridiano del corazón para «deshacer los nudos» haciendo un masaje más profundo de las zonas contraídas o

---

1. Este método da excelentes resultados. Para familiarizarse con ella, puede consultar Y. Réquéna, *La guía práctica de las moxas chinas* (Grasset, 1986). Esta guía explica cómo mejorar 84 dolencias entre las más corrientes en nuestra vida cotidiana.

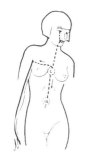

Meridiano del corazón

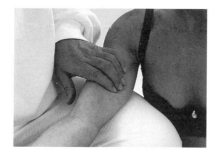

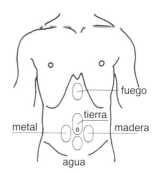

anudadas. Es el principio básico del Do In. Encima del abdomen, también hay zonas reflejas donde se proyectan todos los órganos del cuerpo: palpar estas zonas, sentir los nudos, presionar a fondo, relajar suavemente, girar..., son otras muchas formas de armonizar y de regular el funcionamiento de los órganos correspondientes. Por último, cada órgano se proyecta en unas zonas reflejas específicas relacionadas con los órganos sensoriales: los ojos, la lengua, la nariz, las orejas, pero también el rostro, las manos y los pies, donde la piel es particularmente sensible. ¡Claro está, es difícil hacer un masaje de los ojos y de la lengua! Pero se pueden masajear todas las otras zonas eligiendo los puntos reflejos correspondientes a las funciones y a los órganos que deseamos equilibrar.

LA FITOTERAPIA CHINA

La farmacopea china es de una gran riqueza. ¡Cuenta con más de 20.000 hierbas medicinales! Desgraciadamente, estas plantas pertenecen a una flora que no crece en nuestros climas. Sin embargo, hoy en día, es posible sacar provecho de esta extraordinaria ciencia de la fitoterapia, especialmente aplicando los métodos chinos de clasificación a las plantas occidentales. Desde la Antigüedad, los conocimientos tradicionales sobre las plantas se acumularon en China sin jamás ser relegados... Ni siquiera la irrupción de la medicina occidental en el paisaje terapéutico chino mermó su prestigio. Es como si, en Francia, el conocimiento de las mujeres y de los campesinos hubiese permanecido vivo, valorado, ordenado sin discriminación al lado de las técnicas medicinales más modernas; como si los herbolarios tradicionales continuasen existiendo; como si los mismos farmacéuticos fuesen aún boticarios con un conocimiento profundo de las plantas, y supieran reconocerlas y asociarlas para elaborar preparaciones magistrales perfeccionadas desde hace más de 3.000 años; como si estos conocimientos no hubiesen desaparecido, y hubiesen sido conservados y compilados en enciclopedias especializadas.

Las reticencias del mundo occidental

En China existen volúmenes enteros de fórmulas de fitoterapia para tratar las enfermedades de la piel, las enfermedades digestivas, las enfermedades de la mujer..., e incluso para aliviar o mejorar algunos cánceres. Estos libros rara vez se traducen en Europa, pero sí en Estados Unidos. A partir de esta literatura se emprendieron investigaciones acerca de ciertas plantas chinas al otro lado del Atlántico, la mayoría de las veces con éxito. Así se averiguó la eficacia de una cucurbitácea para estimular la inmunología en el caso del sida. Sin embargo, el continente americano, más aún que su vecino europeo, conserva sólidas resistencias. Una pequeña historia lo atestigua; la de una visita al Consejo de la Orden de los Farmacéuticos de Quebec, hace dieciséis años. Es verdad que en aquel tiempo el interés por las plantas todavía no se había desarrollado en el continente norteamericano. Éramos un equipo compuesto por el director de un laboratorio francés de fitoterapia, su consejero científico, catedrático en farmacia y un médico fitoterapeuta. El laboratorio deseaba obtener la autorización para comercializar productos basados en plantas en Quebec. El presidente del Consejo de la Orden consintió en recibirnos sólo en presencia de su abogado. Manifestó una desconfianza extrema. Se preguntaba visiblemente quiénes eran estos diablos franceses que querían exportar el «polvo de la Madre Celestina» a su país. ¡Cuál fue su sorpresa cuando oyeron de nuestra boca que, en esta época, los médicos en Francia prescribían plantas, en forma de preparaciones magistrales reembolsadas por la Seguridad Social, realizadas en laboratorio por farmacéuticos diplomados, formados durante sus estudios en botánica, farmacología y en fitoterapia!

Decocciones, pastillas y comprimidos...

En China, las plantas generalmente se prescriben bajo su forma natural. La galénica no se desarrolló mucho allí. La galénica toma su nombre de un famoso médico griego, Galeno, que vivió en el siglo II. Se dedica a encontrar la forma de utilización (polvo, extracto, aceite esencial...) mejor adaptada para sacar el máximo partido de la eficacia de una planta en una dolencia determinada.

Los médicos chinos prescriben mezclas de plantas secas (hojas, flores, tallos raíces...), que el paciente hace preparar por un farmacéutico y que utiliza la mayoría de las veces en decocción. También existen extractos secos de plantas, vendidos en polvo o en pastillas y comprimidos que reproducen las fórmulas más conocidas, las que han demostrado su eficacia contra la hipertensión, las reglas dolorosas, las sofocaciones, las bronquitis, los dolores de estómago, la impotencia... Estas pastillas se venden en las farmacias de todas las grandes ciudadas de China. Pero los chinos prácticamente no conocen las formas galénicas occidentales: el uso de las tinturas madres, los modos de extracción de los aceites esenciales, los elixires florales... Todos tendríamos mucho que ganar compartiendo nuestros conocimientos médicos y terapéuticos.

Una historia de sabor

Es de imaginar: en la farmacopea china, las plantas están clasificadas según los cinco elementos. Corresponden, como los alimentos, a los cinco sabores: el ácido, el amargo, el dulce, el picante y el salado. Cada sabor actúa con prioridad sobre uno de los cinco órganos, en relación con el elemento correspondiente. El sabor ácido está relacionado con la Madera, el amargo con el Fuego, el dulce con la Tierra, el picante con el Metal, y el salado con el Agua. El sistema en realidad es más complejo y más refinado, pues cada sabor actúa también sobre los otros órganos, pero en una tonalidad diferente. El sabor ácido es depurativo, laxante, tonifica el hígado y retrae el corazón y los vasos. El sabor amargo es depurativo, laxante, astringente, tonifica el corazón, «seca» la humedad del páncreas, tonifica el riñón y el pulmón. El sabor dulce es sudorífero, diluyente y relajante, tonifica el páncreas y relaja el corazón. El sabor acre o picante es sudorífero y diluyente, humedece el riñón y tonifica el hígado y el pulmón. El sabor salado es astringente, laxante, flexibiliza y relaja el corazón y el riñón.

Pero ¿qué le da el sabor a una planta? Se lo dan sus principios activos, sus componentes. Como una planta es un organismo complejo, hemos de suponer que sus principios activos son numerosos y de sabores distintos. Por lo tanto los principios activos dominantes darán a cada planta su sabor principal, el que justificará su clasificación en función de los cinco elementos.

¿Plantas Yin o plantas Yang?

Las plantas también se clasifican en función de la cualidad de la energía que dispensan: Yin o Yang. Una planta Yin tiene la propiedad de dispersar, de drenar, de calmar, de adormecer, de enfriar el cuerpo y de retrasar las reacciones del organismo. Una planta Yang tiene la propiedad de tonificar, de estimular, de suscitar las secreciones, de despertar, de calentar y de acelerar las reacciones del cuerpo. Como siempre están buscando una mayor sutileza, los chinos crearon subclasificaciones. De este modo, se distinguen plantas muy Yin, llamadas frías, y plantas menos Yin, llamadas frescas. Asimismo, diferencian las plantas muy Yang, llamadas calientes, y las plantas menos Yang, llamadas templadas. Las plantas frías actúan sobre la energía del cuerpo haciéndola descender. Las plantas frescas interiorizan esta energía haciéndola refluir hacia el centro. Las plantas templadas hacen circular la energía llevándola hacia la superficie, hacia el exterior. Por último, las plantas calientes hacen subir la energía. Las plantas son reconocidas y clasificadas según tonifiquen o dispersen la energía del hígado, del corazón, del páncreas, del pulmón y del riñón. Asimismo son clasificadas según su capacidad de «desobstruir» los meridianos. Pero su utilización también se encuentra muy influenciada por las virtudes de regulación del calor y del frío. Algunas luchan contra el frío que llega a penetrar un órgano, como es el caso de los estados gripales y de las bronquitis invernales. Otras, por el contrario, enfrían el exceso de calor en el cuerpo. Asimismo, son capaces de secar los excesos de humedad cuando las secreciones son demasiado abundantes, o de humedecer cuando el organismo está desecado. Este sistema de clasificación muy exacto permite adaptar la elección terapéutica en función del diagnóstico. Es un método complejo, pero los médicos chinos lo dominan a la perfección, porque corresponde a su sistema de pensamiento. Para adaptarlo a nuestros modos de reflexión y a nuestras plantas occidentales, debemos hacer un esfuerzo. ¡Esfuerzo ampliamente recompensado, ya que la curación a menudo acude a la cita!

LA DIETÉTICA

Así como a las plantas, se les atribuyó a los alimentos un sabor dominante en función de su relación con los cinco elementos, y éste los integra en la gran telaraña, colocándolos en correspondencia con muchas otras cosas, empezando por los ór-

	MADERA	FUEGO	TIERRA	METAL	AGUA
SABOR	ácido	amargo	dulce	picante	salado
VERDURA	acedera, nabo, col	chalote	zanahoria	cebolla	patata
FRUTA	ciruela	albaricoque	uva	melocotón	castaña
CEREAL	arroz	trigo	maíz	avena	alubia
CARNE ANIMAL	pollo carne de buey	cordero	pescado de agua dulce	caballo	pescado de mar, cerdo

La dietética de los cinco elementos.

ganos. Cada alimento está dotado de una virtud energética propia: «estimula» o «dispersa». Los alimentos están clasificados así: verduras, frutas, frutos secos, cereales, carne... Tal alimento será favorable al órgano que le corresponde: si es estimulante, cuando el órgano está en defecto; y si es dispersante, cuando el órgano está en exceso. Pero su consumo se desaconsejará si es estimulante, mientras el órgano ya tiene exceso, o si es dispersante cuando el órgano se encuentra en vacío.

Se necesitarían varias obras para entrar en los detalles de la dietética china. Pero, al comienzo, es posible familiarizarse con esta forma de pensar aprendiendo a corregir los desequilibrios estacionales según la dinámica propia de los cinco elementos. Eso es lo que se explicará en los capítulos siguientes.

EL *QI GONG*

El *Qi Gong* es más que una simple disciplina física, es verdaderamente un arte. Esta disciplina energética utiliza el movimiento, la respiración y la concentración, todo perfectamente sincronizado en gestos y posturas. ¡Su origen se pierde en la noche de los tiempos... chinos! El *Qi Gong* es a la civilización china lo que el yoga es a la civilización india. Estas dos disciplinas son comparables en su finalidad: la realización, la salud y el desarrollo de los potenciales humanos adormecidos. El término *Qi Gong* significa «entrenamiento, dominio, trabajo de la energía». Su utilización es relativamente reciente, ya que antes de 1957, se llamaba *Dao Yin*, lo que quiere decir «el arte de conducir la energía al interior del cuerpo». Los que han tenido la suerte de visitar China han podido admirar por la mañana, en los parques, a gente que se dedica a prácticas extrañas, haciendo muy lentamente curiosos movimientos, amplios y aplicados, y que luego se inmovilizan un instante en unas posturas elegantes e insólitas. ¡Ellos practican el *Qi Gong* como nosotros tomamos una ducha! Es para ellos un gesto de higiene cotidiana, pero una higiene que sobrepasa ampliamente la simple dimensión corporal. El *Qi Gong* se parece a una danza. Es una serie de movimientos enlazados efectuados con los brazos y las piernas: movimientos de apertura y de cierre, de subida y de bajada, de lazos y de arabescos... Los miembros se mueven al ralentí, flexibles y relajados como lianas. Los dedos sueltos siguen y dibujan el gesto como plumas que acarician el aire.

Qi

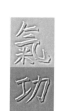

Gong

La persona que es maestra en *Qi Gong* debe poder demostrar a la vez su arraigo a la Tierra y su conexión con el Cielo, debe moverse en un eje perfecto, sin tensión, sin rigidez. Cuando realmente sintoniza con la energía, da la impresión de que deja una huella en el aire, como si se moviera en el agua y mirándola se adivinaran las olas engendradas por sus movimientos.

La danza de la energía

Mientras ejecuta los movimientos, la persona sincroniza su respiración. La mayoría del tiempo, cuando su cuerpo se estira hacia arriba, sus brazos se elevan o hace el gesto de atraer hacia sí, hay inspiración. Cuando su cuerpo empieza un movimiento de bajada, se inclina, sus brazos se cierran o hace el gesto de alejar, hay espiración. Esta respiración está acompañada de una visualización. A la vez relajada y concentrada, evocando mentalmente las imágenes o las sensaciones, la persona ayuda a su energía a entrar, a interiorizarse, a subir durante la inspiración, luego a salir, a exteriorizarse, a bajar durante la espiración.

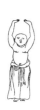

Si esta danza energética es perceptible desde el exterior, incluso para un ojo no advertido, es que la persona posee un buen nivel de práctica, es que se acerca a la perfección del gesto, al dominio de la respiración, de la atención justa, del sentir sutil de la energía. ¡Imposible hacer trampas con el *Qi Gong*: se ve inmediatamente a simple vista! Por esta razón se califica el *Qi Gong* como arte energético.

El *Qi Gong* no es un deporte. Es más bien un antideporte: no existe ningún espíritu de competición, ni con los demás, ni con uno mismo. En vez de sobrecargar las funciones corporales, como lo hace la actividad deportiva, la práctica del *Qi Gong* relaja los movimientos del corazón y la respiración. Su meta verdadera no es el movimiento, ni lo que éste puede aportar en el plano muscular o articular. La verdadera meta del *Qi Gong* es la energía misma. Su objetivo último es la percepción concreta de la circulación de la energía en el interior del cuerpo. De allí deriva su actividad terapéutica: con ejercicios apropiados, se pueden corregir desequilibrios energéticos y, verdaderamente, sanar por el gesto.

Una conexión directa con las estrellas

El *Qi Gong* postula que el hombre encuentra su lugar entre la Tierra y el Cielo. Cuando uno lo practica, empieza por aprender que el cuerpo es permeable. Luego percibe esta permeabilidad y, poco a poco, logra amaestrarla. La sensación de ósmosis y de intercambio con el medio exterior se intensifica. Uno siente que puede captar las energías de la Tierra, de los árboles o de los ríos, como las del cielo, del Sol, de la Luna o de las estrellas. La inspiración sirve para absorber todas estas energías que vienen de la naturaleza, para nutrir la del cuerpo, mientras que la espiración evacua las energías usadas. La práctica del *Qi Gong* logra una purificación interior, como una ducha de energía. Después de una sesión, uno se siente interiormente limpio,

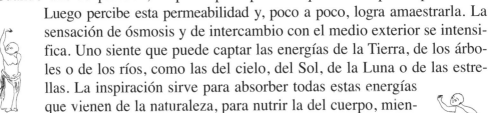

límpido, ligero... ¡Un poco como se siente uno después de una buena ducha! El cuerpo parece menos denso pero más sutil, vibrante, luminoso, chispeante, vivo, como después de un baño de sol. Cuanto más tranquilo esté el espíritu, mejor se percibe la energía. Pero, en un movimiento perpetuo de vaivén, cuanto mejor se percibe la energía, tanto la que circula en el interior del cuerpo como la que anima el mundo exterior, más tranquilo se encuentra el espíritu. Por esta razón, la práctica del *Qi Gong* regula la circulación de la energía y también calma las agitaciones de la mente. Poco a poco, se llega a poner una distancia entre uno mismo y las propias emociones. Uno se siente cada vez menos esclavo de sí mismo. El espíritu ya no se siente torturado, agitado como una veleta que gira sin meta a todos los vientos, pasando de una impresión a una emoción, de una emoción a un pensamiento...

Una educación de la mente

Cuando se encuentra en movimiento, uno no siente aburrimiento manteniéndose atento, concentrado durante varios minutos, uno no se cansa como lo haría en la inmovilidad. Al contrario: es un verdadero entrenamiento del espíritu que se hace más perceptivo, aguzado... Uno acaba sintiendo el menor cambio en su interior. También se siente más fuerte porque no está sumergido en las propias emociones: puede dominarlas, alejarlas o acompañarlas según su deseo. Por último, la práctica del *Qi Gong* desarrolla las capacidades extrasensoriales generalmente durante el sueño, como la intuición. El *Qi Gong* constituye entonces una herramienta cotidiana de bienestar que nos hace menos sensibles al estrés físico y emocional y nos ayuda a controlar las reacciones del cuerpo. Uno mismo puede calmar un dolor espasmódico, una crisis de taquicardia, una subida de angustia, el insomnio... Mejor: nos enseña a mantenernos conscientes de lo que pasa en nuestro cuerpo a cada instante, en todas las situaciones, sea cual sea nuestro grado de actividad. Centrados de esta manera, es más fácil cultivar la atención justa y aportar la respuesta más adecuada a cada situación, sabiendo tener en cuenta todos los factores: nos ayuda a desarrollar nuestro propio arte de vivir y de comunicar.

¡Una cuestión de estilo!

El *Qi Gong* es un universo tan extenso que, en China, dio nacimiento a varias corrientes, a varios estilos diferentes, a varias for- mas de practicarlo. Éstas son las tres formas principales: marcial, espiritual y médica.

La corriente marcial enseña el uso del *Qi Gong* con el objetivo de aumentar los resultados de los adeptos de artes marciales. En oriente, se habla de artes marciales internas o externas. Las primeras, el *Qi Gong* y el *Tai Ji Quan*, forman parte de ellas, tienen como objetivo amaestrar la energía interna para repeler mejor al adversario. Las segundas, como el *Kung Fu*, aspiran a combatir y a vencer al adversario. Estas últimas integran la práctica del *Qi Gong* «duro», de movimientos rápidos, en tensión o en fuerza, para desarrollar la rapidez y la precisión de los quites y de los golpes.

La corriente espiritual existe desde la noche de los tiempos. El *Qi Gong* se utiliza para favorecer el desarrollo de las capacidades sensoriales, de la sensibilidad y la estabilidad del cuerpo y del espíritu con vistas a la meditación. Al igual que el yoga se practica en la India para acompañar un camino espiritual y favorecer la concentración, en China el *Qi Gong* siempre ha sido utilizado por los monjes taoístas y budistas en los templos y monasterios. También forma parte de las herramientas cotidianas de todos los que desean alcanzar la plenitud espiritual en la vida diaria. Está presente en la pintura, en la caligrafía o en la danza.

La corriente médica es lo más interesante en el marco de este libro. Históricamente, el *Qi Gong* forma parte integrante de la medicina china. Sus efectos benéficos en la salud, tanto a título preventivo como curativo, en primer lugar se anotaron, luego se investigaron y finalmente se codificaron durante milenios. Este trabajo se hizo primero por tradición oral, antes de transcribirse en libros, luego en enciclopedias. De hecho, esta división en escuelas marciales, espirituales o médicas es artificial, ya que la persona que practica el *Qi Gong* marcial o espiritual mejora al mismo tiempo su salud, aunque no sea su meta principal. A la inversa, la persona que practica el *Qi Gong* médico favorece su desarrollo espiritual, aunque éste no sea lo que busca.[2]

La joya de la cultura china

 La práctica del *Qi Gong* fortalece la salud, previene las enfermedades y retrasa el envejecimiento: he aquí el primer mensaje de la civilización china, que siempre ha considerado este arte como una joya, un tesoro de su cultura. Con el transcurso de los siglos, los médicos más prestigiosos estudiaron el *Qi Gong* y utilizaron el sistema de los cinco elementos para desarrollar una verdadera ciencia hecha de ejercicios, de respira-

2 . Y. Réquéna, *Qi Gong, la gimnasia china para la salud y la longevidad*, Ed. Guy Trédaniel, 1989.

ciones, de posturas, de sonidos y de visualizaciones para fortalecer los cinco órganos. Por ejemplo, si una persona padece reuma crónico o una descalcificación, le enseñarán los movimientos que liberan y flexibilizan las articulaciones, y la «respiración de los huesos» que nutre la estructura ósea. Pero también le enseñarán movimientos para tonificar la energía de los riñones, porque «gobiernan» los huesos. Si alguien padece una disminución de la vista, le harán practicar el *Qi Gong* para los ojos, hecho de movimientos oculares y de masajes. Pero le aconsejarán la práctica de ejercicios que tonifiquen el hígado, porque éste «gobierna» la vista. Si un paciente es propenso a la ansiedad, al insomnio, a la agitación, a las palpitaciones, le enseñarán ejercicios respiratorios que relajen y visualizaciones que favorezcan el sueño. Pero también le aconsejarán ejercicios que calmen la energía del corazón, porque éste «gobierna» el espíritu.

Para curar con las manos

Curioso efecto del entrenamiento: la práctica del *Qi Gong* desarrolla la capacidad de curar con las manos. Porque a fuerza de mandar a través del pensamiento la energía a los brazos, a las manos y a la punta de los dedos, los circuitos se abren más, y permiten a la persona emitir energía como lo hacen los magnetizadores. Este fenómeno es muy conocido por los chinos, que lo utilizan para aumentar la eficacia de la acupuntura, mandando energía a las agujas. Incluso está en el origen de un arte de curar a distancia, el *Wai Qi*. ¡De manera que, en los hospitales de China, existen expertos en *Qi Gong* que curan con las manos!

Pruebas científicas como soporte

Durante la siniestra revolución cultural, el *Qi Gong* fue prohibido porque estaba relacionado estrechamente con el espíritu religioso de los taoístas y de los budistas, ideológicamente apartados del marxismo. Por esta razón occidente lo descubrió tan tarde. No fue hasta los años ochenta cuando volvió a reaparecer en China, gracias al impulso del presidente de la Academia de las Ciencias de esta época, un gran físico hoy fallecido. Este hombre es considerado como un héroe nacional y venerado como tal por el pueblo chino. En 1980, declaró que el *Qi Gong* debía ser considerado «como una de las joyas más preciadas de la civilización china, debiendo desempeñar un papel al lado de las generaciones futuras, y que merecía ser explorado y elucidado científicamente, tanto en sus efectos como en su modo de acción». Él mismo creó una asociación de investigación sobre el *Qi Gong*. Gracias a este impulso, las universidades científicas y los hospitales universitarios de las más grandes ciudades (Pekín, Nanjing, Shanghái, Canton, Kunming, Beidahe..) también abrieron departamentos de investigación. Por esta razón, hoy en día, en la biblioteca del grupo de Estudios y de Investigaciones en Acupuntura,[3] se cuenta con cerca de 1.500 publicaciones sobre el *Qi Gong*. Un gran número de ellas presenta investigaciones sobre sus modos de acción, otras exploran los resultados terapéuticos sobre las enfermedades o los efectos antienvejecimiento. Se deben añadir a esto los artículos en las revistas científicas que no están especializadas en medicina china, y los numerosos congresos por todo el mundo. En China, un gran congreso científico internacional se celebra cada dos años desde hace dieciséis. ¡Se puede cuantificar este cuerpo de investigación en más de 5.000 publicaciones!

De los niños a los ancianos

Durante un viaje a China en 1989, habíamos visitado hospitales, clínicas, establecimientos especializados en oncología, servicios de investigación especializada. Todo esto nos había confirmado la intensidad de la actividad científica oficial relacionada con el *Qi Gong* médico. Incidimos especialmente
en un interesante estudio sobre cardiología demostrando el interés del *Qi Gong* para tratar la hipertensión arterial, sea debida o no al estrés. Esta publicación expone investigaciones efectuadas durante 20 años para medir el efecto del *Qi Gong* en los hipertensos, comparados con un grupo que no había tenido entrenamiento en *Qi Gong*. Se analizaron 204 personas demostrando el efecto estabilizador del *Qi Gong* sobre la tensión arterial. Cuanto más tiempo se practica el *Qi Gong*, mejores son los resultados. Este artículo también habla acerca de la prevención de la apoplejía cerebral por el *Qi Gong*[3].Otro artículo expone la mejoría del estado del corazón después de una enfermedad coronaria en los hipertensos. En sólo un año después de un ataque cardíaco, las personas que practicaron el *Qi Gong* tuvieron una mejoría de su electrocardiograma en 56,4 % de los casos contra 21,1 % en el grupo testigo. Numerosas investigaciones están en

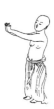
curso desde esta época. Existen abundantes estudios que demuestran resultados positivos en muchos otros campos terapéuticos: diabetes, obesidad, trastornos digestivos, insomnio, ansiedad, depresión, asma, reuma, osteoporosis, poliartritis reumatoide, enfermedades renales, miopía... Ciertos estudios también muestran resultados alentadores en el tratamiento de enfermedades más graves como las en-

---

3 . Centre Français de Documentation sur la Médecine Chinoise, Groupe d'Études et de Recherche en Acupuncture, 192, chemin des Cèdres, 83130 La Garde.

fermedades autoinmunes, la arteriosclerosis y algunos cánceres. Por último, otros estudios han permitido objetivar un retraso del proceso de envejecimiento en personas que practican el *Qi Gong*. Gozan de mejor estabilidad de las secreciones hormonales, de la memoria, de la actividad sexual... Y en personas muy mayores, se constata una disminución importante en la degradación de las funciones biológicas: capacidad respiratoria, actividad cardíaca, facultades cognoscitivas... El doctor Qian Ai Shu creó una clínica para estudiar los efectos antiedad del *Qi Gong*, con observatorios en varias grandes ciudades de China. Incluso en el niño y en el joven adulto, la práctica del *Qi Gong* se revela benéfica en la mejoría de los procesos de aprendizaje, de la concentración y de la memoria.

El *Qi Gong* en occidente...

La importancia de los efectos «antiedad» del *Qi Gong* deja presagiar un futuro lleno de promesas para esta disciplina, debido al hecho del envejecimiento de la población y al deseo legítimo por parte de la gente mayor de conservarse en plena forma. En los jóvenes, son los educadores, los instructores, los profesores quienes empiezan a interesarse por esta práctica. Por ahora, en Francia, los cursos de *Qi Gong* se multiplican. Hoy en día se enseña en cursos colectivos en las Casas de Cultura, en las salas municipales o en cursos privados, pero también lo encontramos de forma experimental en las escuelas, en los colegios, en las cárceles, en los centros para minusválidos y en los asilos para ancianos... Los deportistas de alto nivel empiezan a integrarlo en sus programas de preparación, así como los artistas que desean desarrollar su creatividad. Asimismo, comienza a abrirse paso en las empresas. En el marco de este libro, nos contentaremos con proponerles posturas clásicas, simples, adaptadas a cada uno de los cinco elementos, que podrá practicar en su casa. Como una pequeña iniciación al *Qi Gong*, con el libro como todo maestro. Las posturas de imitación de los cinco animales, la repetición de sonidos especiales, ciertas respiraciones o visualizaciones, han sido codificadas desde hace siglos para regular la energía de los órganos según las estaciones y los cinco elementos.

¿Cómo utilizar los ejercicios de *Qi Gong* de este libro?

Método

Cada uno de los capítulos de los cinco elementos acaba con ejercicios de *Qi Gong* que corresponden al elemento y, por consiguiente, a la época del año. Si uno tiene buena salud, puede aprovechar estos consejos para practicar los ejercicios de la estación y también fortalecer el órgano correspondiente, como por ejemplo el hígado en la primavera, el riñón en invierno, etc. Esta práctica será tanto más indicada y saludable si tiene un órgano sensible, en general el de su constitución principal, o bien si sufre trastornos estacionales específicos, como la rinitis alérgica en primavera, las bronquitis en otoño, el reuma en invierno. En cambio, si uno sufre un déficit severo en una función, o en un órgano, como por ejemplo una hepatitis crónica, o asma todo el año, entonces abandonaremos la idea de elegir los ejercicios de la estación, para dedicarnos exclusivamente a los del órgano deficiente, el hígado, el pulmón... Las claves de correspondencia de la energética china son el cuerpo del libro. De esta forma, podremos entender que, para mejorar la vista, haremos los ejercicios del hígado para mejorar el estado vascular, combatir la hipertensión, los del corazón para mejorar la sexualidad, los del riñón, etc.

La elección de los ejercicios

Se da al lector toda libertad para elegir, entre los ejercicios indicados para su caso, o según la estación, aquellos con los que se siente más a gusto y que practica con más placer, con la posibilidad de variar después de cierto tiempo y de probar otros. Sin embargo, una sesión equilibrada debería incluir tres apartados:

- un ejercicio de pie inmóvil,
- un movimiento,
- una respiración, o bien una concentración, una visualización, un sonido.

La duración

Hay dos opciones: o un solo ejercicio durante 10 minutos, o una sesión completa de 15 a 30 minutos si uno se siente con ánimo.

Un solo ejercicio

Sea un movimiento, o una respiración –visualización–, sonido, o menos frecuentemente un ejercicio de pie inmóvil, la práctica intensiva de 10 minutos será más eficaz que los cinco ejercicios de 2 minutos. Si no aguanta el ejercicio elegido durante 10 minutos, o si le falta tiempo, hágalo como mínimo 5 minutos repitiéndolo dos veces, con la posibilidad de aumentar el tiempo progresivamente hasta llegar a 10 minutos. Para verdaderamente reparar la energía de un órgano débil, será conveniente un tiempo de ejercicio de 10 minutos, con dos o tres ejercicios seleccionados. Para aumentar sus posibilidades, puede repetir con una segunda sesión de 10 minutos durante el día. Si tiene tiempo, ¿por qué no una tercera? No hay contraindicaciones, bien al contrario. Puede practicar 10 minutos por la mañana y por la noche o 10 minutos mañana, mediodía y noche.

Una sesión completa

Si elige hacer una sesión completa, se debe efectuar en este orden:

- Un ejercicio de pie inmóvil (después de algunos movimientos clásicos de calentamiento (5 a 10 minutos).
- Seguido de uno o dos movimientos o más según el placer y el tiempo disponible (10 minutos).
- Y de una práctica sentada (respiración, visualizaciones o sonido) (5 a 10 minutos).
- No es obligatorio hacer estas tres secuencias de 5-10 minutos, aunque es preferible. Sin embargo, se puede fraccionar en dos o tres períodos de práctica durante el día.

Localización de los puntos mencionados en el libro

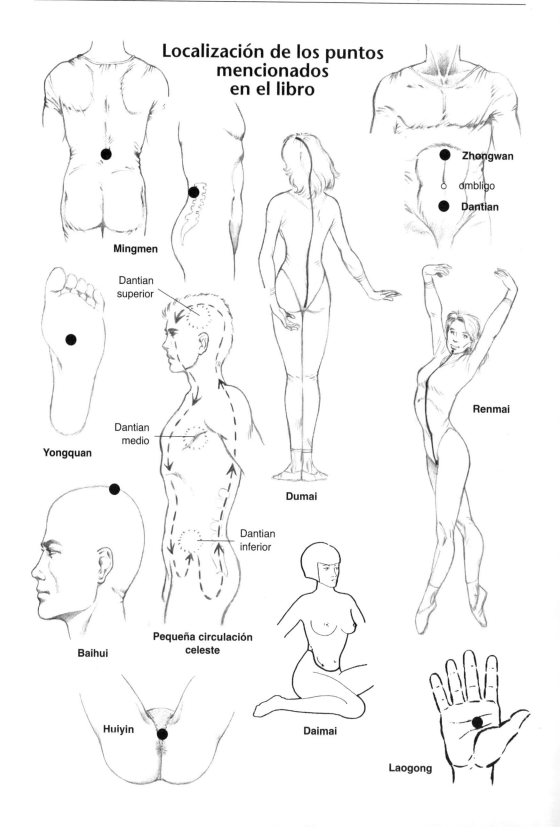

Mingmen

Zhongwan

ombligo

Dantian

Dantian superior

Dantian medio

Dantian inferior

Yongquan

Renmai

Dumai

Baihui

Pequeña circulación celeste

Huiyin

Daimai

Laogong

Capítulo 2
LOS CINCO ELEMENTOS
Y LA FITOTERAPIA OCCIDENTAL

La noción de elemento, en el sentido simbólico, está casi ausente en el pensamiento médico occidental. Sin embargo, es posible hacer «otra» lectura de algunos de nuestros métodos terapéuticos, especialmente de la fitoterapia, a la luz de las enseñanzas chinas. De esta forma, es posible adaptar nuestras terapias occidentales a una lectura oriental del hombre y de su lugar en el universo.

La fitoterapia occidental es una gran dama respetable, de varios milenios de edad, alabada en el transcurso de los siglos por grandes figuras históricas: Hipócrates, Dioscórides, Plinio, Galeno en la Antigüedad, luego Paracelso, Garus y, durante nuestro siglo, Jean-Marie Pelt, Jean Valnet...

La fitoterapia occidental pasa por empírica a los ojos de ciertos científicos puristas. Sin embargo, no ha dejado de beneficiarse del aporte de otras ciencias. Debemos a los árabes la introducción en occidente de los principios de la alquimia, una ciencia nacida en China. También les debemos grandes médicos, como Avicena, que han hecho avanzar el conocimiento médico y especialmente el conocimiento de las plantas. La herencia de la sabiduría de los egipcios y de los celtas, asociada al conocimiento de Creta y de oriente Medio, completa esta suma de saber, que se elaboró en un crisol cultural constantemente enriquecido y renovado.

Desde finales del siglo XIX, la fitoterapia occidental dio un salto hacia delante con los progresos de la tecnología: investigaciones *in vitro*, química celular, estudios *in vivo*... Estos progresos tecnológicos han suscitado una nueva creatividad en el modo de preparación o de elaboración de las plantas. Las formas galénicas utilizadas hoy en día en el mundo occidental, y particularmente en Francia, son mucho más numerosas que en otros continentes, incluso que en China. En Francia se pueden utilizar infusiones y decocciones, pero también alcoholatos, tinturas madre, extractos fluidos, extractos hidroalcohólico-glicerinados, extractos secos, extractos blandos, nebulizados, aceites esenciales, aguas florales, elixires florales; sin contar lo que hemos aprendido asociando estas formas galénicas entre ellas al obtener una acción más poderosa llamada «efecto sinérgico». Es el caso de la clásica asociación tintura madre y aceites esenciales que dio nacimiento al concepto de fitoaromaterapia.

Cuestión de sabor...

Resultaba extremadamente seductor tender un puente entre el conocimiento chino y la galénica occidental, para mejorar la eficacia terapéutica y la profundidad de acción de nuestras plantas, las que crecen en nuestros campos y en nuestros jardines, las que usaban tanto nuestras abuelas como nuestros antiguos herbolarios. Para esto, había que clasificar las plantas occidentales según los criterios de la farmacopea china.

¡Dicho y hecho! Y eso desde 1982 .[1] Al contrario de lo que podíamos esperar, esta aventura no fue obstaculizada por ninguna gran dificultad. Al principio se planteaba la cuestión de qué sabor relacionar con cada elemento. Bastó con sumergirnos en los textos científicos modernos para encontrar una pista acerca de los cinco sabores en algunas de las obras de fitoterapia más clásicas, como la *Matière médicale* de Parys y Moïses .[2] Estos sabores dejan de ser nociones abstractas cuando se les acerca a las grandes clasificaciones farmacológicas como los ácidos orgánicos (ácido), los alcaloides (amargo), los mucílagos y los ácidos grasos (dulce, insípido), la clorofila, el hierro, el azufre (picante), las sales orgánicas (salado).

El Yang simpático y el Yin parasimpático

Lo mismo ocurre con la noción de energía Yin y Yang, que flirtea con las nociones occidentales de plantas tónicas o analépticas (Yang) en oposición a las plantas sedativas o hipnóticas (Yin). Si uno se interesa por las más recientes investigaciones en farmacología vegetal, se da cuenta de que también puede realizarse una clasificación Yin/Yang en función de la acción que producen las plantas sobre el sistema nervioso autónomo. Éste dirige las actividades biológicas de las cuales no tenemos ninguna conciencia: secreciones de las glándulas endocrinas, los latidos del corazón, la amplitud respiratoria, el funcionamiento digestivo... Está compuesto de dos ramas: el sistema nervioso simpático y el sistema nervioso parasimpático. Esquemáticamente, el sistema nervioso simpático activa y estimula estas funciones, es el acelerador; el sistema nervioso parasimpático templa estas funciones, es el freno.

Por lo tanto las plantas Yang estimulan el sistema nervioso simpático y relajan el parasimpático. A la inversa, las plantas Yin estimulan el sistema nervioso parasimpático y relajan el simpático. Paralela y consecuentemente, las plantas sedativas se clasifican como Yin porque retardan la secreción de ciertas hormo-

---

1 . Doctor Yves Réquéna, *Acupuncture et phytothérapie*, 3 volúmenes, Maloine, 1983, 1984.
2 . R. Parys y H. Moïse, *Matière Médicale*, 3 volúmenes, Masson, 1971, 1976, 1981.

nas (progesterona, testosterona, hormonas tiroideas) o a veces al contrario. Las plantas tónicas se clasifican como Yang porque estimulan estas secreciones hormonales y aumentan la vigilia.

De sorpresa en sorpresa...

El puente entre el saber oriental y occidental en materia de plantas está decididamente sembrado de sorpresas. ¡Profundizando en las obras de fitoterapia a la búsqueda de pistas, descubrimos que la «firma energética» de las plantas ya aparece claramente! El impresionante catálogo de indicaciones sobre cada planta, las asociaciones significativas de síntomas, se asemejan a lo que los chinos describieron desde siempre como exceso o defecto de cada uno de los cinco órganos.

Tomemos la *pulsatila*: está indicada sucesivamente para luchar contra las taquicardias, las neuralgias, las migrañas, los espasmos bronquiales, las rinitis alérgicas, las reglas dolorosas, los dolores pelvianos, la ansiedad, la angustia, las fobias. Volvemos a encontrar estos mismos síntomas en la medicina china, para describir lo que puede padecer un enfermo cuya energía del hígado está en exceso. Los médicos chinos dirían «un enfermo cuyo Yang del hígado "sube"». En otras palabras, se aconsejaría la pulsatila para todas las personas que presentan estos síntomas y que en medicina china sufren un exceso del Yang del hígado.

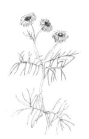

Manzanilla

Otro ejemplo: la *manzanilla*. Con ella se trata indistintamente la falta de apetito, los dolores crónicos de estómago, el cansancio, la anemia, la falta de glóbulos blancos, la ausencia de reglas y la esterilidad. Para un médico chino, estos signos revelan un vacío del páncreas. Esto tiene su explicación, ya que el meridiano del bazo-páncreas pasa por el páncreas y por el estómago (digestión), luego por los órganos genitales (fertilidad). También está relacionado con el sistema linfático y con la inmunidad.

Por lo tanto las plantas occidentales pueden perfectamente ser descodificadas, descifradas según los principios de la energética china. Se transforman así en una verdadera alternativa terapéutica cuando uno desea cuidarse y conservar la salud, siguiendo los preceptos de los cinco elementos chinos.

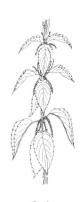

Ortiga

Sin embargo evitemos toda euforia prematura. El asunto se revela a veces más complejo. Algunas plantas tienen dos sabores y una sola energía, mientras que otras tienen dos energías. La *ortiga picante*, por ejemplo, es a la vez ácida y fresca, picante y caliente. El ácido fresco dispersa la energía del hígado en casos de vesícula obstruida, de urticaria, de prurito cuando hay exceso; el picante caliente tonifica la energía del pulmón en caso de enteritis, de cansancio, de dermatosis crónica, de reumatismo cuando hay vacío.

Oriente y occidente se complementan

En este acercamiento entre la fitoterapia occidental y la energética china, resaltan dos ventajas mayores una ofrecida por oriente, la otra por occidente. En primer lugar, hay más de 50 plantas indicadas en la fitoterapia occidental para tratar el asma. Pero ¿cuál podemos elegir? No hay nada que lo indique. En la medicina china, el diagnóstico energético permite distinguir entre un asma por exceso de la energía del hígado, un asma por vacío de la energía del pulmón, un asma por vacío de la energía del riñón... Según las señales que presenta el paciente, alrededor de su síntoma principal, se podrá reconocer el origen de su enfermedad y elegir el tratamiento en consecuencia. Esto es el «plus» aportado por la medicina china.

El «plus» aportado por la medicina occidental es su formidable riqueza galénica. Cada forma ofrece sus especificaciones, mejor adaptadas para tal desequilibrio, más eficaces para reequilibrar tal otro. Pero para poder obtener de la asociación energía/galénica todos los beneficios que puede proporcionar, hay que conocer muy bien los diferentes modos de preparación y de extracción de las plantas. Antes de entrar en los detalles de estos distintos modos de preparación, recordemos que para llevar una fitoterapia de calidad al mercado se deberían utilizar únicamente plantas de cultivo biológico o plantas naturales. De la misma manera, es preferible evitar recurrir a plantas irradiadas. Éstas sufren una exposición a los rayos gamma, con el objetivo de esterilizar toda vida microorgánica que pudiera impedir su conservación. Es cierto, estas plantas irradiadas se conservan mejor, pero nadie sabe, hasta el día de hoy, las consecuencias que acarrea la ingestión de tales sustancias.

LOS EXTRACTOS HIDRO-ALCOHÓLICO-GLICERINADOS

La planta fresca se macera y se deja reposar durante varios días en una mezcla de agua, alcohol y glicerina.

El agua permite extraer los principios activos solubles en el agua (hidrosolubles) como en el caso de una infusión o una decocción. El alcohol extrae los principios activos solubles (eterosoluble), como en los alcoholatos o en las tinturas madre. Por último, la glicerina es otro disolvente que permite extraer los últimos principios activos que han podido resistir al agua y al alcohol.

Ventaja de esta fórmula: el extracto final sólo tiene un promedio de 21° de alcohol, mientras que una tintura madre puede llegar hasta 60°, lo que hace su uso delicado, particularmente para los niños.

Se utilizan los extractos hidro-alcohólico-glicerinados (HAG) de la misma manera que las tinturas madre o que los extractos secos. Se toman habitualmente a razón de 30 a 40 gotas, dos o tres veces al día. Su acción es totalmente mensurable y comprobable tanto *in vitro* como *in vivo*. Por lo tanto pueden ser sometidos al mismo tipo de protocolo que los medicamentos alopáticos habituales, en cuanto a la comprobación y a la evaluación de sus efectos. La «firma energética» de estos extractos de plantas es la misma que la planta de origen.

LOS ACEITES ESENCIALES

Ciertas plantas como el pino, la rosa o la lavanda contienen principios aromáticos muy odoríferos en sus hojas y en sus flores. Estos principios aromáticos pueden ser extraídos según un método que existe desde la más lejana Antigüedad y que fue introducido en occidente por los árabes.

Francia goza de una reputación internacional por la cualidad de sus aceites esenciales. Para obtener un aceite, se llena una cuba de plantas aromáticas, luego se hace circular vapor de agua. El vapor arrastra a su paso los principios aromáticos, antes de ser evacuados por un alambique. Al contacto con los conductos fríos, el vapor se condensa y se deposita sobre las paredes. Luego se recoge este depósito aceitoso: éste es el aceite esencial, verdadero concentrado de los principios activos de la planta. El agua restante, también terapéutica pero de una forma diferente, es el hidrolato, o agua floral.

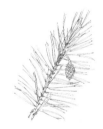

Pino

Para algunas especies más frágiles, como los pétalos de rosa, se procede por extracción de los perfumes: los pétalos se ponen a macerar encima de una capa de cera natural, luego la cera cargada de sustancias excretadas por las flores se destila a baja temperatura.

En cuanto a las partes más leñosas de las plantas (ramas, corteza), se ponen a macerar en un disolvente (a menudo alcohol). Luego se recoge el disolvente con los componentes de la planta, y se filtra para extraer la esencia. La rentabilidad del proceso es muy variable de una planta a otra: por ejemplo, se

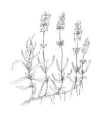

Lavanda

necesitan de 3.500 a 4.000 kilos de pétalos de rosa de Damasco, es decir, la cosecha aproximada de una hectárea de cultivo, para obtener un kilo de aceite esencial de rosa. Pero se necesitan 50 kilos de sumidades de lavanda para obtener la misma cantidad de aceite esencial de lavanda. La escasez, la fragilidad, la dificultad de cultivo, así como las diferencias de rendimiento, explican la gran disparidad en el precio de venta de los aceites esenciales, que pueden ir desde 3,6 € hasta 36 € por frasco de 10 mililitros.

Absolutamente puros y naturales...

Estos aceites esenciales, cuyo uso se conoce en perfumería, tienen virtudes terapéuticas sorprendentes. Esta utilización médica se llama «aromaterapia». En este caso, se buscan por supuesto aceites 100 % naturales, hechos a partir de plantas salvajes o provenientes de cultivo biológico, sin ningún aditivo, y destilados en las mejores condiciones. Es la única manera de garantizar la eficacia de los aceites. El lugar de origen de las plantas también tiene su importancia: un aceite esencial de tomillo obtenido de una planta crecida bajo el sol de Provenza contiene muchos más principios activos aromáticos que otro aceite esencial de tomillo obtenido a partir de una planta crecida en el norte de Europa.

Además de su eficacia superior, los aceites esenciales puros y naturales se toleran mejor en el organismo. Los aceites impuros y adulterados pueden provocar intolerancias y alergias.

La excepción francesa...

En el mundo entero se utilizan los aceites esenciales sobre todo en baños, masajes y fricciones. Los aceites penetran en el cuerpo por vía cutánea. Los principios activos pasan la barrera de la piel, se introducen en los vasos y se reparten por todo el organismo a través de la circulación sanguínea. Las inhalaciones también se emplean extensamente. La penetración de los principios activos volátiles se hace entonces por vía respiratoria.

En Francia, también tenemos la costumbre de recurrir a otro tipo de utilización: la vía oral. Absorbemos los aceites esenciales, en forma de gotas mezcladas con una cuchara de miel, o en cápsulas preparadas por el farmacéutico. Estas prácticas sorprenden y asombran, sobre todo en el otro lado del Atlántico. Es verdad que los aceites esenciales son remedios muy poderosos, y que algunos pueden ser muy tóxicos, incluso neuro-tóxicos, si se ingieren en cantidades demasiado grandes. Por esta razón hay que cuidar de no sobrepasar las dosis aconsejadas, que son generalmente de una a dos gotas, de una a tres veces al día.

Además, un aceite esencial mal empleado puede acentuar los trastornos que debía tratar. Por lo tanto, conviene ser extremadamente prudente cuando uno quiere tratarse con aceites esenciales por vía oral.

La medicina francesa profundizó más aún en la utilización de los aceites esenciales, ya que los emplea para preparar aerosoles, ungüentos, cataplasmas, óvulos ginecológicos y supositorios elaborados por el farmacéutico.

¿Tan eficaces como los antibióticos químicos?

Los aceites esenciales tienen propiedades antiinfecciosas parecidas a los antibióticos químicos. Esta actividad es totalmente comprobable *in vivo* (los enfermos ven las infecciones banales retroceder en pocos días) e *in vitro* (los microbios en cultivo en laboratorio mueren rápidamente).

«Cuando los primeros antibióticos fueron perfeccionados, –nos recuerda el doctor Valnet –,[3] los investigadores estudiaron su eficacia *in vitro,* comparándola con la de los aceites esenciales, para inhibir los cultivos de microbios.»

De hecho existe un test efectuado en laboratorio, el aromatograma, que permite seleccionar el aceite esencial más eficaz para un paciente dado, en un momento dado, como lo hace el antibiograma para los antibióticos. Se saca una muestra biológica del paciente (sangre, orina...) y se pone en cultivo. Luego se somete este cultivo a una serie de aceites esenciales para determinar cuál se revela más antibiótico.

Los aceites esenciales también tienen virtudes antivirales, cosa que no sucede con los antibióticos. Por lo tanto permiten luchar contra algunas enfermedades causadas por virus (gripe, herpes zoster), ante las cuales la medicina alopática se siente bastante desarmada.

Según la planta de donde provienen, los aceites esenciales también pueden ser antiinflamatorios, cicatrizantes, digestivos, sedativos, ansiolíticos, antitóxicos, analgésicos, descongestionantes, depurativos... Cada uno posee una o varias cualidades.

Ejercen una acción reguladora en el sistema endocrino y en el sistema nervioso central, especialmente a nivel del equilibrio entre el simpático y el parasimpático. Reequilibran el terreno neuro-endocrino.

Por último, los aceites esenciales tienen propiedades eléctricas particulares, que corrigen el equilibrio ácido-básico en el organismo.

A un nivel más sutil, poseen un alto grado de resistencia eléctrica para actuar de manera muy aguda sobre ciertos elementos inmateriales del cuerpo: energía, meridianos, cuerpo energético.

3. Jean Valnet, *L'Aromathérapie*, Maloine, 1980.

Al igual que las plantas de donde provienen, los aceites esenciales poseen una «firma energética» que permite clasificarlos según los cinco elementos y atribuirles una cualidad energética dominante (Yin o Yang).

LAS AGUAS FLORALES

Llamamos aguas florales, o hidrolatos, a las aguas residuales provenientes de la destilación de los aceites esenciales. Estas aguas tienen una composición parecida a la de los aceites esenciales, pero con una menor concentración. En efecto, conservan únicamente las sustancias que la destilación no arrastró.

Esta baja concentración no les impide tener un perfume delicado, lo que muestra la presencia de principios aromáticos. En conclusión, tienen efectos terapéuticos ligeros. Sobre todo poseen una acción reguladora en las funciones, que armonizan con suavidad. Ofrecen la ventaja de ser absorbidas y fácilmente metabolizadas por el organismo, que así aprovecha con facilidad sus efectos reguladores.

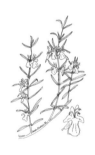

Romero

Algunas aguas florales tienen una sólida reputación: el agua de rosa, el agua de melisa, el agua de naranjo, el agua de romero... Esta última recibió el apodo de agua de la reina de Hungría, en recuerdo de la reina Isabel que vivió en el siglo XVI y fue fiel a este remedio toda su vida. ¡Le proporcionó una juventud prolongada que le permitió casarse a los 70 años con un pretendiente mucho más joven que ella!

La posología habitual de las aguas florales es de una cuchara, una a tres veces al día.

Cuando estudiamos de cerca las indicaciones de las aguas florales, nos damos cuenta de que, al igual que los aceites esenciales, conservan la «firma energética» de las plantas de donde provienen. Por lo tanto es posible utilizarlas en consonancia con los principios de la teoría de los cinco elementos.

LOS ELIXIRES FLORALES

Sin duda, aquí tenemos el modo de preparación más sutil y más poético de toda la esfera fitoterapéutica. Los elixires florales fueron descubiertos por un médico inglés, el doctor Edward Bach, a principios del siglo XX. Tratan los «estados de ánimo» restableciendo el equilibrio físico, psíquico y emocional de la persona, gracias a la «energía» contenida en las flores de donde provienen.

Su eficacia no se para aquí. «Lo que llamamos enfermedad es el estado terminal de un desorden mucho más profundo –explicaba el doctor Bach–. Para asegurar un éxito completo en el tratamiento, es evidente que no se puede tratar solamente la consecuencia, sin remontarse a la causa fundamental para eliminarla.» Y para él, esta causa fundamental era psíquica y emocional.

Bach dedicó la mayor parte de su vida a la búsqueda de un remedio lo bastante poderoso y lo bastante sutil para tratar no solamente el cuerpo sino también, y sobre todo, el equilibrio físico, psíquico y emocional de sus pacientes. Así tuvo la idea de tratarlos con el rocío depositado sobre las flores al sol del amanecer.

¡El médico, el cáncer..., un destino!

El descubrimiento de los elixires florales es la obra de toda una vida dedicada al amor hacia el hombre y la naturaleza. Durante toda su infancia, Bach adoraba pasearse, bañarse en la naturaleza inglesa de finales del siglo XIX. Buen alumno, sin embargo era solitario y soñador. Muy pronto, proyectó sanar a sus semejantes y encontrar una forma de curación simple, extraída de las fuerzas de la naturaleza y que permitiera acabar con todas las enfermedades. Vivió toda su vida con este ideal de pureza y de simplicidad. Así se hizo médico: primero cirujano, luego bacteriólogo y finalmente homeópata. Trabajó en su consulta particular, luego en el hospital. A los 30 años, padeció un cáncer grave. Fue operado de urgencia. Sobrevivió a la operación, pero el pronóstico seguía siendo muy severo: un cáncer incurable. La facultad no le daba más de tres meses de vida. No escuchó a los médicos, se puso a trabajar incansablemente, y se dedicó sin descanso a su pasión por la naturaleza y por la medicina. Algunos meses más tarde, ante el estupor general del cuerpo médico que lo había tratado, estaba curado. Esto le reafirmó en su certidumbre: la motivación, el deseo de vivir, la pasión que uno siente por una actividad o por una causa son factores de salud. A la inversa, todo desequilibrio psíquico y emocional repercute en el cuerpo y puede acabar provocando una enfermedad.

Durante su actividad como bacteriólogo, Bach había realizado un descubrimiento interesante: ciertas enfermedades crónicas parecían estar relacionadas con una sobreabundancia de determinados gérmenes intestinales. Trabajó mucho tiempo para poner a punto unas vacunas a partir de bacterias intestinales, destinadas a purificar el organismo de toxinas provocando la enfermedad crónica. Fue cuando descubrió la homeopatía. Se reconoció de inmediato en su preocupación por tratar la persona entera, sin considerar el cuerpo y sus síntomas por un lado, el psiquismo y sus fluctuaciones por el otro.

Inmediatamente apasionado por la obra de Samuel Hahnemann, comenzó a tender puentes entre sus trabajos y los del creador de la homeopatía. Estas investigaciones le llevaron a elaborar una «tipología» de los enfermos, clasificándolos en siete categorías según su personalidad. Como sus «vacunas intestinales» no le satisfacían, emprendió la búsqueda, en la naturaleza, de unos remedios a la vez más sencillos y más universales. Fue entonces cuando se interesó por las flores. Primero hizo diluciones homeopáticas. ¡Con éxito! A finales de 1929, por fin había encontrado «algo» esencial.

Cerró su consulta, dejó Londres y se fue al encuentro de la naturaleza que, estaba absolutamente convencido, contenía todas las respuestas a sus preguntas. Anduvo y anduvo... Una mañana mientras contemplaba cómo nacía el sol en un campo, se propuso probar el rocío depositado en diferentes flores. Sus percepciones estaban tan agudizadas que sintió las diferencias. Entonces tuvo la intuición de que esta agua pura, energetizada por los rayos del sol naciente, contenía toda la energía curativa de las flores. Era un verdadero medicamento natural al alcance de quien quisiera cogerlo.

Los elixires florales habían nacido.

Una fabricación delicada

¡Pero no es fácil ir cada día a recoger el rocío de la mañana, los alquimistas lo saben muy bien! Y cuando uno desea ofrecer una nueva terapia al mundo, hay que encontrar un modo de fabricación suficientemente técnico para ser reproducido a gran escala, sin degradar el proceso original. Hoy en día, para fabricar un elixir floral, se coloca una flor en un recipiente de agua pura y se expone a los primeros rayos del sol de la mañana. La operación debe hacerse muy cerca de donde se recogió la flor, para que se preserve toda su integridad energética.

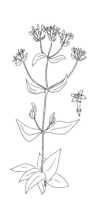

Después de algunas horas, se recoge el agua, se filtra y se mezcla con alcohol (50 %) para estabilizarla. Luego se agita durante unos minutos a fin de dinamizarla.

Se obtiene un elixir-madre concentrado. Diluido de nuevo y activado, éste servirá para dar nacimiento al elixir floral que encontramos en las tiendas de dietética o en algunas farmacias.

Bach preparó así 38 elixires, a partir de la flora de su país natal. Cada uno corresponde a un tipo de desorden psíquico y emocional: el elixir de *brezo* corrige el egoísmo y el egocentrismo; el elixir de *centaura* corrige el miedo a afirmarse y la falta de voluntad: el elixir de *castaño* alivia las grandes angustias cercanas a la desesperación...

Centaura

Otros investigadores continuaron la obra de Bach en muchos lugares del mundo, por ejemplo, en Estados Unidos y en Australia, a partir de la flora local. ¡Así hoy contamos con cerca de 10.000 elixires en el mundo!

Poderosos y a la vez sutiles...

La eficacia de los elixires florales escapa de la mayoría de las explicaciones racionales. Al contrario de los aceites esenciales, cuyos principios activos se pueden contabilizar y nombrar, estas «huellas sutiles» de las flores no contienen moléculas directamente activas. ¡Los elixires florales se enfrentan al mismo problema que la homeopatía: constatamos que curan, pero nadie puede decir exactamente cómo lo consiguen!

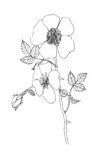

Escaramujo

Hasta ahora, la investigación especializada ha estudiado poco este tema. Uno de los pocos estudios científicos fue realizado por Marc Paget en la Universidad de Medicina y Farmacia de Poitiers. Los dos elixires (*flor de escaramujo* y *madreselva*) que observó mostraron una estructura interna diferente del agua con la cual se les comparaba. Esto deja suponer que «algo», aunque todavía no sepamos lo que es, pasa de la flor al agua en el momento de la fabricación del elixir.

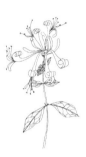

Madreselva

Numerosas aplicaciones

En primer lugar, los elixires florales son eficaces para tratar los desequilibrios en la esfera psíquica y emocional: depresión, agresividad, timidez, falta de confianza en uno mismo, miedo, angustia... Por lo mismo, también permiten eliminar, con suavidad, algunos males relacionados con estos desequilibrios: migrañas, insomnio, trastornos digestivos, problemas de piel... Si no pueden curar las enfermedades relacionadas con lesiones, en tratamiento complementario, previenen las reincidencias y los desplazamientos de síntomas.

Al contrario de los aceites esenciales, los elixires florales no son tóxicos, no hay ningún peligro al absorberlos. No acarrean ningún efecto secundario indeseable, excepto a veces un ligero aumento de los síntomas en los primeros días del tratamiento. Se pueden tomar a cualquier edad: desde los bebés hasta las personas ancianas pueden utilizarlos.

Los elixires florales básicos, llamados elixires puros, generalmente se presentan en frascos cuentagotas. A partir de esta sustancia inicial, el consumidor puede prepararse cada mañana su elixir diluido para el día. Aconsejamos su utilización a la primera decimal: una dosis de elixir puro mezclado con nueve dosis de agua de manantial. Luego se pone seis gotas de esta mezcla, tres o cuatro veces al día, directamente debajo de la lengua.

Es posible mezclar varios elixires puros en esta preparación cotidiana (no más de cuatro o cinco).

Por último, también se puede poner un poco de elixir en el agua del baño (cinco gotas de elixir puro), o masajear una parte del cuerpo con unas diez gotas de elixir puro: plexo solar, espalda, nuca, hombros...

La sutileza recibe los honores

Los elixires conocen un éxito importante en el mundo occidental, y particularmente en Francia, a pesar de su carácter sutil que desorienta a los científicos.

¡La ciencia no es el conocimiento! En este caso el conocimiento en juego es intuitivo. Evoca el modo en que los chamanes de los bosques amazónicos utilizan plantas con fines terapéuticos durante rituales donde el trance está casi siempre presente. Es una forma de comunicación directa con el mundo vegetal, con el espíritu de la planta. Es lo que afirman los chamanes indios huichol de México cuando comunican con el espíritu del «Peyote» como tan bien lo contó Aldous Huxley.[4] La vía que Bach ha abierto en occidente no es más que el resurgimiento de la tradición alquímica o celta, nuestros verdaderos chamanes europeos.

Hoy en día, cada vez más personas desean apoyarse en los elixires florales para modificar los esquemas mentales o atravesar las crisis emocionales con suavidad. De este modo, manifiestan su deseo de tomar las riendas de sus propias dificultades, de crecer en autonomía y en responsabilidad, de avanzar en el camino hacia su pleno desarrollo interior. ¡La medicina sólo puede alentar tal actitud!

El mundo científico reconocería con mucha más dificultad el uso libre de los elixires florales si pretendieran tratar trastornos orgánicos, incluso enfermedades graves. Pero lo que está en juego con los elixires florales es otra cosa: su éxito planetario esboza una nueva manera de abordar la responsabilidad individual en la mutación del planeta, en el comienzo del tercer milenio, y el reto que las conciencias han aceptado para asegurar esta mutación con la ayuda de medios más sutiles y mejor adaptados.

Los elixires florales y los cinco elementos

Los investigadores que actualmente siguen con el trabajo empezado por Edward Bach se quejan de una falta de homogeneidad en esta búsqueda a través del mundo. Sueñan con encontrar la «ley» universal que pudiera regir todo el conocimiento sobre los elixires florales. El código energético nacido de la tradición china podría aportar una solución a este problema. Conectando cada órgano con

4. Aldous Huxley, *Las puertas de la percepción*, Edhasa, 1995 Madrid; *Heaven and Hell*.

un meridiano, cada meridiano con emociones y esas emociones con aspiraciones espirituales..., el sistema de los cinco elementos organiza la relación presentida por Bach entre la dimensión física del hombre y su dimensión psíquica y emocional.

Sin embargo, conviene ser preciso. Se distinguen dos tipos de elixires florales: los que actúan sobre los estados transitorios y los que actúan sobre la estructura psíquica y el carácter. Pero ambos se adaptan perfectamente a la teoría de los cinco elementos.

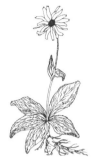

Arnica

El elixir floral de *arnica*, por ejemplo, se aplica a las situaciones transitorias ya que elimina los bloqueos energéticos provocados por un choque físico, mental o emocional. Lo que parece lógico, ya que el *arnica*, en fitoterapia clásica, trata los golpes, los moretones y las contusiones. En cambio, el elixir del *maíz* ejerce una acción más duradera sobre la naturaleza profunda del individuo: ayuda a llevar a cabo los proyectos a largo plazo, favorece la comunicación, permite sostener esfuerzos largos y continuos. ¡En una palabra: ayuda a poner «los pies en la tierra»! Pues, el *maíz*, este cereal amarillo dulce, está relacionado con el elemento Tierra. En la dietética china, consumirlo refuerza la energía de la Tierra y del páncreas. En fitoterapia, las infusiones de los estigmas o de la barba de maíz son hipoglucemiantes. Se prescriben para luchar contra la diabetes y la obesidad, la hipertensión arterial, la gota, todas las enfermedades por exceso de energía del elemento Tierra. ¡Una vez más, la coherencia es evidente entre los diferentes niveles de lectura de la tabla universal!

Este razonamiento se aplica con la misma exactitud a muchos otros elixires: la canela, la mostaza, la malva, la menta, la capuchina, el clavo... Así, cuando se conoce la «firma energética» de una planta, se puede suponer que el elixir que se saca de su flor poseerá la misma firma, al nivel sutil y emocional donde actúa.

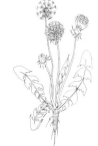

Diente de león

Así, en el elemento Madera, el hígado está en relación con la ira. Los elixires florales de *impaciencia* y de *diente de león* corrigen el exceso de ira. Por lo tanto están relacionados con el elemento Madera. En este libro, indicaremos una serie de elixires florales para los desbordamientos emocionales y de comportamiento provocados por las disfunciones energéticas de cada uno de los órganos de los cinco elementos.

LA SINERGIA

El uso de productos que asocian dos o tres formas galénicas es cada vez más frecuente. La ventaja: son más eficaces, en dosis menos importantes, gracias al efecto sinérgico de los diferentes componentes.

Una planta se beneficia de la sinergia de sus componentes

Cuando dos factores actúan conjuntamente con el mismo objetivo, sus efectos conjugados son más importantes que la suma de sus efectos por separado. Este efecto multiplicado es la sinergia.

La sinergia es una noción muy importante en fitoterapia. Existe el efecto sinérgico de diferentes componentes de una misma planta. Los principios activos más importantes son reforzados, mejorados, su tolerancia se facilita por la presencia de principios activos secundarios. ¡«El todo es superior a la suma de las partes», dirían los matemáticos!

Esto explica que los medicamentos fabricados a partir de un principio activo único, extracto de una planta, siempre tienen un efecto más específico, pero menos sutil, menos profundo que la misma planta. Cojamos la *reina de los prados*: en esta planta se descubrió el ácido salicílico que dio nacimiento a la aspirina. Una infusión de *reina de los prados*, como la aspirina, tiene una acción calmante. La acción será menos inmediata y menos sintomática que con el medicamento, porque se necesitaría una gran cantidad de planta para obtener tanta dosis de ácido acetilsalicílico como en un comprimido de 1 g, pero al contrario de la aspirina, la infusión no puede provocar dolores de estómago porque diferentes componentes aseguran una buena digestión del ácido acetilsalicílico. Además, en un tratamiento de fondo, esta planta podrá eliminar el problema responsable del dolor (un brote de artrosis, por ejemplo), cosa que el medicamento es incapaz de hacer.

Por esta razón, en fitoterapia, se prefiere utilizar toda la parte activa de la planta (hojas, fruto, raíz...) en vez de extraer los principios activos. Es lo que se llama el tótum de la planta.

¡Quien se asocia bien, cura mejor!

Sin embargo, cuando uno sale de la farmacia o del herbolario después de una consulta con un fitoterapeuta, generalmente tiene entre sus manos un paquete o un frasco que contiene una mezcla de varias plantas diferentes. En la fitoterapia china ocurre lo mismo: las recetas prescriben una planta principal (el emperador), una planta coadyuvante (el ministro) y plantas complementarias (los embajadores) En total, las fórmulas magistrales pueden contener de diez a quince plantas o más.

Estas prácticas demuestran que los antiguos, sea en África o en el Amazonas, comprendieron que las plantas se complementan entre sí y que es mejor asociarlas para beneficiarse de su acción sinérgica. Porque, al igual que los diferentes componentes de una misma planta se refuerzan, varias plantas bien escogidas y juiciosamente asociadas se apoyan mutuamente y se vuelven más activas.

Sin olvidar que las plantas pueden tener un efecto sinérgico con otras terapias, que complementan y estimulan. Es el caso de los métodos terapéuticos utilizados por los chinos: la dietética, los masajes, la acupuntura...

Por último, el efecto sinérgico de las plantas se manifiesta también cuando se asocian varias formas galénicas. Un ejemplo: si se coge el extracto hidro-alcohólico-glicerinado de romero en medio vaso de agua y se le añaden dos gotas de aceite esencial del mismo romero, se obtendrá un efecto más importante que si se toman los dos extractos de plantas por separado, en dos momentos diferentes del día; es el principio mismo de la fitoaromaterapia.

LA MULTIGALÉNICA: UN PROGRESO

Sobre la base de este principio de sinergia, hemos querido llevar la investigación más lejos y asociar un mínimo de tres a cuatro formas galénicas entre ellas. Hemos podido constatar que la asociación de tintura, de aceite esencial y de elixires florales ya creaba una sinergia que podríamos llamar «sinergia desplegada». Lo mismo ocurre si asociamos el agua floral a las dos primeras, o si se asocian las cuatro a la vez. Para dar cuenta de este fenómeno de «sinergia desplegada», hemos creado el término de multigalénica.

Cuando se juntan en una misma preparación todos los grados de extracción de la planta, desde lo más físico hasta lo más sutil, hablamos entonces de multigalénica. El efecto sinérgico desplegado de las plantas se encuentra potenciado.

Estos productos a veces son tan poderosos por su sutileza, que fácilmente se pueden disminuir las dosis en relación con las formas clásicas. Todo ocurre como si la presencia de los elixires florales transmitiera el «alma» de la planta, su esencia sutil, para mejorar la eficacia. Ventaja no despreciable: se puede dividir por cien o más la cantidad de aceite esencial en tal preparación. Se evitan así todos los riesgos de toxicidad relacionados con estas pequeñas bombas vegetales. Además, a menudo comprobamos efectos más rápidos que en fitoterapia clásica. Por último, al igual que los elixires florales amplifican la acción física de las plantas, esta última prepara el terreno de acción sutil de los elixires florales en el campo emocional. ¡Un proceso de *feedback* muy eficaz!

Hoy en día empezamos a encontrar en el mercado productos que añaden aguas florales y elixires florales a esta forma básica.

La multigalénica energética

Las preparaciones multigalénicas se adaptan muy bien al método energético chino, porque corrigen al mismo tiempo los diferentes niveles del desequilibrio energético: orgánico, funcional, emocional...

Cojamos por ejemplo el miedo. Algunas personas tienen miedo de todo: del sufrimiento, de la oscuridad, del vacío, de los animales, de la gente... Para corregir este desequilibrio, Bach indicó el elixir floral de *mímulo*. En la energética china, el miedo vacía la energía de los riñones y de las suprarrenales. A la inversa, si la energía de los órganos es débil, el sujeto se vuelve más temeroso. Un producto multigalénico compuesto de plantas para tonificar el riñón, como el pino, el romero, el clavo, la aquilea..., asociadas con un aceite esencial de pino o de ajedrea y el elixir del *mímulo*, será particularmente bien adaptado: recargará la energía de los riñones y corregirá el desequilibrio emocional al mismo tiempo. El proceso mantiene su eficacia se trate de un trastorno transitorio frente a un acontecimiento preciso, o de un desequilibrio estructural de la personalidad.

Pero para que estos productos sean realmente eficaces, la elección de las plantas debe ser coherente, sus acciones han de complementarse e «ir en el mismo sentido». Allí, de nuevo, la teoría de los cinco elementos, permitiendo encontrar la «firma energética» de las plantas, facilita considerablemente la elección y la puesta a punto de las fórmulas.

La fitoterapia, modo de empleo

Para facilitarle al lector el uso diario práctico de todos los consejos sobre la salud que ofrece este libro con las plantas, aquí tiene algunas pautas acerca de la manera de emplearlas, que varían según la forma galénica.

¿Cómo utilizar las plantas?

Plantas a granel
Cuando las plantas, solas o asociadas, se entregan frescas o secas, en hojas, en flores o en sumidades florecidas: 1 cuchara de café por taza, echar en el agua hirviendo, apagar, dejar en infusión 10 minutos, colar y beber. Calcular 2 cucharas soperas para 1 litro.

Cuando se trata de corteza, de albura o de raíces, hervir 5 minutos antes de apagar y dejar en infusión 10 minutos más.

Tintura madre
En tintura madre (sola o compuesta), 40 gotas tres veces al día en medio vaso antes de las comidas.

Extracto hidro-alcohólico-glicerinado
En extracto hidro-alcohólico-glicerinado (solo o compuesto), 30 a 40 gotas tres veces al día: mañana, mediodía y noche.

En cápsulas, comprimidos, bolsitas
Seguir las instrucciones del fabricante.

¿Cómo utilizar los aceites esenciales?

- Coger de 1 a 2 gotas tres a cuatro veces por día con un terrón de azúcar, con una cuchara pequeña de miel, en un tercio de vaso de agua caliente o en una infusión. También se puede añadir a las 40 gotas de tintura madre o al extracto hidro-alcohólico-glicerinado en medio vaso de agua caliente.
- Los aceites esenciales se pueden tomar solos o en compuestos de dos o tres. No sobrepase tres. Asegúrese de que son compatibles y que se asocian bien.

- No dude en pedir consejo a un especialista. Más vale una sola esencia para conseguir un efecto puro y directo.
- Cuando el estómago no soporta los aceites esenciales, es que no son 100 % naturales y usted es demasiado sensible.
- En este caso, tómelos en cápsulas gastro-resistentes.
- La vía percutánea también hace penetrar los aceites esenciales por la piel hacia todo el organismo. Pero un terapeuta especialista podrá hacer preparar los aceites esenciales por su farmacéutico en supositorios o en óvulos ginecológicos para una infección genital. Todas estas formas están muy bien toleradas.
- Para el niño, no sobrepasar 1 gota por 10 kg de peso y por toma (tres veces al día).
- ¡Los aceites esenciales marcados naturales no lo son obligatoriamente más de un 30 % de su composición! Por lo tanto, conviene exigir la denominación 100 % natural y pedir el quimiotipo.

¿Cómo utilizar las aguas florales?

- Para una cura que se puede renovar un mes, a razón de una cuchara sopera tres veces al día.

¿Cómo utilizar los elixires florales?

- Elegir el fabricante que mejor parezca respetar estos productos sutiles. Elegir el elixir floral que le conviene. Tomar 6 gotas tres o cuatro veces al día directamente encima de la lengua.
- Cuando convienen dos o tres elixires o quizá más, hacer una mezcla a partes iguales de cada uno en un frasco vacío de 30 ml con un cuentagotas, llenándolo hasta la mitad con los elixires. Completar con coñac hasta 30 ml. Tomar 6 gotas tres o cuatro veces al día encima de la lengua.

¿Cómo proceder en multigalénica?

- Utilizar la mezcla hidro-alcohólico-glicerinada; completar con una mezcla de aceites esenciales a razón de una gota por 100, o quizá menos. Por precaución, tomar el elixir floral o la mezcla de elixires florales aparte, unos minutos después.

- En este caso, la posología indicada se disminuye a 20 gotas dos o tres veces al día para un efecto superior a los otros modos galénicos tomados separadamente.
- En caso de necesidad, la posología se puede aumentar sin peligro hasta 30 gotas tres o cuatro veces al día. Los resultados serán muy superiores que con las mismas dosis habituales en tintura o extracto.
- El uso de las aguas florales en multigalénica tiene una mayor potencia, pero es difícil llevar un control adecuado en las preparaciones caseras.

¿Cuándo y cuánto tiempo tomar estas plantas?

- El momento ideal para hacer curas de fitoterapia es variable.
- Si uno está indispuesto, en el momento de la aparición de los síntomas, como el caso de una nariz tapada que anuncia un resfriado o una crisis de hemorroides. Si las reglas son sistemáticamente dolorosas o si las migrañas son regulares, utilice las plantas continuamente todo el mes.
- Es bueno tratar con plantas hasta que se consiga la curación, o una clara mejoría. No es malo seguir mucho tiempo, e incluso no parar nunca de tomarlas, costumbre que es frecuente entre los herbolarios y los ancianos de nuestros campos; aunque sea una sola tisana por la noche. Además, al contrario de la alopatía, no provoca dependencia. El uso regular de plantas a veces permite reducir las dosis de medicamentos, con autorización del médico, o facilita todas las otras terapias o los ejercicios físicos de salud, e incluso una mejor tolerancia de ciertos tratamientos alopáticos obligatorios.
- Los elixires florales convienen para superar momentos psicológicos difíciles, de grandes cambios o de maduración espiritual.
- También ayudan en estados de crisis emocional aguda después de un trauma o de un accidente. Son un apoyo interesante, a diario, para superar las ansiedades, los miedos, las inhibiciones, las tendencias negativas del carácter.
- Pero las plantas, los aceites esenciales y los elixires florales asimismo pueden servir, tomados separadamente o asociados en multigalénica, en curas de salud en el cambio de las cuatro estaciones (cinco según las leyes de la medicina china). Emplear las plantas de forma sistemática y regularmente es utilizar las maravillas de la naturaleza para

cuidar la energía de cada uno de nuestros cinco órganos, a lo largo del año y del ciclo de los cinco elementos.

- En cura de salud en un adulto sano, 28 días por estación son suficientes, utilizando o no un ciclo lunar. Esta cura puede ser prolongada si hay señales estacionales de perturbación o para prevenir las rinofaringitis y bronquitis a lo largo de la estación crítica, en personas con riesgo, expuestas o frágiles.

- Actuar de este modo es utilizar los tesoros de la sabiduría de la medicina china para optimizar su salud. Es sin duda una de las formas más sencillas, fáciles y sin presión de armonizarse con la naturaleza y con sus ritmos.

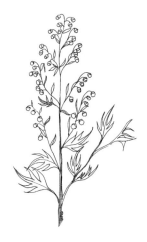

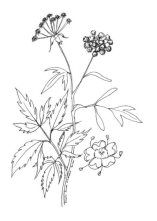

Capítulo 3
¿A QUÉ ELEMENTO PERTENECE USTED?

Ahora se plantea una pregunta: ¿a qué elemento pertenece usted? Además de las patologías manifiestas, que revelarán el elemento que sufre en nosotros, poseemos un temperamento base, un fundamento relacionado de forma predilecta con uno de los cinco elementos. Es el equipaje que traemos con nosotros al nacer y que nos acompaña a lo largo de nuestro viaje por la Tierra.

Estas tendencias son importantes por varios conceptos:

Primero de todo, tejen la tela de fondo de nuestra vida cotidiana: nuestras emociones dominantes, nuestros comportamientos corrientes; pero también nuestra fuerza y nuestras debilidades físicas. Descifrando todas estas señales, podemos determinar nuestro elemento base. Y aplicando las reglas de higiene y de prevención adaptadas a nuestro elemento, podemos mantenernos en forma y permanecer serenos frente a las agresiones de la vida.

Además, este conocimiento íntimo nos permite evitar ciertas enfermedades relacionadas con los desequilibrios energéticos de este elemento. Para eso debemos detenernos un momento en el estudio de las cinco constituciones chinas. Porque a cada elemento le corresponde, además de todo lo que hemos mencionado, una constitución a la vez física y psicológica.

Las cinco constituciones chinas

Los chinos tienen la reputación de manifestar poco interés por la psicología, incluso por la psicología profunda. ¡En China, Freud y Jung no tienen mucho éxito! Cuando un chino está deprimido porque su suegra está en su casa desde hace seis meses, consulta al acupuntor. Éste no interrogará a su paciente sobre las razones circunstanciales o emocionales de su malestar. Lo examinará, constatará que la energía del riñón está en estado de vacío, y la tonificará. El paciente se da por satisfecho. Quizá pensará que este vacío energético ha sido acentuado por la presencia un poco molesta de su suegra.

Por muy caricaturesco que sea este ejemplo, sin embargo refleja una cierta verdad: en China, la psicología y las emociones se abordan bajo un ángulo más fenomenológico o conductista, que individual o psicoanalítico. Esta manera de abordar la realidad se acerca más a la psicología de principios de siglo, a la caracterología (Berger, Kretschmer), a la clasificación de los temperamentos tal como se utiliza en homeopatía (Vannier) o en oligoterapia (Ménétrier), a la morfopsicología (Corman) e incluso a la manera como Bach enfocó los elixires florales según los tipos de personalidad. Más recientemente podríamos pensar en la corriente conductista, en las emociones primarias de Mac Lean o en las teorías de Henri Laborit.

Inmersión en los textos antiguos

Desde la más lejana Antigüedad, la medicina china supo observar a los individuos y clasificarlos en función de sus reacciones emocionales y de su comportamiento, según los criterios de los cinco elementos. Así, en el capítulo 64 del *Ling Shu*, leemos: *«El mundo entero está sometido a la ley de los cinco elementos. Los hombres también se reparten, según este sistema, en diferentes categorías. Hay cinco grupos en el hombre según el color de su piel, que se subdividen de nuevo en cinco sub-grupos, lo que hace un total de veinticinco grupos de hombres. La clasificación según el Yin y el Yang no forma parte de ello. Esto va más allá de la simple clasificación según el Yin y el Yang, que por otro lado es sobradamente conocida desde hace mucho tiempo».*

Sigue una descripción compleja de los cinco tipos y de los veinticinco subtipos.

Luego, más adelante en la misma obra, en el capítulo 72, leemos: *«En el universo, hay cuatro direcciones celestes, así como arriba y abajo. El curso de todo lo que acontece en el mundo se rige por los cinco elementos. Así hay cinco tipos de hombres. Clasificarlos simplemente según el Yin y el Yang es insuficiente. En la naturaleza, hay diferencias y matices mucho más complejos».*

Otros sistemas muy antiguos, acoplados con la astrología china, se aproximan más bien a una bio-ritmología tan maravillosa como sofisticada. Permiten calcular las carencias y los excesos de los cinco elementos según el año, el mes, el día y la hora de nacimiento.

De este modo, se logra una clasificación más elaborada, donde cada elemento posee más variables.

Hemos elegido presentarle diez retratos que corresponden al aspecto Yin y Yang de cada elemento. Mientras lee, quizá se reconocerá, así como a algunos de sus familiares. Es la primera etapa del recorrido. Luego, le propondremos un test más preciso para averiguar a qué elemento pertenece verdaderamente.

¿Es usted Madera?

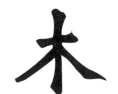

El tipo Madera-Yang

El sujeto de tipo Madera-Yang corresponde a lo que Gaston Berger [1] llama el «colérico»; es emotivo, activo y primario.

No vive jamás en el presente, actua a menudo sin reflexión, ni perspectiva, por impulso o por intuición. Ejecuta sus actos con vigor y precipitación. Es el que da el impulso inicial.

Es de humor optimista y combativo, pero no impide que sea ansioso. Mirando hacia el futuro, el sujeto Madera-Yang es un entusiasta, siempre repleto de proyectos. Eso le hace creer que es apasionado. Pero su actividad es desordenada e incluso pocas veces lleva sus proyectos a término. «Quien mucho abarca, poco aprieta» podría ser el aforismo que mejor le corresponde.

El sujeto Madera-Yang es cordial, entra fácilmente en relación con los demás, algunas veces de manera demasiado familiar. Es un verdadero animador, ya que le encanta hablar, incluso en público. Pero de vez en cuando le falta mesura y su impetuosidad puede llevarle a cometer faltas de tacto o de buen gusto.

Su naturaleza belicosa se manifiesta desde su primera infancia. En la escuela, ya era el jefe de la pandilla, peleón e intrépido. De adulto se vuelve colérico, se enfurece fácilmente y acompaña sus crisis con gritos y gesticulaciones. ¡Arranca a la primera! Se pone furioso y esta ira cegadora puede llevarle a actos de violencia irreflexiva. Pero su furia se apaga tan rápido como se ha encendido, como un fuego de paja. Y muy rápidamente, el sujeto Madera-Yang lamenta sus arrebatos. Además no es de esas personas que cultivan el rencor. Emotivo y sensible, suele «vender» sus rabietas como si fueran «excesos de franqueza». Alega que le gusta decir lo que tiene en el corazón, porque no es una persona de engaños ni de término medio.

Siempre tiene la impresión de que le falta tiempo debido a su hiperactividad febril. A causa de esto, es presa de una ansiedad casi permanente. Es su gran falla. Vive con el tiempo justo, llega antes de hora a sus citas y espera impacientemente la hora en punto como si se tratase de un retraso insoportable. No vive jamás en el presente, sino siempre proyectado hacia el porvenir. Esta ansiedad puede incluso llegar a la angustia, sin que esto apague su optimismo legendario.

Busca el placer en todas las situaciones que le ofrece la vida. Emprende sus actividades con toda su energía: el deporte que practica con desmesura; el

---

1. Gaston Berger, alumno de Lejeune, forma parte de esta generación de psicólogos de principio de siglo que destacaron en el estudio del carácter: caracterología. Encontramos sus teorías basadas en tres factores en su *Traité pratique d'analyse du caractère*, Ed. PUF, 1972.

amor donde persigue varias presas al mismo tiempo. El sujeto Madera-Yang se crece incluso en las situaciones conflictivas, porque le encanta luchar y hacer frente.

No acepta estar enfermo y no le gusta tomar medicamentos. Confía en la naturaleza y siempre aplaza el momento de ir a la consulta. Pero cuando acepta que le cuiden y guarda un poco de reposo —cosa poco frecuente porque no le gusta disciplinarse—, recupera la salud rápidamente, deshaciéndose de este modo del obstáculo que le impedía vivir con intensidad.

En su constitución, el sujeto Madera-Yang sufre un exceso energético de la vesícula biliar y del Yang del hígado. Su estación preferida a menudo es la primavera, aunque tormentas sintomáticas estallan en este período del año: migrañas provocadas por el viento, alergias estacionales, crisis de hígado, brotes hemorroidales...

El tipo Madera-Yin

El sujeto de tipo Madera-Yin corresponde a lo que Gaston Berger llama el «nervioso»; es emotivo, no activo y primario.

Es de humor cambiante, versátil, es emotivo, siempre ansioso y rehúye con facilidad esta realidad incómoda, refugiándose en el sueño. A menudo pasa por lunático pues sus momentos de excitación intelectual o afectiva alternan brutalmente y sin razón aparente con períodos de abatimiento y de desaliento, incluso con crisis de llanto. La mujer de tipo Madera-Yin depende estrechamente de los períodos de regla que la vuelven irritable, angustiada y deprimida.

Esta inestabilidad de humor está relacionada con la inestabilidad del carácter. El sujeto de tipo Madera-Yin trabaja de forma irregular, y solamente cuando su actividad le gusta.

Como consecuencia de esta inestabilidad carece de confianza en sí mismo. Razón por la cual no le gustan los conflictos, que siempre siente como agresiones. Cuando se enfrenta a una situación conflictiva, o bien huye de inmediato o cae en una angustia paralizante, que le inhibe completamente.

Es un sujeto inquieto y siempre está alerta. Paralizado por el miedo, le cuesta mucho actuar o hablar en público. Le cuesta mucho enfrentarse a las pruebas, exámenes, permiso de conducir, competiciones...

Pero eso no quiere decir que el sujeto Madera-Yin sea triste, incluso disfruta de una naturaleza optimista. Sabe muy bien salirse de las situaciones incómodas con piruetas, y se refugia con mucha facilidad en la superficialidad, la frivolidad y se evade con las diversiones más variadas. Es el cliente ideal de las salas de juego, de las carreras de caballos, de los espectáculos. También le gustan la excitación intelectual y la imaginación, aunque tenga que estimularlas con excitantes artificiales: café, tabaco, alcohol, incluso con el torbellino de múltiples relaciones amorosas. Sin embargo, numerosos sujetos Madera-Yin soportan mal las bebidas alcohólicas, que les causan migrañas y náuseas.

Cuando cierra los ojos a la objetividad para protegerse de una realidad que le agrede, el sujeto de tipo Madera-Yin se refugia en los valores idealizados del sueño. Más aún: se complace en ello. Si es dotado, puede llegar a ser un verdadero artista, un creador talentoso. A veces le gusta creer en los sueños, hasta el punto de engañarse a sí mismo. Entonces puede inclinarse hacia la exageración, incluso la fantasía. La máscara que se ha forjado, consciente o inconscientemente, le permite engañar, engrandecerse y atraer la atención de los demás. De esta forma llega hasta la simulación simple y pura. Sabe muy bien fingir un aire desenvuelto y relajado para esconder sus tensiones interiores y seducir a sus allegados. Además este juego es muy fácil para él porque dispone de un sistema nervioso simpático particularmente lábil e hiperexcitable.

Esta mezcla íntima de inhibición y de compensación forja los rasgos psicológicos del sujeto Madera-Yin, que se presenta unas veces como tímido, ansioso e inhibido, otras veces como hablador, un poco exhibicionista y falsamente relajado.

En el plano de la salud, el sujeto Madera-Yin siempre está «pachucho». Sufre trastornos que le preocupan, que le perturban, aunque generalmente no revisten ninguna gravedad. De forma constitucional padece un vacío de la energía de la vesícula biliar, que se manifiesta particularmente con una secreción biliar insuficiente, un vacío de sangre del hígado y una disminución de la inmunidad. Teme la primavera porque se siente cansado. Tiene una sensación vertiginosa en la cabeza, cefaleas y piernas cansadas. Tampoco soporta el viento.

¿ES USTED FUEGO?

El tipo Fuego-Yang

El sujeto de tipo Fuego-Yang corresponde a lo que Gaston Berger llama el «apasionado»: es emotivo, activo y secundario.

Es un idealista apasionado, dominado por el planeta Marte. Haría cualquier cosa por su ideal. Siente intensamente sus emociones, pero esto no le impide actuar con buen juicio. Hiperemotivo, hipersensible, pone toda su sensibilidad al servicio de su creatividad. Le gusta luchar por grandes causas, sociales o humanitarias. Le gusta darse por amor a lo bello, a las grandes ideas, a las artes, a los pensamientos espirituales.

Se cree destinado a empresas difíciles, a causas nobles. Para ellas moviliza su inmensa capacidad de acción. Al igual que el Sol ilumina con su esplendor, su facultad de concentración y de creación parece inagotable. ¿Dónde encuentra toda esta energía? En lo más recóndito de su corazón, en su inmensa necesidad de dar, de ofrecer al mundo una visión más elevada, casi trascendental. Y esa necesidad es contagiosa porque en su contacto, de repente, uno se siente invadido por un calor y una energía inhabitual.

Sin embargo, sus emociones pueden cegarle hasta el punto de volverle fanático, intransigente, incluso violento, al menos con la palabra. El sujeto Fuego-Yang padece en su constitución un exceso de la energía del corazón y del intestino delgado. Aunque le gusta esta estación, teme el verano porque soporta mal los calores fuertes.

Esta constitución a veces se acopla con la constitución Agua-Yang (véase más adelante).

El tipo Fuego-Yin

El sujeto de tipo Fuego-Yin corresponde a lo que Gaston Berger llama el «sentimental»: es emotivo, no activo y secundario. Es un hiperemotivo sentimental. Todos los acontecimientos le penetran en pleno corazón. Su hipersensibilidad le hace oscilar sin cesar entre la alegría y la aflicción, el júbilo y la pena, el éxtasis y la desesperación. Para intentar escapar de esta tempestad agotadora, este ser sentimental busca en su interior la luz que sabrá alumbrar su camino y mostrarle la permanencia de la energía en la multiplicidad de sus formas. El sujeto Fuego-Yin es uno de los más sensibles a los estragos del amor. Tiene una necesidad insaciable de sentimientos. Siempre pide pruebas de amor, llegando hasta el chantaje afectivo para obtenerlas, y no se echa atrás ante las demandas irracionales, ni ante el riesgo de asfixiar al otro. Esta necesidad le hace vulnerable, y sobre todo teme el divorcio o la separación que le aniquilarían. Cuando todo va bien, tiene miedo de que se acabe. Cuando pierde un ser querido, es inconsolable. Cuando no tiene nadie a quien amar y no se siente amado como él quisiera, siente la insatisfacción y la frustración más que nadie. A veces se plantea trascender en el camino espiritual. El sujeto Fuego-Yin entra entonces en la vía de la realización interior, de una fusión con la conciencia universal o con Dios. Este tipo constitucional sufre un vacío de sangre o un vacío de la energía del corazón. Le gusta el verano, pero detesta el invierno que marchita aún más su energía ya débil.

Esta constitución se acopla con la constitución Agua-Yin (véase más adelante).

¿Es usted Tierra?

El tipo Tierra-Yang

El sujeto de tipo Tierra-Yang corresponde a lo que Gaston
Berger llama el «sanguíneo»: es no emotivo, activo y primario.

Es un extravertido que le quita importancia a todo por ausencia de emotividad. Esto le confiere una aptitud verdadera para la objetividad. Tiene, como dicen, «los pies en la tierra», y un buen sentido común que le hace sentirse cerca
de la tierra, de los campesinos.

Manifiesta su espíritu práctico en las situaciones más diversas, pronunciando las observaciones más exactas y más pertinentes. Su espíritu práctico se acre-
cienta con su iniciativa y se las ingenia para encontrar trucos con los que resol-
ver los problemas.

Quitándole el drama a todo, vive sus conflictos como un juego, y encuentra
placer en manifestar su hiperactividad, su tono excepcional, su fuerza natural,
superando los obstáculos y las resistencias con facilidad.

Extravertido, le gustan las relaciones humanas y los encuentros entre amigos
por encima de todo. Es miembro de los clubes de caza, de pesca, de petanca, de
cartas, donde se reúne con sus compañeros para disfrutar de sus juegos favori-
tos y al mismo tiempo gozar de los placeres de la mesa y de las historias que se
cuentan. Las recepciones mundanas también le gustan. El sujeto Tierra-Yang
puede mostrarse educado, mundano, cortés, disfrutando de las reglas de la buena sociedad donde su sentido de la ironía y su escepticismo espiritual le proporcionan mucho éxito.

Su cualidad es la diplomacia y el sujeto Tierra-Yang es un liberal dotado de la
tolerancia más grande. Añadido a su sentido táctico, esto le confiere el talento de
manejar a los hombres; y su liberalismo político, más interesado por la experiencia
que por los grandes sistemas ideológicos, le permite conseguir sus fines: llegar a ser
alguien. Pues la ambición del sujeto Tierra-Yang, cuando la tiene, es el éxito social
y su diplomacia y su sentido de la oportunidad le ayudan a alcanzar su realización.

En sus relaciones individuales, puede ser muy reconfortante, dar seguridad
y ser divertido para los demás; pero no siempre es capaz de entender profundamente los estados de ánimo de los emotivos, hipersensibles que, a sus ojos, parecen gente que disfruta complicándose la vida. A menudo su lado tan terrenal
hace que se le reproche su falta de comprensión.

En el amor, se comporta prescindiendo de drama y de toda pasión trágica. La
persona Tierra-Yang es ante todo sensual y a menudo superficial.

De humor excesivamente alegre, este liberal por naturaleza se arriesga a cometer errores: error en sus juicios sobre los demás al pensar que son como él;

error al predecir el resultado de los acontecimientos que, por exceso de optimismo, él imagina que será a su favor; de ahí las apuestas excesivas, algunas veces los gastos de príncipe por impulsividad e inconsciencia, que pueden conducirle hacia las peores dificultades.

Este comportamiento impulsivo también se manifiesta en forma de ira; pero es más cascarrabias y gruñón que brutal e impredecible. Si hay un lado flemático en él, todas estas tendencias se suavizan, ponderadas por la lucidez de su carácter.

Este tipo constitucional sufre un exceso de la energía Yang de la Tierra que se manifiesta en los meridianos del páncreas y del estómago. Teme la humedad y el calor. Le gusta comer y no se priva de nada, pero no se deja cuidar fácilmente. Debe aprender a moderar sus instintos y a drenar el páncreas con regularidad.

El tipo Tierra-Yin

El sujeto de tipo Tierra-Yin corresponde a lo que Gaston Berger llama «amorfo». Es no emotivo, no activo y primario. Lo llamaremos el «indolente».

Es un extravertido pasivo que se deja vivir y toma la vida desde el lado bueno, convencido de que todo se arreglará. Su lema es: «En la vida no hay que preocuparse». Extravertido, le gustan los contactos y la sociedad. Es una de esas personas de las que todo el mundo opina que tienen buen carácter: es suave, conciliador, nunca se enfada, tiene buen talante y le gusta más escuchar que hablar. Por eso se dice de él que es disponible, tolerante, bonachón y la gente suele hacerle confidencias. Esta tolerancia, algunas veces, parece indiferencia; sobre todo hacia los demás que él percibe a través de la espesa capa de su no emotividad. De la misma manera, el sujeto Tierra-Yin es indiferente a su propio pasado, que repercute muy poco en él, y hace gala de una naturaleza despreocupada, desprovista de rencor. Este carácter le confiere cierto éxito porque muchos lo ven como un filósofo que sabe vivir y les gusta estar con él y escuchar sus consejos. Su ausencia de emotividad y su imparcialidad hacen que lo soliciten para mediar en conflictos pasionales, o simplemente entre puntos de vista intelectuales opuestos. Allí es donde le gusta ejercer su talento racionalista, escudriñar las ideas y sus matices, pesar los pros y los contras y finalmente remitir a cada parte la ventaja y el defecto de cada situación o de cada teoría para intentar conciliarlas y ponerlas de acuerdo.

En lo que le concierne, esta aptitud puede conducirle al extremo opuesto, a no saber zanjar, a ser totalmente incapaz de tomar una decisión, y sobre todo a elegir entre dos opciones que él interpreta como iguales.

Por todas estas razones, la persona Tierra-Yin alimenta poca ambición para sí misma y se entrevén sus fallos, que son la pereza y la negligencia. Como en la fábula de La Fontaine, prefiere ser el zapatero que el financiero, gozando en el presente de lo que tiene. Disfruta del lujo más importante a sus ojos: se concede el tiempo para vivir sin hacer nada, y está satisfecho con lo estrictamente necesario.

El sujeto Tierra-Yin es negligente, capaz de postergar hasta el límite de lo absurdo, como esperar la tercera notificación para pagar una factura, justo antes del embargo. Siempre tiene la impresión de que hay tiempo por delante. Por eso a menudo no es puntual; además no sabe darse prisa. Es un sujeto lánguido que se mueve lentamente.

Frente al conflicto, el indolente sujeto Tierra-Yin se hace el muerto, y carga con todo el peso de su inercia: no se opone, tampoco busca una solución, espera. Espera que el tiempo, su cómplice, arregle las cosas por él. Con esta actitud, afirma su independencia con respecto a la autoridad, su cónyuge o sus superiores.

Por su carácter primario, el sujeto Tierra-Yin, sin importar su peso, se siente capaz de liviandad y puede ceder en un instante a todos sus impulsos. Tiene momentos de entusiasmo excesivos e irreflexivos que le hacen obedecer a sus impulsos, a sus deseos. Por esta razón lo tratan de crío, de niño, o de mariposa frívola. O bien aparece como un dulce soñador, distraído, en la luna.

Esta ligereza, algunas veces, se vuelve a encontrar como valor intrínseco en sus creaciones artísticas, porque el sujeto tiene aptitudes para el arte, particularmente para la música (ejecución), el teatro y la poesía. Sin embargo, sin razón aparente, durante sus accesos transitorios de fatiga, el sujeto Tierra-Yin sufre de humor depresivo, incluso con períodos agudos de melancolía, coincidiendo con la abolición de sus facultades intelectuales y algunas veces de toda su voluntad.

En estos momentos, la persona se aísla, no quiere ver a nadie, se sume en su estado de tristeza y de cuando en cuando come para compensar este estado que pasa por sí solo, como por arte de magia, tan repentinamente como llegó.

El sujeto Tierra-Yin sufre en su constitución un vacío de la energía del bazo-páncreas y un vacío de sangre del páncreas, lo que le hace propenso a la anemia y a una debilidad del sistema inmunológico. Teme la humedad, padece trastornos digestivos crónicos, hipoglucemia, falta de apetito sexual y a veces incluso esterilidad.

¿Es usted Metal?

El tipo Metal-Yang

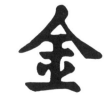

El sujeto de tipo Metal-Yang corrresponde a lo que Gaston Berger llama el «flemático»; es no emotivo, activo y secundario.

Es un plácido flemático. ¡Esta fórmula linda con el pleonasmo! Es cierto, pero así llamó el médico Galeno al tipo linfático descrito por Hipócrates. Por lo tanto respetemos esta expresión secular. Este tipo se emociona poco y siempre actúa con sangre fría. En eso consiste su eficacia. En efecto, es capaz de actuar con la regularidad de un reloj, como un motor que funciona bien. Acaba con un trabajo considerable sin que nadie se dé cuenta, porque no se muestra ni ruidoso, ni demostrativo, ni caprichoso. Si uno no le presta atención, incluso puede tomarle por un inactivo y entonces a uno le sorprende constatar que, según la opinión del entorno, es un verdadero «trabajador».

El sujeto de tipo Metal-Yang es un ser de costumbres. Le gusta regular tanto su actividad como su conducta, con previsión y seriedad. Generalmente es respetuoso con los principios, es hombre de palabra y puntual. Esta cualidad incrementa aún más su sentido cívico: tiene un espíritu colectivo y el sentido de la disciplina. Es un hombre de deber, capaz de abnegación social.

De todos los tipos de los que hablamos aquí, es el que tiene el humor más templado: es un impasible, no se desmonta ante nada, ni siquiera ante lo más inesperado. Además está dotado de un sentido del humor que le permite transformar las situaciones más dramáticas en ocurrencias de ingenio, como si para él fueran simplemente pintorescas.

En caso de conflicto, se aprovecha de sus capacidades mentales para encontrar la reacción mejor adaptada a la situación. Deja voluntariamente de lado las impresiones subjetivas y las emociones, que nunca se adelantan a su razonamiento, examina los problemas uno a uno, como en un juego abstracto, y busca metódicamente la mejor solución. La tenacidad de la que es capaz constituye una baza suplementaria que le permite llegar siempre a sus fines, sin importarle el tiempo que se necesite.

El sujeto de tipo Metal-Yang se emociona muy pocas veces. Se deja ir únicamente cuando un acontecimiento de excepción pone en peligro los principios sobre los cuales ha establecido su vida. ¡Se interesa muchísimo por sus principios! Incluso en ellos se encuentra la raíz de uno de sus mayores defectos: a veces es rígido, lo que le impide entender o admitir los descarríos de los que no se conforman con las mismas reglas que él o que tienen la debilidad de no controlar sus emociones.

Este flemático goza de una salud fluctuante, pero confía su cuerpo al médico con la misma facilidad que otros dejan su coche al mecánico para una reparación. Es fácil de cuidar: sigue los consejos y las prescripciones y rara vez siente la necesidad de desahogarse hablando de sus estados de ánimo. Se encuentra particularmente bien en otoño, una estación a la que tiene mucho cariño.

El tipo Metal-Yin

El sujeto de tipo Metal-Yin corresponde a lo que Gaston Berger llama el «apático»; es no emotivo, no activo y secundario. Es riguroso, introvertido, reservado, recogido en sí mismo y le gusta rumiar el pasado. A veces se siente como abstraído de la realidad, refugiado en unas vivencias imaginarias donde el tiempo permanece inmóvil. De hecho, para él, el tiempo generalmente es de una inmovilidad aburrida, una fuente de angustia en su soledad.

Su comportamiento lento y su aversión por los cambios hacen de él un conservador. No le gusta lo imprevisto y prefiere organizar su vida con antelación; incluso a veces es esclavo de sus costumbres, regulando los más mínimos detalles de su vida cotidiana. Es meticuloso, organizado y riguroso.

Tampoco le gustan las habladurías fútiles y no tiene habilidad para las relaciones sociales superficiales. Su carácter taciturno le hace preferir las relaciones íntimas, entre dos o tres personas, no más. Prudente y previsor, el sujeto Metal-Yin también sabe mostrarse ahorrador, es partidario de la política del pequeño ahorro. Le gusta el orden, la disciplina, la ley. Sus cualidades se desarrollan plenamente en actividades, profesionales o personales, que requieren precisión y exactitud: relojería, filatelia, magistratura... Pero hay que desconfiar de su sentido innato del juicio que le conduce algunas veces a la intolerancia e incluso a la maledicencia. Sin embargo, en su pasión por la justicia y su rebelión contra la injusticia se encuentra la fuente de esta intolerancia, animada al principio por buenos sentimientos. Desgraciadamente, puede llegar a tomarse la justicia por su mano, porque el rencor y la venganza no son desconocidos para él. ¡Al sujeto Metal-Yin le cuesta mucho entregarse! Su rigidez moral se expresa plenamente en su comportamiento implacable y en sus sanciones sin apelación, aunque se esconda detrás de una máscara de conciliación engañosa. Esta intransigencia también le empuja a hacer la guerra contra quimeras, es como don Quijote contra los molinos de viento.

En las situaciones conflictivas, también reacciona por inercia. Saca su fuerza de la tenacidad de sus costumbres, tanto frente a los acontecimientos como frente a los seres que le rodean. Tenaz, terco, no es de los que ceden. En la discusión, le gusta el raciocinio: altivo, puntilloso, se aferra a los detalles y le gusta hilar muy fino. Como está convencido de estar en su derecho, argumenta hasta el final sin jamás desalentarse. En el amor, es un ser fiel, tanto de corazón como de razón. Es capaz de una gran abnegación en el marco del orden establecido; es, por tanto, muy respetuoso con los lazos legales del matrimonio. Debe esta fidelidad a su naturaleza romántica. Aunque a menudo es melancólico, incluso francamente triste, sus lágrimas permanecen secretas, lo que le hace patético. Jamás hará un espectáculo como el sujeto de tipo Madera.

Fidelidad, deber, dedicación…, no se necesitaba más para que el sujeto de tipo Metal-Yin fuera un ser compasivo. Pero, de nuevo, queriendo hacerlo tan bien, se arriesga a excederse, y a transformar en aislamiento, incluso en misantropía, su generosidad y su incapacidad de soportar la injusticia en los demás. Cuando está enfermo, el sujeto Metal-Yin consulta el médico dos veces mejor que una, sigue su prescripción al pie de la letra y lleva su pequeña poción y sus comprimidos a todas partes. El otoño, a pesar de ser su estación preferida, le es perjudicial en el plano de su salud. Se siente cansado, sobre todo cuando el sol empieza a bajar, hacia el final de la tarde.

¿Es usted Agua?

El tipo Agua-Yang

Es un voluntario apasionado. En la clasificación de Gaston Berger, corresponde al emotivo, activo, secundario. Según la expresión tradicional china, el sujeto de tipo

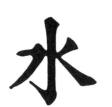 Agua-Yang posee «la erección y la habilidad de crear del riñón». Esta facultad se expresa directamente en una fuerte sexualidad, o sublimada en un talento creativo. Forma parte de los ambiciosos capaces de realizar sus aspiraciones. Estas cualidades hacen de él un dominador, naturalmente apto para el mando.

Pero la actividad del sujeto Agua-Yang se concentra en un fin único y elevado. Es el ser de una sola pasión. Subordina a la única ambición que ha elegido todo lo que podría desviarle de ella.

Diferente del colérico Madera que vive sus pasiones como un caballo salvaje, abandonado a su suerte, galopando libremente a merced de su fantasía, el sujeto Agua-Yang es un caballo encabritado que se ha adiestrado él mismo para impedirse ir de derecha a izquierda, sin dejar a nadie sujetar las riendas, volviendo al buen camino en dirección hacia la meta lejana y ambiciosa que se ha fijado.

Así convierte su propia disciplina en el centro de un sistema que domina su pasión. Durante toda su vida, podrá sacrificar todos los otros valores a la obra emprendida, únicamente para acceder a su realización perfecta y total.

El sujeto Agua-Yang es presa de grandes tensiones interiores. Gaston Berger dice del apasionado: «Se trata de un emotivo que sufre con lo que desdeña y paga con su felicidad el éxito de su empresa».

Entusiasta, también es pasional, incluso fanático. Se exalta por el arte, se apasiona por un estilo, un autor, una ideología... Orgulloso y celoso de esta elección en la cual se implica totalmente, siempre defiende su causa con vigor y persuasión. Difícilmente admite la contradicción, y alberga un cierto desprecio por los que no comparten sus gustos o su ideal.

El sujeto de tipo Agua-Yang se siente predestinado a defender las grandes causas, las empresas nobles y difíciles, la generosidad y la dedicación. Por esta razón, con un sentido profundo e innato de la grandeza, es capaz de reducir sus necesidades hasta llevar una vida austera. Está decidido a sacrificar todo por una causa, incluso a sí mismo, aunque la realidad no siempre está a la altura de su ideal.

Este formidable dominio de sí mismo lo aprendió durante la infancia. Vulnerable y rebelde, fue difícil de criar. Tuvo que aprender progresivamente a canalizar esta violencia para saber utilizarla, y a esconder su emotividad y su gran sensibilidad para dejar de sentirse tan frágil.

En su constitución, los sujetos de tipo Agua-Yang sufren un exceso de la energía Yang del riñón. Temen el calor, mientras que el frío seco los estimula. Son activos infatigables pero continuamente tensos, lo que puede provocar bloqueos vertebrales agudos.

(Véase también la constitución Fuego-Yang.)

El tipo Agua-Yin

Es un sentimental conmovedor, emotivo, no activo y secundario. Es el ambicioso que permanece en la fase de la aspiración.

Sin embargo no podrá dejarlo traslucir, no abandonará nunca los esfuerzos justos, perseverantes y eficaces. Pero a menudo el sujeto Agua-Yin empieza con la idea negativa de que está vencido antes de comenzar y de que no podrá culminar.

En sus éxitos, se muestra discreto, modesto y lleno de humildad. Sin embargo, sus fracasos no le sorprenden. Los espera, los teme y es casi como si los provocara.

Vulnerable y escrupuloso, el sujeto Agua-Yin es melancólico e insatisfecho de sí mismo y de la vida. Se hace cientos de reproches y no acepta ni sus debilidades ni su vulnerabilidad.

Cuanto más fracasa, más reproches se hace. El sujeto Agua-Yin además es un gran tímido, introvertido, recogido en sus estados de ánimo, no sabe muy bien cómo entrar en relación con los demás. Todo le lleva a quejarse de su suerte, a recordar los elementos negativos del pasado, a imaginar lo que podría haber sido, a desarrollar una cierta misantropía. Así sufre de desaliento, de un sentimiento de lo absurdo de la existencia, de la inutilidad de los esfuerzos, de un sentimiento vivo de incomprensión, de falta de fe en la humanidad, y algunas veces tiene el deseo de dejar de existir.

La infancia del sujeto Agua-Yin a veces fue dolorosa, solitaria, incomprendida o tan sólo vivida dolorosamente, sin acontecimientos trágicos, pero simplemente con la hipersensibilidad de un «desollado vivo». Todo esto lleva a la persona Agua-Yin a desarrollar un lado envidioso y una tendencia a la misantropía.

La agresividad reprimida, constitucionalmente presente y profunda, genera una gran inhibición que suscita también la autoculpabilidad y el fracaso. Este sentimiento que siempre le acompaña, aunque generalmente no es algo palpable, puede dar lugar a sentimientos opuestos y sublimados de dedicación y sacrificio de sí mismo.

Muy pronto, el joven adolescente Agua-Yin posee una inclinación natural hacia la introspección y el análisis, suele tener un diario íntimo que guarda en secreto.

El sentimental es orgulloso de este gusto por el análisis; «de todos los hombres es el que mejor conoce sus debilidades y trata de transformar su carácter». Esto le lleva a cultivar la soledad en la cual disfrutará practicando el método reflexivo y la introspección. Esta meditación le ofrece la posibilidad de compensar sus fracasos justificándose de la inacción por un ideal.

El dolor profundamente sentido es para él garantía de verdadera grandeza y la lucidez es una de las cualidades que más aprecia.

Determinado en la vida por este carácter hipersensible, puede evolucionar de diferentes formas: o bien se abandonará como una víctima de su destino doloroso, alimentando un cierto masoquismo, quejándose y lamentándose sin cesar, poniendo a los demás por testigos de la desdicha que le aplasta, sin ninguna dignidad; o al contrario, por medio del análisis y del autocontrol, se reafirmará endureciéndose ante los acontecimientos exteriores.

En esta búsqueda, le ayuda mucho su vivo interés por la naturaleza donde este individualista se aísla y se recarga.

En este contacto con la naturaleza, la reflexión le procura la fuerza para endurecerse, o al menos para no enseñar su vulnerabilidad, y cultivar interiormente un cierto desapego, teñido de serenidad.

El intercambio íntimo en el amor y en la amistad también le equilibra profundamente. Su naturaleza no es del todo pesimista, y aunque tiene tendencia al derrotismo, si logra el equilibrio afectivo puede llegar a ser optimista.

En su constitución, los sujetos de tipo Agua-Yin sufren un vacío de la energía del riñón, que puede transformarse en un vacío de Yang. Atraviesan períodos melancólicos, están cansados, «extenuados» y son frioleros. Son propensos a las infecciones de orina reincidentes, al estreñimiento y a algunos problemas neurológicos. Temen el frío del invierno.

(Véase también la constitución Fuego-Yin.)

¿A QUÉ ELEMENTO PERTENECE USTED VERDADERAMENTE?

¿Quizá se ha reconocido en alguno de estos retratos que acaba de leer? ¿Quizá ha reconocido a uno u otro de sus allegados? Pero probablemente le ha sorprendido el hecho de que no «encaja» del todo con un solo tipo. Es absolutamente normal. Si fuéramos todos totalmente Tierra-Yang o Fuego-Yin, Agua-Yang o Metal-Yin, sólo habría diez tipos de individuos en este planeta. ¡Y la vida sería muy aburrida!

En cambio, todos tenemos un tipo de base, un elemento que nos influencia más que los demás, que nos marca de forma más regular, más profunda. Éste es el elemento que hemos de descubrir para corregir, con el transcurso de los mescs y de los años, los excesos y las carencias. Para ayudarle a ver más claramente en sí mismo, proponemos dos aproximaciones complementarias: primero, un test que le permitirá hacerse una primera opinión; luego, el estudio de las manos, que, para los chinos, constituyen un verdadero espejo del ser entero.

● Haga el test en 40 preguntas

Este test se ha realizado uniendo la tipología occidental de Gaston Berger con las nociones orientales de los elementos y de la energía. Conteste lo más sinceramente posible a las 40 preguntas que siguen. En función de sus respuestas podrá saber qué elemento se le parece más y de este modo podrá determinar sus debilidades físicas, prevenir los riesgos de enfermedad, pero también anticipar sus reacciones emocionales y tendencias de la conducta.

1. Me pongo rápidamente al mando de los grupos porque no me gusta pasar desapercibido.

2. Tomo a broma los estados de ánimo de los demás y me reprochan a menudo mi falta de comprensión.

3. Cultivo mi vida interior, por ejemplo, escribiendo mi diario íntimo.

4. Soy muy optimista, desdramatizo todo, incluso tengo tendencia a cometer actos irreflexivos.

5. Practico la política de la inercia, acabo desanimando a la gente cuando no están de acuerdo conmigo.

6. Las emociones me perturban poco y prefiero oír las historias de los demás a confiar las mías.

7. Soy eficaz, actúo con método y regularidad.

8. Me dejo vivir con despreocupación, me gusta dormir o no hacer nada.

9. Deseo obtener la más alta distinción en lo que yo hago, y por ello, estoy dispuesto a sacrificar todo el tiempo que haga falta.

10. Soy negligente y prefiero esperar a que el tiempo arregle las cosas.

11. Siempre salgo vencido de antemano, y tengo la impresión de que nunca lo conseguiré.

12. Soy activo, diplomático, oportunista, y me adapto con soltura a las situaciones más variadas.

13. Soy ansioso, indeciso, tímido, agitado por movimientos de impaciencia.

14. Cordial, exuberante, soy un verdadero animador nato a pesar de mi lado colérico.

15. Cuando me llevan la contraria, pongo mala cara. Me gusta que adivinen qué me pasa y que me consuelen.

16. Siempre siento la necesidad de embellecer la realidad y me reprochan no ser objetivo.

17. Tengo buen talante y a menudo soy impasible.

18. Deseo atraer la atención sobre mí y no dudo en utilizar la seducción para lograrlo.

19. Objetivo y justo, me enfado muy raras veces y analizo las situaciones sin pasión.

20. Dedico mucho tiempo al placer, a la sensualidad y a la vida en sociedad. Me gustan los juegos, las comidas entre amigos, las recepciones...

21. Me siento predestinado a las causas nobles y a las empresas difíciles.

22. Me gusta tomarme la justicia por mi mano.

23. A menudo tengo la necesidad de cambiar, me gustan las diversiones y las sustancias estimulantes.

24. Compenso mi vulnerabilidad cultivando una fuerte lucidez.

25. A la vez optimista y ansioso, siempre tengo prisa porque tengo miedo de llegar tarde.

26. Resuelvo con frialdad los problemas planteándolos uno por uno y buscando metódicamente su solución.

27. Tomo mis decisiones muy rápidamente, de manera impulsiva, y las pongo en práctica con vigor.

28. Soy tímido, temeroso, fácilmente me desanimo y a veces me falta la alegría de vivir.

29. Poseo un sentido innato de la autoridad y un temperamento de jefe.

30. A menudo me critican por emprender demasiadas cosas a la vez y por no acabar lo que he empezado.

31. Soy demasiado exigente, tanto hacia mí mismo como hacia los demás.

32. Bastante indeciso, tengo más tendencia a sopesar los pros y los contras que a elegir verdaderamente.

33. Ahorrador y desconfiado, no me dejo engañar fácilmente.

34. De carácter complaciente, me gusta que tomen las decisiones en mi lugar.

35. Practico el humor cuando tengo que reprochar algo a alguien, pues así evito el alboroto.

36. Me gusta la soledad y detesto lo imprevisto. Por esta razón mi vida está muy organizada.

37. Me burlo de todo, me encantan los juegos de palabras aunque sean un poco pesados.

38. Me reprochan a menudo mi humor inestable, paso de la alegría a la tristeza bruscamente.

39. Pienso que soy un ser envidiable y de hecho me siento envidiado por mis allegados.

40. A menudo, convencido de que estoy en mi pleno derecho, me gusta discutir; soy quisquilloso, y me encanta persuadir a los demás.

Conteste sinceramente a cada una de estas preguntas, anotando los puntos en la plantilla de abajo.

Para cada una, tiene tres posibilidades:

- **MUY** = **10** puntos
  (Usted se reconoce en esta descripción.)
- **BASTANTE** = **5** puntos
  (Esto corresponde a ciertas actitudes suyas.)
- **POCO** = **2** puntos
  (Le ocurre de vez en cuando.)
- **NADA** = **0** puntos
  (No le corresponde en nada.)

PREGUNTAS	RESPUESTAS	PREGUNTAS	RESPUESTAS	PREGUNTAS	RESPUESTAS	PREGUNTAS	RESPUESTAS
1		11		21		31	
2		12		22		32	
3		13		23		33	
4		14		24		34	
5		15		25		35	
6		16		26		36	
7		17		27		37	
8		18		28		38	
9		19		29		39	
10		20		30		40	

Ahora puede rellenar la plantilla siguiente y contabilizar sus puntos.

MADERA-YANG	MADERA-YIN	AGUA YANG Y FUEGO-YANG	AGUA YIN Y FUEGO-YIN	METAL-YANG	METAL-YIN	TIERRA-YANG	TIERRA-YIN	
1	13	9	3	7	5	2	6	N.º DE PREGUNTA
14	16	21	11	17	22	4	8	
25	18	29	15	19	33	12	10	
27	23	31	24	26	36	20	32	
30	38	39	28	35	40	37	34	
....	....	....	....	....	....	....	....	SUS RESPUESTAS
....	....	....	....	....	....	....	....	
....	....	....	....	....	....	....	....	
....	....	....	....	....	....	....	....	
....	....	....	....	....	....	....	....	
								TOTAL

Es la hora de hacer balance: en la mayoría de los casos un temperamento predomina sobre los demás; se trata de su temperamento principal; en cambio, si los resultados son muy apretados, es que pertenece a dos, incluso a tres temperamentos a la vez. En todo caso, debe vigilar su equilibrio según las indicaciones dadas en los siguientes capítulos.

● Observe sus manos

Su constitución también se refleja en la morfología de su mano, según los criterios de la quirología china. Esta disciplina distingue cinco tipos de manos, cada una corresponde a un elemento. No se trata, en ningún caso, de una lectura adivinatoria de las líneas de la mano, sino de un trabajo que se acerca a la morfopsicología occidental.

Debido a la complejidad de la quirología china, hemos tenido que hacer un trabajo de simplificación[2] para que esta masa inmensa de información acumulada por los chinos durante milenios sea accesible.

Ahora observe sus manos, comparándolas con los cinco dibujos siguientes. Una vez más, se reconocerá probablemente en varios dibujos; es normal: por regla general, tenemos dos, incluso tres tipos constitucionales inscritos en nuestras manos. Deberá intentar encontrar qué elemento reúne el mayor número de señales.

¿Mano Yin o mano Yang?

Mire bien el color de sus manos: rosas o rojas, bien coloreadas, indican que es bastante Yang; pálidas, señalan que es más bien Yin. De la misma manera si tiene un apretón de manos vigoroso y firme es más Yang. Si tiene un apretón de manos suave, incluso flojo, es más Yin.

La mano Madera

Es una mano bien proporcionada: ni demasiado larga, ni demasiado corta, ni demasiado ancha, ni demasiado estrecha. A menudo es seca, con nudos en las articulaciones de las falanges que recuerdan los nudos de un árbol.

El lado palmar de los dedos y la palma están recubiertos con numerosas estrías profundamente marcadas. Las uñas están bien proporcionadas.

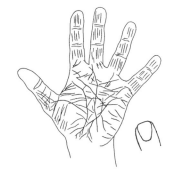

 El ideograma Madera representa el conjunto formado por las raíces, el tronco y el ramaje de un árbol. Evoca el momento en que las raíces transmiten la energía vital acumulada por la tierra durante el invierno a los brotes situados en la punta de las ramas a través de los canales de la savia a lo largo del tronco.

---

2. Este trabajo fue publicado con el título de *Des planètes et des mains dans l'énergétique chinoise*, Ed. Trédaniel, 1997.

La mano Fuego

Es una mano larga, cuyos dedos generalmente son más alargados que la palma. Son afilados, delgados, ágiles, llenos de vida, siempre agitados dibujando arabescos furtivos. Los dedos pueden abrirse ampliamente, lo que da a la mano el aspecto de un sol.

Esta mano es elegante, delicada. Las uñas son muy armoniosas y crecen en punta y abombadas. La mano está bien coloreada y la pulpa de los dedos frecuentemente es roja.

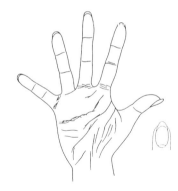

 El ideograma del Fuego representa las llamas y la carbonilla que salen de un fuego.

La mano Tierra

Es una mano corta, ancha, regordeta, en forma de pera, a veces francamente gruesa. La palma es cuadrada, los cuatro lados son iguales. Los dedos son cortos y gruesos, incluso amorcillados; en los sujetos puramente Tierra, se ve una sola línea en el lado palmar de los dedos, en las articulaciones de las falanges. Las uñas son triangulares, cortas, con un reborde de carne abombada.

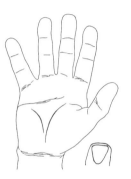

 El ideograma de la Tierra en origen representaba una especie de estela, un menhir, o un altar preparado cerca del cual se rendía culto al potencial germinativo de la tierra.

La mano Metal

Es una mano larga, con la palma estrecha y los dedos apretados. A menudo es ovalada y los dedos, aunque muy largos, no son ni muy finos ni muy rectilíneos. No tienen una gran flexibilidad en la apertura. En el lado palmar, la piel es lisa. En los pliegues de las articulaciones de las falanges, se ve una triple línea o una doble línea separada por un espacio ancho que recuerda la vitola de un puro.

La piel suele ser seca, incluso rugosa.

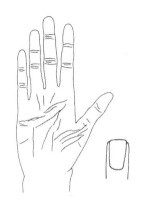

 El ideograma del Metal representa los nódulos metálicos metidos en la tierra.

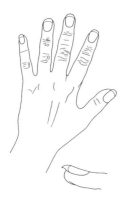

La mano Agua

Es una mano corta, llena pero blanda. Los dedos parecen hinchados, como en estado edematoso. Se puede separar fácilmente la piel de la carne pinchando la superficie de la mano. Es una mano con forma de espátula: su color es oscuro, sobre todo en los pliegues de las articulaciones, que son más oscuros que el resto de la piel.

Las uñas presentan forma de trapecio, son largas y planas, pero no son muy sólidas y tienen tendencia a doblarse hacia la pulpa de los dedos, lo que les da el aspecto de medialuna blanquecina.

El ideograma Agua representaba al principio un flujo, una corriente de agua.

● Observe sus síntomas

La última etapa es el estudio atento de los síntomas más frecuentes que le ayudará a refinar el trabajo empezado con el test y la observación de las manos.

En los capítulos dedicados a cada elemento, encontrará una lista de las enfermedades principales que constituyen un riesgo para las personas influenciadas por este elemento.

Si ya ha tenido varios, y si algunos de ellos son crónicos, no hay duda: pertenece a este elemento, o en todo caso, quiere decir que la energía de este elemento está perturbada. Averigüe si corresponde con el resultado de los tests anteriores. Si es así, realmente es su elemento prioritario.

Si las tendencias mórbidas están menos marcadas, quizá este elemento es secundario para usted, o ¡simplemente tiene buena salud!

● Ahora, pase a la fase activa

¿Ya ve un poco más claro? Entonces, sólo tiene que consultar los capítulos siguientes. Encontrará una descripción de cada elemento, de las tendencias que induce, de las debilidades que provoca...

¡Además, tiene herramientas adaptadas a cada caso para corregir todo ello y recuperar la armonía y el equilibrio, en función de su elemento!

Capítulo 4
LA MADERA,
EL ELEMENTO DE LA PRIMAVERA

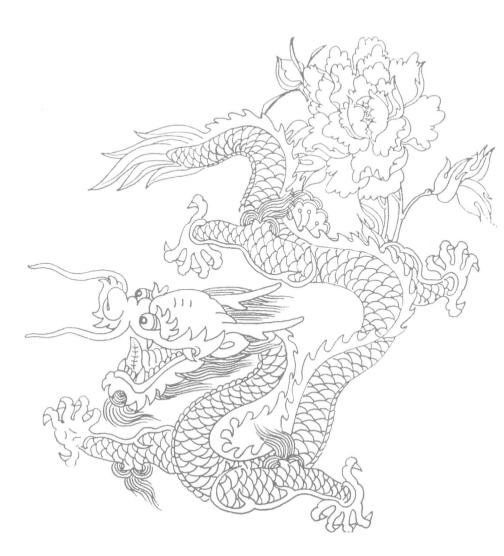

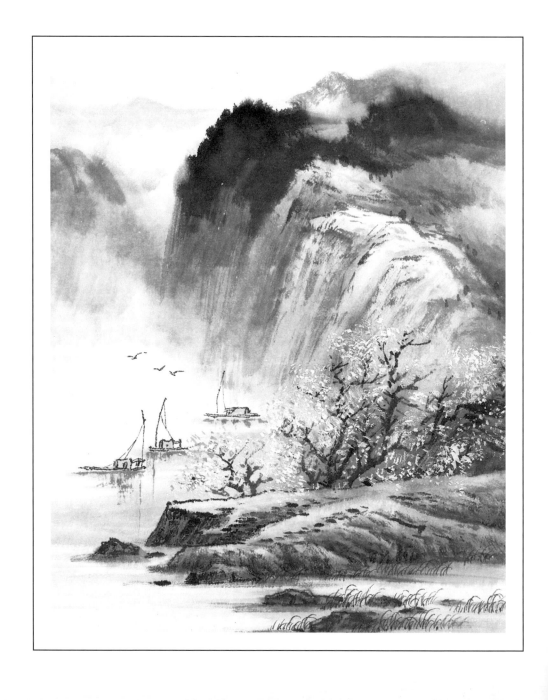

La primavera es la estación del elemento Madera

La primavera empieza cuando la naturaleza se despierta después del largo y frío silencio del invierno. Es el primer temblor que anuncia una estación en plena expansión, es la exteriorización, la subida de la savia, la germinación de las semillas, el florecimiento, el esparcimiento del polen...; la naturaleza se embellece.

La primavera a menudo viene anunciada por un cambio brusco de clima, con tormentas y el estruendo de los truenos. El trigrama *Tchen*, el trueno, simboliza estos cambios bruscos que inauguran la primavera. Está seguido por el trigrama *Souen*, el viento.

El trueno de la primavera

Tchen, el trigrama del trueno, también se llama «Lo Suscitativo». Se sitúa en dirección al este. Inaugura el año, por lo tanto representa la primavera.

Se dice: «Todos los seres nacen en el signo del Suscitativo, las semillas y los brotes hacen su aparición». El trueno simboliza la prontitud del relámpago y del rayo que le preceden. Es el movimiento más rápido, por tanto el más eficaz, capaz de despertar la naturaleza adormecida por el frío del invierno.

El trueno

El viento de la primavera

El viento, *Souen*, también se llama «Lo Suave». Su vocación es la de dispersar y su acción completa la del trueno. Sopla en dirección al sur. Más allá, en una dimensión más simbólica, Lo Suave ayuda a los seres a volverse puros y a desarrollarse en la benignidad del clima de la primavera.

El viento

Souen es la suave brisa que favorece el crecimiento de la vegetación en todas las tierras.

El trazo Yin inferior penetra el Yang, para suavizarlo.

Al mismo tiempo, representa las raíces que se hunden hacia abajo. Por esto, este trigrama tiene por nombre la Madera: es la maduración de la vegetación en la primavera, cuando empieza a echar raíces.

El viento, *Souen*, se llama «Lo Indeciso», como el viento que cambia de dirección. En el plano psicológico, encarna la indecisión. Pero es una indecisión por capricho, por humor siempre cambiante. También representa la vehemencia: como si este trigrama (yin yang yang) pudiera transformarse en su contrario (yang yin yin) con sus bruscos cambios.

Los animales de la Madera

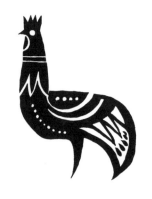

Los animales de la Madera son el dragón y el gallo. El trueno está relacionado con el dragón, el animal símbolo del elemento Madera, y está representado por un trazo continuo, Yang que tiene por encima dos trazos discontinuos, Yin, como el trueno que sale de las profundidades de la tierra. Por esta razón tiene el color amarillo oscuro del interior de la tierra. Es semejante a los caballos que relinchan, llenos de fogosidad, al galope.

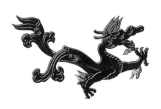

El dragón tiene múltiples funciones simbólicas en la civilización china. Por ejemplo, encarna al emperador con todo su poder imperial. Aquí, representa la fuerza, la renovación cíclica.

El animal símbolo del viento es el gallo, porque su canto se propaga a lo lejos por el campo, al igual que el viento.

Júpiter, la aurora y el nacimiento...

La primavera es el principio del año y la aurora es el principio del día, el nacimiento, el comienzo de la vida. Por lo tanto, aurora y nacimiento están relacionados con el elemento Madera. Su «denominación» es la claridad manifiesta; su energía reanima, es templada. Corresponde al viento suave y templado de la primavera, cuando la atmósfera se recalienta. La «elaboración» de esta estación es el embellecimiento, su «oficio» es diseminar.

El planeta de la Madera: Júpiter
Ocupa el lugar central entre los astros. Encarna el equilibrio, la fuerza, la justicia. Para los romanos, Júpiter era el nombre del Dios Supremo, el que manifiesta su auto-

ridad sobre las otras divinidades y sobre los mortales provocando... ¡la tormenta, el viento, el trueno!

La tabla de correspondencias

Podemos hacer muchas asociaciones con cada elemento. Aquí tiene la tabla de correspondencias relacionadas con la primavera y con el elemento Madera. Algunos términos podrán parecerle un poco extraños: evolución, denominación, mandato... Es difícil hacerlos más explícitos, es mejor aceptarlos como tales. Poco a poco uno logra familiarizarse con la realidad que representan para delimitar mejor la esencia de cada elemento.

Dirección del espacio	Este
Planeta	Júpiter
Fase del día	Nacimiento
Evolución	Claridad
Denominación	Expandida
Cualidad de la energía	Recalienta
Clima	Templado
Mandato	Viento
Elaboración	Embellecimiento
Oficio	Diseminación

La energía de la Madera

El viento es la manifestación climática específica de la primavera, que provoca o no la tormenta. Por lo tanto expresa la cualidad de la energía relacionada con el elemento Madera. El viento de la primavera es templado. Siembra la vida, ya que transporta el polen, y cuando se levanta, barre todo a su paso. También es una manera de evocar el cambio. ¿No decimos: «Soplan vientos de cambio»? De hecho, el mismo viento es cambiante: aparece bruscamente, cambia de dirección, gira y cae de golpe. El viento es caprichoso, es la movilidad, el movimiento, el carácter de lo imprevisible.

Las enfermedades que aparecen en la primavera, aquellas provocadas por el viento en cualquier estación y la forma en que un organismo joven reacciona frente a la enfermedad muestran señales idénticas: un principio brusco, un final igual de brutal, cambios y variaciones imprevisibles.

La primavera: la Madera a lo largo de los meses...

¡Buenos días, primavera! La primavera es una estación acogida como un renacimiento, después de los rigores del invierno. Para los chinos de la Antigüedad, el invierno era la estación del recogimiento. En el invierno, uno debe «hibernar», meditar, volver a centrarse. Como una semilla, nuestra energía vital así concentrada se desplegará en la primavera. Por lo tanto, es la estación de la exteriorización. Esta primavera alabada por los poetas y celebrada por los enamorados es como un bálsamo, es la alegría, la claridad después del largo invierno.

¡Porque la primavera es la estación de los enamorados! Todos los animales están bajo el influjo de esa «claridad expandida» que estimula el sistema hormonal por mediación de la hipófisis.

En la primavera, el *Nei Jing Su Wen* [1] dice: «*El universo está de parto y la creación en pleno resplandor. Uno se acuesta tarde, se levanta pronto, sale de su hogar, se desata el pelo, se pone cómodo, disfruta de la vida. Es la época en que la vida se da, no se retira; uno se ofrece, no roba; uno recompensa, no castiga. El Camino (Tao), en respuesta a la primavera, se cuida del nacimiento*».

Recibir la primavera es acoger el renacimiento. «Todo nuevo, todo bonito», decimos. El espíritu es nuevo, capaz de vislumbrar nuevos proyectos para uno mismo y para la sociedad. Muchos movimientos de renovación social tienen lugar en este período del año: la primavera de Praga, los acontecimientos de mayo del 68... En todas las civilizaciones, la primavera se celebra con fiestas que saludan el despertar de la naturaleza; como el carnaval en la sociedad occidental.

La primavera de la vida

Volvamos al ser humano: su infancia y su adolescencia representan la primavera de su existencia. ¿No se dice de un chico o de una chica que tiene dieciocho primaveras? Este período de la vida es el despertar sensorial, emocional y afectivo. Es una edad mágica, llena de promesas; pero también de vulnerabilidad y de fragilidad. Uno no se ha realizado completamente, todavía no se ha construido una personalidad estable. Esto ocurrirá durante la madurez. Las crisis emocionales del adolescente son violentas como el trueno, como las tormentas. El carácter del adolescente es cambiante, versátil, caprichoso... Pero es capaz de rebelarse, se niega a aceptar las ideas preconcebidas, proyecta su ideal y el sueño de un mundo nuevo. Todo esto también describe la energía de la primavera, cuando lo nuevo gana a lo antiguo.

La Madera en la naturaleza

En la naturaleza que nos rodea, la energía de la Madera resuena, se «graba» en las plantas y en ciertos alimentos, metales, sonidos, sabores...

El olor de la Madera es el rancio, el sabor ácido o agrio; el color es, por supuesto, el verde, el tono del vegetal en plena eclosión. Sabor, olor y color pue-

1. Husson (A.), *Huang Di Nei Jing Su Wen*, ed. A.S.M.A.F., París 1973.

den utilizarse en la cocina, en los cosméticos, en los cuidados del cuerpo, en la ropa, la decoración, para estimular la energía específica del elemento Madera.

En la numerología taoísta, la cifra que corresponde a la Madera es el 8. Por esta razón los ejercicios de *Qi Gong* para armonizar la energía de la Madera deberán repetirse 8 veces, incluso 16, 24, 32...

Metal	.Estaño
Carne	.Pollo
Cereal	.Arroz
Fruta	.Ciruela
Olor	.Rancio
Sabor	.Ácido
Color	.Verde
Cifra	.8
Nota china	.Jiao (La) (Tercera nota)

Por último, la tercera nota de la escala china, compuesta de cinco notas, corresponde a la Madera. Es *Jiao*.

La Madera en el cuerpo

El elemento Madera, la energía de Júpiter, el este, la primavera...; todo esto se manifiesta fisiológicamente en un órgano específico, el hígado, y la entraña que está relacionada con él, la vesícula biliar. Estas dos vísceras rigen otras partes del cuerpo, por ejemplo, los ojos y la vista, los músculos, los tendones, las uñas...

En uno de los libros más antiguos de acupuntura, el *Nei Jing Su Wen*, aprendemos que los desequilibrios de la energía del hígado se manifiestan en forma de espasmos, lágrimas, agita-

Órgano	.Hígado
Entraña	.Vesícula biliar
Orificio	.Ojo
Sentido	.Vista
Tejidos	.Músculos, tendones
Sector	.Uñas
Trastorno	.Espasmos
Secreción	.Lágrimas
Síntoma	.Agitación
Sonido	.Grito
Expresión	.Altercado
Emoción	.Ira

ción, gritos, angustia, estados de ansiedad... La emoción dominante es la ira.

Como con las cosas de la naturaleza, en el mundo exterior, es posible establecer, sin lugar a dudas, una tabla de correspondencias entre la Madera y nuestro interior.

Esta clasificación es valiosa, porque nos permite aproximarnos mejor a nuestro funcionamiento íntimo, en relación con los cinco elementos. Si nuestro hígado es frágil o está perturbado, experimentaremos espasmos (dolor de costado, calambres, dolores intestinales...).

También, la fragilidad de las uñas despierta dudas acerca de la salud del hígado, así como la irritabilidad, los enfados fáciles o la impaciencia.

Los poderes del general hígado

¡Es el general en jefe de los ejércitos, aunque no haya guerra! Éstas son sus funciones:

El hígado regula la circulación y reparte la energía y la sangre

Es el general del cuartel que regula la circulación y la distribución de la energía en los meridianos y de la sangre en los vasos sanguíneos. Se dice que establece planes y estrategias. Su misión es asegurar el equilibrio y la fluidez de estos flujos. La energía del hígado acompaña y favorece la energía que sube y la que desciende. Su naturaleza debe ser dócil y suave.

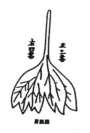

Representación antigua del hígado

Si la energía del hígado está perturbada, esta función de armonización también lo está. Hay como corrientes de aire o embotellamientos en las avenidas. De golpe, la energía y la sangre se estancan, lo que provoca:

- *trastornos digestivos*: náuseas, vómitos biliosos, espasmos digestivos, flatulencia, digestión lenta, crisis de hígado y migrañas,
- *trastornos menstruales*: reglas dolorosas, dolores en el bajo vientre, coágulos sanguíneos, dolores en los pechos...,
- *trastornos venosos*: hemorroides, piernas pesadas, incluso priapismo o trastornos de la erección...,
  - *perturbaciones emocionales*: el sujeto está mal adaptado al entorno exterior, y la paz no reina en su universo interior; sus reacciones ya no son apropiadas respecto a los estímulos que recibe: reacciona con exceso por cualquier tontería.

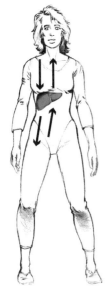

Inducción de la energía del hígado en el cuerpo

Arrebatos, enfados, frustraciones, crisis de lágrimas y una ansiedad excesiva son las manifestaciones habituales del desequilibrio. En el plano psicológico, el hígado también desempeña un papel regulador importante. Por esta razón, en el plano emocional, se llama el consejero del *Shen* y del corazón.

El hígado almacena la sangre

Actúa como una esponja: cuando el organismo necesita riego sanguíneo, particularmente en caso de actividad muscular, la sangre «sale» del hígado para «nutrir» los músculos. Cuando el organismo vuelve al estado de reposo, especialmente por la noche, la sangre vuelve al hígado, lo que favorece su acción de depuración y de eliminación. Pero si el hígado está perturbado, la eliminación de los desechos se hace mal, ocasionando éxtasis o estancamiento, estados congestivos, trastornos de la menstruación...

El hígado gobierna los tendones y nutre las uñas

Energéticamente el hígado nutre los músculos, los tendones y las uñas. Esto se explica por el papel de activación y de ionización del calcio y del magnesio por parte del hígado.

Unas uñas rosas y húmedas son la señal de buena salud del hígado. A la inversa, en caso de problema hepático, las uñas se vuelven finas, se rompen y son pálidas. Cuando la energía del hígado está equilibrada, los músculos y los tendones se contraen armoniosamente. Permanecen flexibles, dando al caminar un aspecto elegante, tónico y vigoroso. Pero si la energía del hígado está perturbada, los músculos estarán tensos, especialmente los de las mandíbulas, del cuello, de la espalda...; entonces uno puede padecer espasmos, calambres, contracturas, incluso a veces crisis de espasmofilia y de tetania. En las personas que padecen ansiedad e irritabilidad de forma regular, estos trastornos espasmódicos acaban instalándose.

Al contrario, cuando el hígado y la vesícula biliar están naturalmente equilibrados, los músculos tienen tono. El sujeto muestra un dinamismo muscular por encima de la media. ¡Tiene «muelles debajo de los pies»! Le gusta ir y venir, gesticular, practicar deportes aeróbicos (tenis, natación, correr...), e incluso actividades más arriesgadas (escalada, paracaidismo, ala delta...). ¡Los acróbatas, los especialistas en el cine…, son seres dotados con un buen equilibrio energético en cuanto al hígado!

El hígado se abre en los ojos

Si el hígado no tiene buena salud, la vista puede estar alterada. El hígado no es el único órgano vinculado con los ojos. Cada uno de los cinco órganos principales, es decir, cada uno de los cinco elementos relacionados con los ojos, desempeña un papel en el proceso de la visión. La pupila está relacionada con el riñón, la córnea con el pulmón, el cristalino con el páncreas, la arteria de la retina con el corazón. Pero el hígado se lleva la mejor parte: la retina, los conos y los bastoncillos, el nervio óptico y las formaciones visuales cerebrales occipitales están regidos energéticamente por el hígado y la vesícula biliar. Lo mismo ocurre con los músculos responsables de la acomodación visual.

Cuando el hígado se encuentra perturbado, uno es propenso a una fatiga ocular rápida, ojos rojos y secos, y miopía; uno es más sensible a las conjuntivitis alérgicas o infecciosas, a las queratitis, al herpes, a trastornos de degeneración de la retina, o a la retina retro-bulbar (como en el principio de la arteriosclerosis).

MADERA

Ángulo iridocorneal

Retina

TIERRA

Cristalino

Zónula

Coroides

Esclerótica

AGUA

Pupila

Cámara anterior

Vítreo

Mácula

MADERA

Iris

Papila

Nervio óptico

Córnea

Cuerpo ciliar

Arteria y vena centrales de la retina

METAL

FUEGO

Corte del globo ocular

El trabajo sobre pantalla cansa la vista

Consecuencia retroactiva: este cansancio altera la energía del hígado. Si debe estar muchas horas delante de una pantalla, cuide sus ojos con masajes regulares, con plantas y aceites esenciales, con elixires florales seleccionados para descansar, fortalecer y consolidar su hígado.

Los poderes del árbitro vesícula

La vesícula biliar almacena la bilis y la distribuye: se dice que toma las decisiones.

Cuando la vesícula biliar se activa, evacua la bilis hacia el duodeno, a la salida del estómago. Es una fase crucial de la digestión, especialmente de las grasas.

La bilis también es la fuente del colesterol y de numerosas hormonas, como las hormonas sexuales. Esto justifica su reputación de «tomador de decisiones». En el plano psicológico, la vesícula biliar, más que el hígado, suscita los desbordamientos emocionales, y cuando se encuentra en exceso de energía, llega a producir una agresividad directa y abrumadora.

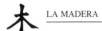

Las emociones del hígado

La tradición china relaciona el hígado con la ira. Si el hígado está en perfecto equilibrio, la persona es bondadosa y tranquila. Pero si el hígado está perturbado, un viento se levanta en el interior del ser. ¡Es el viento de la ira!

La energía del hígado está en exceso

El sujeto es irritable, «va con la escopeta cargada», se enfurece; de hecho, sus ojos están rojos, inyectados en sangre. ¿No decimos: «Está cegado por la ira»? Se siente una clara subida de la energía hacia la parte superior del cuerpo, lo que provoca una ruptura en el equilibrio energético.

La persona también padece impaciencia: quisiera que todo fuera más rápido y prevaleciera su buena voluntad. Presenta signos exteriores de ansiedad: agitación, movimientos de impaciencia, tics...

Como hemos visto, el general hace los planes, la vesícula biliar toma las decisiones. Pero en caso de exceso de la energía del hígado, decide a cada momento, dicta sus decretos a diestro y siniestro. El sujeto pierde el sueño, por exceso de fogosidad, de proyectos, por ansiedad. La persona impaciente resopla haciendo un ruido de viento con la boca; como si sintiera un exceso de viento, una presión en su interior que debería expulsar hacia el exterior.

La energía del hígado está en vacío

El sujeto es irritable, pero recogido en sí mismo. Sufre de ira contenida, de frustración, de ansiedad, tiene tics, se come las uñas. En los casos graves, su estado se transforma en una verdadera ansiedad: tiene la sensación de estar bajo una amenaza de origen desconocido, una espada de Damocles que puede caerle encima en cualquier instante. Presa de miedos fóbicos y de temblores, suspira, se queja, se lamenta, o al contrario se queda paralizado y silencioso. Entonces está inmovilizado por una imposibilidad profunda de actuar, de hablar, de salir... ¡De vivir!

El general hígado no puede establecer planes, la vesícula no consigue tomar decisiones. Estos estados emocionales pueden ser de constitución y habituales, pero también pueden ser provocados por acontecimientos y circunstancias: crisis existenciales, acumulación de estrés, conflictos...

La medicina china dice que, para su equilibrio, el hígado necesita un clima suave y ligero, de amabilidad. Él se encarga de mantener esta atmósfera en el interior del cuerpo y puede asumir su papel perfectamente si el sujeto vive en un ambiente acorde. Esto le relaja, le repara, le regula. Por esta razón, los sujetos estresados, ansiosos, irritables, buscan la compañía de personas tranquilas y pacientes. Necesitan ir con frecuencia al campo, impregnarse del verdor, en una naturaleza suave, ondulada y arbolada. Porque si el carácter está impregnado de ira, si las circunstancias externas son estresantes, esto acaba por desequilibrar la energía del hígado y, entonces, pierde su función de regulación. Se inicia un círculo vicioso, y así el problema continúa agravándose.

Asimismo, si el hígado es constitucionalmente frágil o si los desequilibrios en la alimentación o patológicos le han debilitado, la persona acaba siendo irritable o, al contrario, completamente inhibida.

El alma vegetativa del hígado: el *Hun*

En la medicina china y en las teorías de la acupuntura, cada uno de los cinco órganos tiene un alma o «*Shen*». La palabra china *Shen* no es el alma en el sentido occidental de la palabra, sino una elaboración orgánica, fisiológica, un comportamiento psíquico, o una emoción relacionada con el órgano. Por esta razón se llaman a los Shen «almas vegetativas», para indicar la conexión íntima entre el funcionamiento orgánico y el comportamiento psico-emocional, sea consciente o inconsciente. Los cinco Shen, almas vegetativas reunidas, forman el *Shen*, el conjunto de todas las manifestaciones de la conciencia. Se puede traducir el *Shen* por conciencia. Lo rige uno de los cinco órganos, y no uno cualquiera: el mismo corazón.

Hun y emociones
El *Hun*, el alma vegetativa del hígado,[2] reside en el órgano y se dice que es el «consejero del *Shen*», le ayuda en la gestión de las emociones. El hígado desempeña el papel de amortiguador. Cuando las emociones son demasiado fuertes, interviene para proteger el corazón: desvía las consecuencias de las emociones hacia el cuerpo y, de esta manera, los síntomas psicosomáticos hacen su aparición.

Hun y memoria
El *Hun* también ayuda al *Shen* en el buen funcionamiento de la memoria, sobre todo visual. Lo que en francés se llama «aprender de corazón» (aprender de memoria) en chino sería «aprender de hígado» y prefieren hablar de «memoria loro». El hígado está relacionado con la vista; por esto, ver o leer algo facilita su memorización...

Hun y visualizaciones
Imaginar algo es transformar una representación mental en imagen visual. De nuevo, es una actividad relacionada con el buen funcionamiento del hígado. Todo el mundo puede imaginar. Pero esta facultad se puede canalizar con un objetivo preciso: mayor bienestar, motivación, curación, purificación espiritual...

2. Maspero H., *Le Taoïsme et les religions chinoises*, Gallimard, 1971.

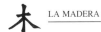

Esta visualización creativa forma parte de todas las tradiciones chamánicas del mundo. En occidente, por ejemplo, se utiliza para acompañar el tratamiento de enfermedades graves.[3] Indirectamente, se llama al *Hun* para fortalecer el poder de regeneración del hígado.

Hun e intuición

La intuición, la perspicacia, la sensibilidad y las facultades mediúmnicas también son funciones naturales del *Hun*. No es sorprendente que las personas con el hígado desestabilizado tengan la impresión de captar los ambientes externos como esponjas y que tengan dificultad para protegerse. A menudo sienten que no están completamente enraizadas en su cuerpo.

Hun y los sueños

El *Hun* está implicado en la actividad del sueño. Durante los sueños, el hígado repara los daños fisiológicos o psicológicos causados de día. Por esta razón, cuando el hígado se halla perturbado, uno tiene pesadillas, incluso padece sonambulismo.

Los sueños de la Madera

Cuando un órgano está perturbado o desequilibrado en el plano energético, los sueños del sujeto se modifican. En el Nei Jing Su Wen *y en el* Nei Jing Ling Shu, *dos grandes obras de la medicina china, podemos leer: «Cuando el hígado está en exceso, soñamos con la ira, con el combate, con los juicios; cuando el hígado está en vacío, soñamos que alguien nos agarra por detrás, soñamos que nos paseamos por el bosque, que nos estiramos debajo de los árboles, con ganas de quedarnos allí».*

Los meridianos de la Madera

Dos meridianos principales están relacionados con el elemento Madera y aseguran su presencia armoniosa y equilibrada en el cuerpo: el meridiano del hígado y el de la vesícula biliar.

El meridiano del hígado

El meridiano del hígado empieza debajo del dedo gordo del pie y acaba en la frente.

---

3. Pensamiento positivo, visualización terapéutica, método Silva...; numerosos métodos con vocación terapéutica, o simplemente destinados a desarrollar la personalidad, han adoptado estas técnicas chamánicas universales. Un médico americano, el doctor Carl Simonton, las hizo famosas utilizándolas para acompañar la evolución de los pacientes de cáncer y para mejorar la eficacia de sus tratamientos. Contó su experiencia en varios libros, por ejemplo, *L'aventure d'une guérison* y *Guérir envers et contre tous*, Édition Epi.

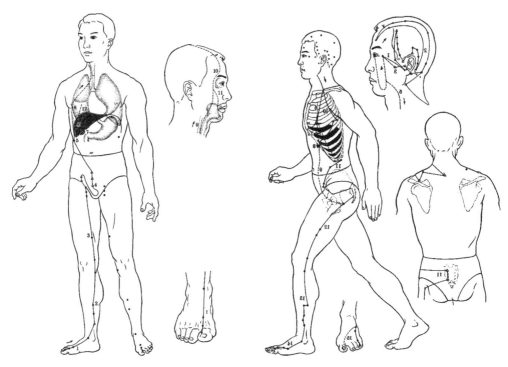

El meridiano del hígado.   El meridiano de la vesícula biliar.

El meridiano del hígado concierne al dedo gordo del pie, el tobillo, la cara interna de la rodilla y de la cadera, los órganos genitales externos, las venas, los plexos hemorroidales y los cuerpos cavernosos, las glándulas genitales, los orificios herniarios, la digestión de las grasas, el metabolismo hepático, los tejidos inmunitarios del hígado, las defensas de la piel y de las mucosas, los músculos y su contractilidad, el ritmo del corazón, la coronilla, la memoria, los ojos y la vista, la cara, la arteria y el vestíbulo de la oreja media.

Algunas personas pueden sufrir a la vez de jaquecas, prurito anal y de dolor en la cara interna de la rodilla, o también de hemorroides, de piernas pesadas y de digestión lenta.

Estas asociaciones de síntomas, y muchas otras, se explican por el trayecto del meridiano del hígado.

El meridiano de la vesícula biliar

El meridiano de la vesícula biliar empieza en la comisura externa de los párpados y acaba en la extremidad del pie.

El meridiano de la vesícula biliar atañe a los ojos, los lóbulos cerebrales, temporales y parietales, los hemisferios cerebrales, la arteria y el vestíbulo de la oreja media, el occipucio, el cerebelo, los hombros, los costados, el músculo pi-

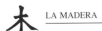

ramidal, el nervio ciático externo, el borde externo de la cadera, el cuarto dedo del pie.

Algunas personas sufren dolores y tensiones musculares de un mismo lado, de arriba abajo del cuerpo: zona temporal, músculos trapecios, los músculos intercostales, el músculo piramidal, la pantorrilla.

La medicina occidental no encuentra explicación a esta trayectoria del dolor. El recorrido del meridiano de la vesícula biliar, en este caso, es una clave que proporciona una explicación y una coherencia a este conjunto de síntomas sin conexión aparente. Energéticamente hablando, es un síndrome relacionado con un desequilibrio de la vesícula.

Las horas de marea de los meridianos

*E*xiste un ritmo de paso de la energía dentro de los meridianos. *Cada uno está en «marea alta» por turnos, cada dos horas.*

Para el meridiano de la vesícula, la hora plena se sitúa entre las 23 y la 1 horas de la madrugada. En astrología china, corresponde a la rata, cuya hora vuelve cada doce horas, y el año cada doce años.

La hora del hígado sigue inmediatamente la de la vesícula: de 1 a 3 horas de la madrugada. En astrología china, corresponde a la hora del búfalo.

Esta hora de marea a menudo es significativa. Por ejemplo, permite explicar la hora de aparición de ciertas crisis recurrentes. El acupuntor siempre lo tiene en cuenta. Cuando los síntomas siempre se ponen en funcionamiento a la misma hora, las plantas se deberían tomar en este momento o hacer los ejercicios de Qi Gong para mejorar su eficacia.

Las enfermedades de la Madera

Como para todos los órganos, los desequilibrios pueden ser de dos tipos: por exceso o por vacío.

El exceso ocurre cuando el Yang del hígado está en exceso, o cuando el Yin del hígado está en vacío, asociado con un exceso del meridiano de la vesícula biliar.

Se habla de vacío cuando el hígado está en vacío de sangre asociado con el vacío del meridiano de la vesícula biliar.

Las enfermedades provocadas por estos desequilibrios son más frecuentes en individuos de tipo Madera, ya que este elemento está relacionado con el hígado como órgano. Naturalmente, allí se expresarán las debilidades de estos sujetos.

Las enfermedades por exceso de energía del hígado (Madera-Yang)

Aquí encontramos las enfermedades más corrientes provocadas por un exceso de la energía del hígado:

- Alergias (alimentos, sol, insectos, polen, productos industriales, medicamentos) que se manifiestan de muchas formas: eczema, polinosis, asma, conjuntivitis, edema de Quincke.
- Jaquecas y dolores de cabeza de la región occipital o frontal, principalmente causadas por el alcohol, comidas ricas, contrariedades, el viento, las reglas en la mujer...
- Trastornos digestivos (crisis hepática, cálculos en la vesícula, crisis de colitis predominante en el costado derecho, estreñimiento, hemorroides).
- Taquicardia y brotes hipertensos provocados por la ansiedad.
- Trastornos ginecológicos (reglas dolorosas con exceso de foliculina, senos hinchados dolorosos, tejidos fibromatosos).
- Trastornos tiroideos (excitabilidad tiroidea con adelgazamiento, tendencia al bocio). Incluso, a veces se encuentran casos de hipertiroidismo verdadero.
- Trastornos oculares: ojos sensibles, conjuntivitis viral, herpes, miopía.
- Irritabilidad, nerviosismo provocado sobre todo por el viento.
- Debilidad frente al germen de la hepatitis viral.

Las enfermedades por vacío de energía del hígado (Madera-Yin)

Aquí se encuentran las enfermedades principales provocadas por un vacío de la energía del hígado:

- Cefalea frontal y orbital que ocurre sobre todo por la mañana y que puede durar varios días.
- Pereza digestiva permanente, que provoca trastornos digestivos, cefaleas y mal aliento.
- Insuficiencia de bilis crónica.
- Fatiga constante, sobre todo en primavera.
- Ansiedad que se manifiesta con temblores y contracturas espasmódicas de los músculos.
- A veces hipotensión con sensación de desmayo o de debilidad.
- Vértigos con horror al vacío.
- Mareos en coche, avión, barco.
- Miedo a la muchedumbre y a los grandes almacenes, claustrofobia.
- Crisis de acetona en los niños.
- Miopía precoz, que reaparece y se agrava en momentos difíciles.
- Congestión venosa importante (varices, hemorroides).

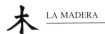
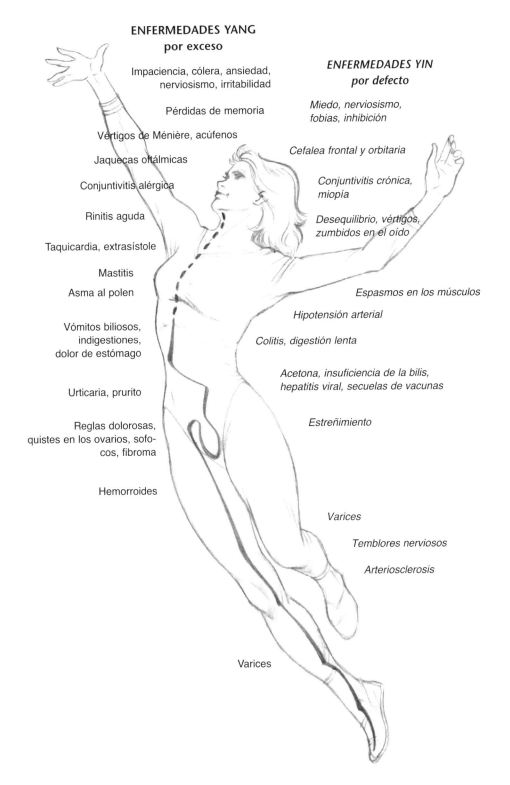

ENFERMEDADES YANG
por exceso

Impaciencia, cólera, ansiedad, nerviosismo, irritabilidad

Pérdidas de memoria

Vértigos de Ménière, acúfenos

Jaquecas oftálmicas

Conjuntivitis alérgica

Rinitis aguda

Taquicardia, extrasístole

Mastitis

Asma al polen

Vómitos biliosos, indigestiones, dolor de estómago

Urticaria, prurito

Reglas dolorosas, quistes en los ovarios, sofocos, fibroma

Hemorroides

Varices

ENFERMEDADES YIN
por defecto

Miedo, nerviosismo, fobias, inhibición

Cefalea frontal y orbitaria

Conjuntivitis crónica, miopía

Desequilibrio, vértigos, zumbidos en el oído

Espasmos en los músculos

Hipotensión arterial

Colitis, digestión lenta

Acetona, insuficiencia de la bilis, hepatitis viral, secuelas de vacunas

Estreñimiento

Varices

Temblores nerviosos

Arteriosclerosis

- Debilidad frente al germen de la hepatitis viral, así como al herpes bajo todas sus formas.

¡Cuidado con las hepatitis!
Incluso para las personas con la energía del hígado sólida y equilibrada, una hepatitis crónica puede perturbar este órgano y provocar los trastornos mencionados arriba, especialmente la fatiga crónica, las cefaleas, el nerviosismo y la ansiedad.

LOS PASOS A SEGUIR...

¿Usted se reconoce en algunos de estos síntomas? En este caso, sobre todo en la primavera, debe cuidar la buena circulación de su energía Madera, gracias a los consejos que vamos a proponerle a continuación.

Para aliviar ciertos trastornos específicos relacionados con el desequilibrio de la Madera y de la energía del hígado, podrá inspirarse en estos consejos para mejorar los resultados de otras terapias, ya se trate de acupuntura, de homeopatía o incluso de alopatía. Los masajes, la dietética, las plantas y el *Qi* Gong son excelentes herramientas complementarias. En casos complejos, es aconsejable buscar el asesoramiento de especialistas en cada disciplina y beneficiarse de su técnica más exacta y mejor adaptada a cada caso.

Capítulo 5
PARA ESTAR BIEN
EN SU ELEMENTO MADERA

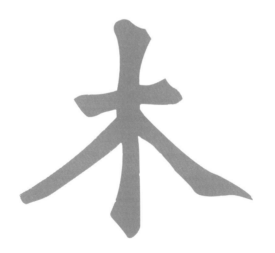

LA ACUPUNTURA DE LA MADERA

Hablar, como lo hacemos en este libro, de enfermedades por exceso o por defecto es una simplificación. Un médico acupuntor ve las cosas de forma mucho más sutil. Para evaluar cada enfermedad, se referirá a cuadros clínicos tradicionales muy rigurosos a pesar de sus apelativos poéticos: el «*Qi* del hígado bloqueado», el «fuego del hígado», el «viento interno que va directo a la meta»... La asociación rigurosa de los síntomas entre sí, pero también el estudio de la lengua, del pulso y de la tez permiten establecer el grado de desequilibrio y seleccionar, en consecuencia, los puntos que tratar.

La acupuntura da muy buenos resultados en los casos de gastralgias, de úlceras, de disquinesia biliar, de colitis, de estreñimiento, de hemorroides...; también trata eficazmente las alergias de primavera: rinitis, conjuntivitis... Generalmente, algunas sesiones son suficientes para cortar o al menos para disminuir sensiblemente los síntomas. Y si se repite cada año el tratamiento, la alergia desaparece o disminuye de modo considerable después de tres o cuatro años.

Las reglas dolorosas, así como las jaquecas, se tratan bien con la acupuntura. ¡Ambas ceden incluso en pacientes refractarios a todos los tratamientos durante más de diez años! Lo mismo ocurre con las piernas cansadas, aunque las varices no desaparecen, ni tampoco las pequeñas varicosidades. Debido a la conexión entre la energía del hígado y las emociones, la ansiedad, la impaciencia y la irritabilidad también se desvanecen, a veces de forma espectacular; al igual que la espasmofilia y las crisis de tetania.

De nuevo, nos sorprenden los resultados obtenidos con los vértigos de Ménière.

Por último, la acupuntura permite estabilizar, incluso hacer retroceder, la miopía evolutiva del niño o del adolescente.

LOS MASAJES DE LOS PUNTOS Y LAS MOXAS DE LA MADERA

La acupuntura no se presta de ninguna manera a la automedicación; pero aun sin recurrir a un terapeuta, usted puede estimular ciertos puntos situados en los meridianos de energía con la ayuda de masajes o de moxas.

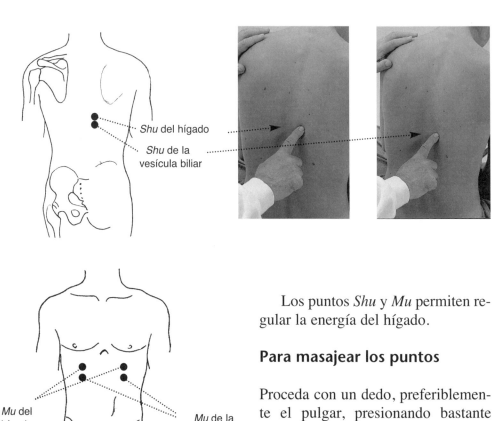

Shu del hígado

Shu de la
vesícula biliar

Mu del
hígado

Mu de la
vesícula biliar

Los puntos *Shu* y *Mu* permiten regular la energía del hígado.

Para masajear los puntos

Proceda con un dedo, preferiblemente el pulgar, presionando bastante fuerte, hasta sentir un ligero dolor o adormecimiento. Mantenga la presión unos segundos, hasta un minuto si puede; luego relaje la presión lentamente. Repita el mismo gesto varias veces en cada punto.

Para las moxas

Utilice una barra de artemisa, encendida como un cigarrillo. Acérquela a 3 o 4 centímetros de la piel, alejándola si la sensación de calor es demasiado fuerte. Manténgala hasta que el punto esté rojo y caliente.

LOS MASAJES TAOÍSTAS DE LA MADERA

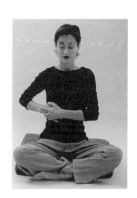

La tradición taoísta del masaje de órganos es muy rica y muy compleja. Es objeto de una enseñanza específica rigurosa. Pero, sin tener que profundizar en detalles técnicos, usted puede aprender a hacer un ligero masaje de sus propios órganos.

Basta con que ponga las manos planas encima de la zona orgánica elegida, en este caso el hígado, sobre las costillas, en el lado derecho del cuerpo.

Luego imagine una corriente de energía que sale de sus manos y penetra en el interior del cuerpo, en dirección al mismo órgano. Después de algunos segundos, invierta el proceso imaginario: visualice el órgano que capta la energía curativa para regenerarse. Entonces, sentirá calor o, al contrario, frescor en la zona correspondiente.

LOS MASAJES DE LOS OJOS

Para favorecer la curación de los trastornos oculares, el masaje de los ojos se revela de una eficacia sorprendente. Es todavía más eficaz para mejorar los trastornos de la vista: dificultad para percibir los movimientos, fatiga provocada por el ordenador; corrección de la miopía... Se puede practicar varias veces al día.

Primer masaje

Frote las manos una contra la otra hasta que sienta la energía afluir a las palmas. Deslice suavemente palmas y dedos por encima de sus ojos cerrados, desde la base de la nariz hacia las sienes, haciendo un masaje suave de los globos oculares.

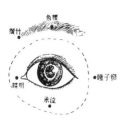

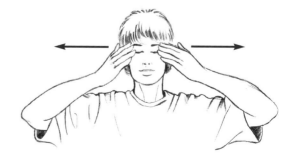

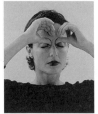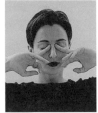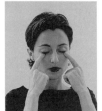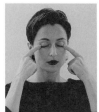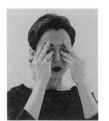

Segundo masaje

Empiece por detectar los cinco puntos de acupuntura que rodean las órbitas. Luego coloque los cinco dedos de la mano izquierda encima de los cinco puntos que rodean la órbita del ojo izquierdo, y los cinco dedos de la mano derecha encima de los cinco puntos que rodean la órbita del ojo derecho.

Presione, primero ligeramente, y luego más fuerte, cuidando de seguir este protocolo: presione, espire y mande energía vital a través de la punta de los dedos. Visualícela penetrando hasta el centro del ojo, hasta el fondo del globo ocular y de la retina. Inspire, disminuya la presión, luego espire y vuelva a empezar.

Tercer masaje: el Palming (Palmeado)

Primero frote las manos para traer la energía, luego cubra los ojos cerrados con la palma de las manos, ligeramente ahuecadas para no ejercer presión encima de los globos oculares. El objetivo es crear la oscuridad total en el interior de las manos para reposar y relajar los ojos; entonces se pueden abrir. Concéntrese en las manos, y sienta la energía que pasa por los ojos.

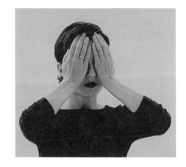

LA DIETÉTICA DE LA MADERA

En caso de exceso de Yang

El exceso de hígado Yang o de vesícula a menudo es la consecuencia de errores dietéticos: comidas demasiado ricas en carne, en grasas, en vino o en alcohol. Las personas que pertenecen al tipo Madera-Yang generalmente son grandes aficionados al chocolate, especialmente al chocolate negro.

Por lo tanto, antes que nada, piense en aligerar sus comidas, en disminuir las grasas y el alcohol. Disminuya también el consumo de chocolate: si los trastor-

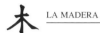

nos son severos, pare totalmente. Consuma a voluntad alca-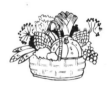
chofas, rábano negro y col. Evite los alimentos ácidos: ci-
ruelas, naranjas, uvas, tomates, acedera, vinagre... Consuma
pollo con moderación.

En caso de defecto de energía

Ante una insuficiencia en la energía del hígado son indicadas las mismas reco-
mendaciones dietéticas. La sobriedad es la regla.

Sin embargo, si transpira abundantemente y si es propenso a la diarrea, consuma los alimentos ácidos mencionados arriba, porque el sabor ácido es astringente y aprieta los tejidos.

LAS PLANTAS DE LA MADERA

El uso de las plantas constituye, sin duda, la medicina más antigua del mundo.
Le proponemos aquí una selección de plantas inocuas, que puede utilizar solas
o en asociación para beneficiarse de su efecto sinérgico.

Para elegir «sus» plantas, siga las referencias terapéuticas. En efecto, si usted padece una de las dolencias mencionadas, puede recurrir a estas plantas a fin
de mejorar su estado. Si tiene buena salud y desea simplemente dinamizar su
energía para fomentar su bienestar y mantenerse en forma, elija las plantas en
función de las enfermedades que constituyen un riesgo para usted, o simplemente para drenar, fortalecer, equilibrar el hígado o la vesícula. Procederá de la
misma manera en cuanto a la elección de los aceites esenciales. Manténgase a
la escucha de sus sentimientos, de sus emociones, de sus estados de ánimo, a fin
de elegir los elixires florales que le convengan en cada momento.

Las plantas Yin de la Madera

Las plantas Yin de la Madera a menudo tienen un sabor ácido y amargo, o bien
agrio y amargo. Su energía es fresca o refrescante. Estas cualidades contribuyen a relajar, a distender la energía del hígado: drenan, depuran la esponja hepática, evacuan la bilis, calman el tono del sistema nervioso simpático y el exceso de estrógenos, estimulan la pared venosa, combaten las reacciones alérgicas
exageradas...

Estas plantas son numerosas. Se cuentan por decenas. Por lo tanto es imposible presentarlas todas aquí. Les proponemos seis plantas que podrá tomar solas o mezcladas entre sí.

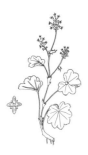

Alquimila

- LA ALQUIMILA *(Alchemilla vulgaris)*
  Esta planta segrega una exudación sonrosada, sagrada para los alquimistas. Antaño la utilizaban en la preparación del elixir de la longevidad. Tiene un sabor ácido-astringente, de naturaleza fresca.
  Indicaciones principales: *reglas dolorosas, crisis del hígado, bloqueos de la vesícula biliar, jaquecas, síndrome premenstrual (cefaleas, senos hinchados, sofocos, insomnio, nerviosismo...).*

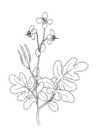

Celidonia

- LA CELIDONIA *(Chelidonium majus)*
  Es de sabor amargo-refrescante y agrio-refrescante.
  Indicaciones principales: *disquinesia y litiasis biliar, ictericia por retención, gastralgia, úlcera duodenal, hipertensión, trastornos gastrovasculares, arteritis de los miembros superiores, asma alérgica.*

- EL CIMICIFUGA *(Cimicifuga racemosa)*
  Es de sabor agrio-refrescante.
  Indicaciones principales: *neuralgias, dolores de cabeza, zumbido en el oído, hipertensión, asma alérgica, calambres musculares.*

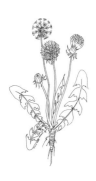

Diente de León

- EL DIENTE DE LEÓN *(Taraxacum dens leonis)*
  Su nombre latín significa «que cura la vista». Lo debe a su buena reputación en el tratamiento de las infeccione de los ojos; se utiliza en decocción y en uso externo. Su apodo, «carro del sol», le viene de su bonita flor amarilla. Los árabes fueron los primeros, parece ser, en usarlo. Se emplea corrientemente para depurar el filtro de los riñones y del hígado. También protege los tejidos conjuntivos y aclara la vista.
  Indicaciones principales: *insuficiencia hepática, obstrucción y congestión hepáticas, disquinesia biliar, hepatitis crónica, cirrosis, urea, gota, exceso de colesterol, estreñimiento, obesidad, celulitis, acné, eczema, herpes, furúnculo, varices, artritis y poliartritis, conjuntivitis aguda, manchas en la córnea, infecciones oculares agudas.*

- EL HAMAMELIS *(Hamamelis virginiana)*
  Es de sabor amargo y sobre todo ácido-refrescante.

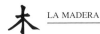

Indicaciones principales: hemorroides, varices, congestión pelviana, reglas dolorosas, hemorragias genitales, varicocele, prurito, urticaria, sofocos, púrpura hemorrágica.

- EL SAUZGATILLO *(Vitex agnus castus)*
  Es de sabor dulce y fresco. Tiene como efecto el de dispersar el tono del sistema nervioso simpático y las secreciones de hormonas sexuales.
  Indicaciones principales: exceso de estrógenos, excitación genital, nudo en la garganta, palpitaciones, taquicardia.

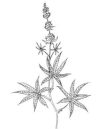

Sauzgatillo

Plantas complementarias:
- LA ALCACHOFERA *(Cynara scolymus)*
  Es de sabor amargo y ácido, protege las células hepáticas y renales, es colerética y colagoga. Favorece la digestión.
  Indicaciones principales: litiasis, hipercolesterolemia, arteriosclerosis, azotemia, artritis, obesidad, diabetes.

- EL BOLDO *(Pneumus boldo)*
  Es de sabor dulce, agrio y amargo.
  Indicaciones principales: insuficiencia hepática, estreñimiento de los estados hepático-biliares, litiasis biliar, colecistitis crónica, hepatitis palúdica, hepatitis viral, asma y dermatosis en relación con una insuficiencia hepática, dispepsia, insomnio en sujetos coléricos y nerviosismo.

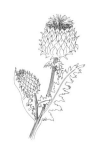

Alcachofera

- EL RÁBANO NEGRO *(Raphanus sativus niger)*
  Es de sabor agrio.
  Indicaciones principales: disquinesia biliar, litiasis biliar, artritis, asma alérgica, rinitis alérgica, tos ferina.

Las plantas Yang de la Madera

Las plantas Yang de la Madera suelen tener un sabor amargo. Su energía es templada y caliente.

Ayudan a estimular la secreción de la bilis, a activar la célula hepática, a reforzar la inmunidad. Apoyan al sistema nervioso simpático, favorecen la síntesis hormonal, aumentan la tensión arterial y fortalecen la vista.

Al menos veinticinco plantas corrientes poseen este tipo de virtudes. Le proponemos siete, que puede fácilmente mezclar entre sí según sus necesidades.

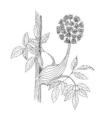

Angélica

- **LA ANGÉLICA** *(Angelica archangelica)*
  Es de sabor dulce, amargo y agrio, templado. Protege las células hepáticas y disminuye el exceso de los sistemas nerviosos simpáticos y parasimpáticos.
  Indicaciones principales: astenia de los hepáticos, insuficiencia hepática digestiva (hemorroides, estreñimiento...), insuficiencia hepática inmunológica, hepatitis viral, vértigos, síncopes, cefalea permanente de origen hepático, jaquecas, asma alérgica estacional, calambres musculares, trastornos nerviosos, espasmos, nerviosismo, falta de estrógenos.

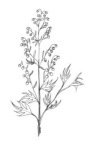

Artemisa

- **LA ARTEMISA** *(Artemisia vulgaris)*
  Es de sabor amargo y agrio, templado. Antiguamente llamada «tónico de la primavera», estimula la secreción de la bilis, abre el apetito y facilita la digestión. En fuertes dosis, también es abortiva, pero este uso puede ser peligroso.
  Indicaciones principales: pereza digestiva, hipotensión, síncope, epilepsia, amenorrea por hipoestrogenia.

- **EL CARDO MARIANO** *(Carduus marianus)*
  Es de sabor amargo y templado.
  Indicaciones principales: hipotensión, lipotimia, síncope, menorragia, hepatomegalia, cirrosis del hígado, hepatitis tóxica, trastornos de la memoria, fatiga física o psíquica.

- **EL CIPRÉS** *(Cupressus sempervirens)*
  Es de sabor dulce y ácido, templado.
  Indicaciones principales: infecciones hepáticas, hepatomegalia, trastornos de las reglas por insuficiencia estrogénica, hemorroides, hemorragias, enuresis.

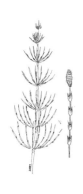

Cola de caballo

- **COLA DE CABALLO** *(Equisetum arvense)*
  Es de sabor salado y dulce, templado, ácido, refrescante. Es remineralizante y dispersa la energía del hígado.
  Indicaciones principales: desmineralización, calambres, contracturas, espasmofilia, palpitaciones.

- EL ESPINO AGRACEJO *(Berberis vulgaris)*
  Es de sabor amargo y ácido, templado.
  Indicaciones principales: *disquinesia biliar, litiasis del colédoco, hepatomegalia, dispepsia átona, estreñimiento, hemorroides, dismenorrea, fibroma, varices.*

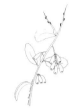

Espino agracejo

- EL ROMERO *(Rosmarinus officinalis)*
  Es de sabor amargo refrescante, agrio, dulce y templado. Su nombre significa «Rosa de María», porque se dice que la Virgen María lo llevaba atado a la ropa del niño Jesús durante su huida hacia Egipto. Estimula tanto el sistema simpático como el parasimpático.
  Indicaciones principales: *fatiga, ictericia por retención, hepatitis viral, síncope, trastornos neurológicos, cefaleas, jaquecas, vértigos de Ménière, zumbidos en el oído, epilepsia.*

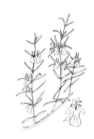

Romero

LOS ACEITES ESENCIALES DE LA MADERA

Los aceites esenciales pueden ser utilizados solos, por sus propias virtudes. Preferimos, sin embargo, asociarlos a las plantas, porque el efecto sinérgico de las plantas y de los aceites esenciales asociados asegura una mejor penetración del vegetal en el cuerpo energético y equilibra el terreno neuroendocrino en profundidad.

Los aceites esenciales Yin de la Madera

- *CITRUS AURANTIUM* (Naranjo amargo – «Pequeño grano»)
  - Distonía neurovegetativa
  - Taquicardias
  - Insomnio
  - Hipertensión arterial
  - Hepatitis crónica

- *CITRUS RETICULATA* (Mandarina)
  - Insomnio, ansiedad
  - Agitación, angustia
  - Espasmos digestivos
  - Gastralgia
  - Taquicardias

- *GAULTHERIA PROCUMBENS*
  (Gaulteria «wintergreen»)
  - Insuficiencia hepática
  - Hipertensión
  - Cefaleas hepáticas
  - Dolores musculares
  - Fibromialgia
  - Calambres

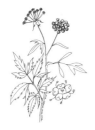

- *LEVISTICUM OFFICINALE* (Levístico)
  - Disquinesia biliar
  - Insuficiencia hepática
  - Jaquecas
  - Dolores articulares
  - Enfermedades de la piel

Levístico

- *OCIMUM BASILICUM* (Albahaca)
  - Aerogastria, espasmos digestivos
  - Gastritis
  - Hepatitis
  - Distonía neurovegetativa
  - Espasmofilia
  - Insomnio
  - Piernas pesadas, varices

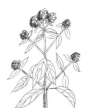

- *ORIGANUM MAJORANA* (Mejorana)
  - Cefaleas, jaquecas
  - Nódulos laríngeos
  - Taquicardias
  - Palpitaciones
  - Hipertensión arterial
  - Espasmos digestivos
  - Gastralgias, úlceras
  - Rinitis
  - Insomnio, agitación
  - Ansiedad, angustia

Mejorana

- *PINUS PINASTER* (Pino marítimo, trementina)
  - Cálculos de la vesícula biliar
  - Jaquecas

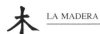

- *ROSMARINUS OFF. VERBENONIFERUM*
  (Romero quimiotipo)
  - Hepatitis viral
  - Pequeña insuficiencia hepática
  - Cefaleas, jaquecas
  - Vértigos
  - Espasmos del plexo solar y pelviano

Los aceites esenciales Yang de la Madera

- *CITRUS LIMONUM* (Limón)
  - Insomnio, pesadillas
  - Nerviosismo
  - Espasmos digestivos

- *CUPRESSUS SEMPERVIRENS* (Ciprés)
  - Varices, hemorroides
  - Congestión linfática
  - Problemas de próstata
  - Secreción hepática y pancreática insuficientes
  - Reglas insuficientes por falta de estrógenos

- *DAUCUS CAROTA VAR. SATIVA* (Zanahoria cultivada)
  - Pequeña insuficiencia hepática
  - Hepatitis aguda
  - Hepatitis crónica
  - Trastornos de tiroides
  - Depresión

- *MENTHA PIPERITA* (Menta)
  - Insuficiencia hepática
  - Aerofagia
  - Hepatitis viral
  - Herpes
  - Regula la menstruación

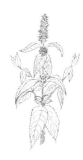

Menta

- *RAVENSARA AROMATICA* (Ravensara aromática)
  - Insomnio
  - Trastornos neuromusculares, fatiga, calambres

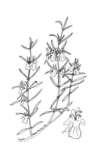

Romero

- Hepatitis viral
- Herpes

• *ROSMARINUS CINEOLIFERUM* (Romero quimiotipo cineol)
- Insuficiencia hepática
- Cefaleas
- Fatiga, vértigos
- Hipotensión, síncope
- Esclerosis en placas

LOS ELIXIRES FLORALES DE LA MADERA

De uso más sutil, los elixires florales corrigen los desequilibrios emocionales. Actúan sobre nuestros estados de ánimo, los cuales pueden ser también de origen energético. Por lo tanto se asocian a la perfección con las plantas y los aceites esenciales.

Los elixires florales Yin de la Madera

Estos elixires regulan los accesos de humor y el comportamiento emocional en las personas que tienen, por su constitución o por una condición pasajera, un exceso de energía Yang del hígado. Su estado se manifiesta en la ira, la irritabilidad, la ansiedad, la impaciencia...

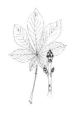

Brote de castaño

• BREZO (Heather – *Calluna vulgaris*)
Es indicado para personas que hablan todo el tiempo de sus problemas y no escuchan suficientemente a los demás. Para las personas que lloriquean, que sólo se interesan por lo que les concierne, y a menudo se obsesionan por futilidades.

• BROTE DE CASTAÑO (Chestnut bud – *Aesculus hippocastanum*)
Este elixir conviene a los entusiastas, que repiten a toda prisa lo que ya se ha dicho y que vuelven a cometer los mismos errores en su vida.

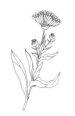

Caléndula

• CALÉNDULA *(Calendula officinalis)*
Es para personas que con frecuencia tienen palabras ofensivas y que no escuchan suficientemente a los demás.

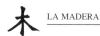

- COSMOS *(Cosmos bippinatus)*
  Trata las personas tímidas, que tienen tendencia a tartamudear sobre todo bajo el dominio de la emoción. Para las personas que tienen miedo de expresarse en público, de perder la sangre fría y de parecer ridículas.

- DIENTE DE LEÓN *(Taraxacum dens leonis)*
  Ayuda en el proceso de desintoxicación y de eliminación. Relaja profundamente los músculos cuando están tensos, con espasmos tetánicos. En caso de estrés físico o moral, sobre todo provocado por conflictos emocionales, apacigua a las personas que tienen los nervios a flor de piel.

- HIGUERA *(Ficus carica)*
  Es indicado para las personas que tienen lapsus de memoria pasajeros, sobre todo en situaciones de estrés. Facilita la liberación de los miedos y de los bloqueos, ayuda a mantener la calma y a conservar la cabeza fría en situaciones de urgencia.

- IMPACIENCIA *(Impatiens glanduligera)*
  Para mejorar el estado de ánimo de las personas irritables, impacientes, coléricas, nerviosas, impetuosas, que quieren terminar lo que los demás han empezado y a quienes les cuesta mucho delegar en personas menos rápidas que ellas.

- TRÉBOL ROJO *(Trifolium pratense)*
  Este elixir alivia a los que temen las situaciones de crisis en las cuales siempre temen dejarse dominar por el pánico y perder su sangre fría. Para los que tienen miedo a las muchedumbres, miedo de contraer las emociones negativas de los demás.

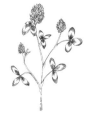

Trébol rojo

- VALERIANA *(Valeriana officinalis)*
  Conviene a las personas hipersensibles, hiperexcitables, presas del estrés, que sufren de taquicardia, de ansiedad, de angustia, de insomnio, de nerviosismo incontrolable o de irritabilidad.

Los elixires florales Yang de la Madera

Estos elixires son eficaces para ayudar a las personas que tienen, por su constitución o por una condición pasajera, un esta-

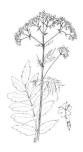

Valeriana

do de insuficiencia de la energía de la Madera. Tonifican la sangre del hígado y estimulan la energía del hígado, equilibran los trastornos del humor (inhibición, ansiedad, fobias, angustia, miedo, pánico...).

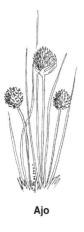

Ajo

- AJO *(Allium sativum)*
  Ayuda a luchar contra el miedo a lo desconocido, oculto en el inconsciente por las emociones fuertes que podría desencadenar, y también contra el temor a sentir el pánico.

- ÁLAMO TEMBLÓN *(Aspen populus tremula)*
  Este elixir ayuda a afrontar los miedos, las aprensiones y los ataques de pánico, tanto de día como de noche: miedo a una catástrofe inminente o a una mala noticia, miedo a la muerte, miedo a estar solo, miedos terroríficos seguidos de despertares nocturnos después de una pesadilla, miedo a dormirse por la noche. Todos estos miedos se sienten violentamente en el cuerpo, y se acompañan de temblores y de sudores fríos.

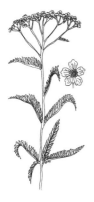

Aquilea

- AQUILEA *(Achillea millefolium)*
  Conviene a las personas que desarrollan temores en relación con su entorno. Cuando sus reacciones ante los estímulos del entorno son desproporcionadas o se sienten emotivamente vulnerables y receptivas a los ambientes. También cuando temen los perjuicios del medio ambiente: radiactividad, las pantallas de los ordenadores, el teléfono portátil...

- BOTÓN DE ORO *(Ranunculus acris)*
  Conviene a las personas tímidas, a quienes les falta confianza en sí mismos. Aporta más confianza y más autoestima.

- BREZO (Heather – *Calluna vulgaris*)
  Ayuda a las personas que no soportan estar solas, que se hacen una montaña de un grano de arena y no pueden parar de hablar. Para los que sólo están interesados en ellos mismos.

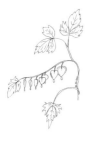

Corazón de María

- CORAZÓN DE MARÍA *(Dicentra spectabilis)*
  Conviene a las personas que asfixian a su pareja por una necesidad demasiado grande de afecto, que viven la relación amorosa en una total dependencia y se muestran demasiado

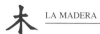
posesivas con el ser amado. Este elixir facilita también la exteriorización de las emociones intensas, ayuda a decir lo que uno tiene guardado en el corazón. Actúa sobre el plexo solar y armoniza las personas hipersensibles dotadas de aptitudes mediúmnicas.

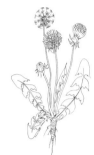

Diente de león

- DIENTE DE LEÓN *(Taraxacum dens leonis)*
Este elixir ayuda en la desintoxicación de las personas adictas a las drogas y a las sustancias tóxicas: alcohol, café, tabaco... Revitaliza y ayuda en la recuperación física y psíquica. Combate las contracturas y las tensiones musculares de origen emocional. Calma el nerviosismo, la ansiedad. Ayuda a nuestro ser profundo a reaccionar cuando los acontecimientos nos sobrepasan dejándonos demasiado tensos y encogidos, incapaces de relajarnos y de volver a conectar armoniosamente con el entorno.

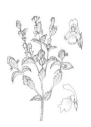

Eufrasia

- EUFRASIA *(Euphrasia officinalis)*
Mejora la vista, especialmente en casos de miopía. Y también a un nivel simbólico, permite ver más claro donde uno estaba ciego, por ejemplo, debido a una falta de interés verdadero por los demás.

- FUCSIA *(Fuchsia hybrida)*
Conviene a las personas que sufren emociones fuertes, particularmente miedos. Ayuda a los que conservan deseos reprimidos desde la infancia que les impiden vivir normalmente. Estas emociones contenidas les han llevado a fabricarse una máscara detrás de la cual se esconden y sólo saben expresar sus emociones con el cuerpo, mediante todo tipo de somatizaciones: jaquecas, espasmos, síncopes… Todo esto, para llamar la atención de los demás.

- HELIANTEMO (Rock rose – *Helianthemum nummularium)*
Este elixir es de ayuda inmediata en caso de pánico, o cuando uno se ha escapado por poco de un peligro real. Ayuda a las personas que tienen miedo, vértigo, pérdidas de equilibrio, pesadillas, a los que tienen miedo de perder el control y algunas veces pérdidas de memoria provocadas por el pánico.

- HIGUERA *(Ficus carica)*
Despierta la creatividad y permite que se expresen los talentos.

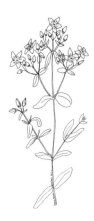

Hipérico

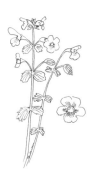

Mímulo

- HIPÉRICO *(Hypericum perforatum)*

  Este elixir permite a las personas enraizarse en su cuerpo cuando tienen tendencia a «escaparse». Arraigándolas de esta manera en la materia, les asegura una protección contra una vulnerabilidad demasiado grande frente al mundo exterior. Este elixir también es eficaz para los niños que tienen miedo a la oscuridad o a dormir solos.

- JALAPA *(Ipomaea purpurea)*

  Conviene a los grandes nerviosos que se comen las uñas, tienen tics o rechinan los dientes; a los que sufren de insomnio; a quienes les cuesta salir de la niebla por la mañana al despertar; y a las personas que llevan una vida irregular, atraviesan altibajos y tienen tendencia a la toxicodependencia (tabaco, café, alcohol, marihuana...). A éstos les ayuda a desintoxicarse y a encarrilarse de nuevo.

- MÍMULO (Mimulus – *Mimulus guttatus*)

  Combate los que presentan un vacío de sangre del hígado: miedo a los animales, a las ratas, a los insectos, a las serpientes, a los perros, pero también miedo a la oscuridad, a los ascensores, a lo macabro, a los espectros, a los vampiros...; sin olvidar el miedo a la gente que les vuelve tímidos, les enrojece y les hace tartamudear, y el miedo a enfermar y a sufrir físicamente. Una simple inyección les hace temer tanto como una verdadera intervención quirúrgica. Por último, el miedo supremo: temen la muerte, tanto la suya como la de los demás.

- MÍMULO ESCARLATA (Scarlett monkey flower – *Mimulus cardinalis*)

  Este elixir conviene a las personas nerviosas, crispadas, tensas, que padecen agresividad contenida. No pueden explotar, ni siquiera expresarse claramente sobre lo que tienen en el corazón. Cuando lo hacen de repente, es de forma incontrolable, con crisis nerviosas o ataques esporádicos de rabia. Como tienen poca vitalidad, estas personas desgastadas por sus nervios se protegen de sus propias emociones violentas. Este elixir facilita la resolución de estas tensiones y de los sentimientos de ira o de agresividad. Facilita la autoafirmación y la confianza.

- ROMERO *(Rosmarinus officinalis)*
  Este elixir sobre todo corrige las señales que indican un vacío energético a nivel del eje cerebro-médula espinal: frío y trastornos circulatorios (manos y pies fríos). Estimula el despertar en las personas somnolientas, casi ausentes, o que tienen tendencia a perder la memoria. Este estado es frecuente en ancianos y este elixir lo alivia eficazmente. El elixir de romero, además, aporta enraizamiento a quienes les cuesta conectar con su cuerpo y se sienten desarraigados. Este estado se encuentra con frecuencia en personas hipersensibles, con tendencia mediúmnica, que abusan de las drogas. El elixir de romero les devuelve vitalidad y alegría, y frena sus aprensiones. Calma los miedos provocados por una hipersensibilidad interiorizada o frustrada.

LA CURA DE FITOTERAPIA

Puede utilizar todas las plantas, solas o asociadas, cuando se sienta presa de perturbaciones, sean de orden físico, energético o emocional. Si estos desórdenes son pasajeros, podrá recurrir a la fitoterapia por un tiempo limitado; pero si son duraderos, es mejor mantener su uso más tiempo. Aunque tenga buena salud, también puede hacer una cura de plantas para optimizar su equilibrio energético. En la primavera, el hígado se descompensa si es frágil, acarreando diversos trastornos aparentemente dispares: varices, hemorroides, alergias, exceso de hígado, cefaleas, fatiga... Es algo característico que, en la medicina china, este desequilibrio a menudo invita a mezclar plantas Yin y plantas Yang.

Uno de los períodos más favorables para hacer una cura de primavera es el mes lunar que engloba el equinoccio de primavera (20 de marzo). Las fechas de este mes lunar cambian cada año. Por lo tanto, hay que consultar el calendario para conocerlas. Un ejemplo: para el año 2000, el primer día de este ciclo lunar fue el 14 de marzo, esta cura dura 24 días; luego en el 2000 habría terminado el 6 de abril.

Este período conviene en particular a las personas con buena salud, que simplemente quieren equilibrar su energía y armonizar el funcionamiento orgánico general. Pero si sufre un problema particular, si tiene el hígado frágil y necesita más cuidados, puede empezar la cura primaveral con la aparición de los trastornos y continuar más tiempo.

EL *QI GONG* DE LA MADERA

Numerosas posturas permiten armonizar la energía del elemento Madera. Naturalmente, se deben practicar sobre todo en la primavera.

La postura del tigre

Los chinos de la Antigüedad escogieron imitar al tigre para estimular los músculos en la primavera. Se dice de este animal que es Yin en el exterior y Yang en el interior, porque todo él es flexibilidad y fluidez (Yin); pero es capaz de dar un salto prodigioso y repentino (Yang).

Postura estática:
* Separe bien las piernas, con los pies abiertos hacia fuera, y doble las rodillas. Las piernas deben estar casi paralelas al suelo. El peso del cuerpo se apoya un poco más sobre la pierna izquierda (aproximadamente el 60 %), que está un poco más flexionada que la derecha.
* Redondee los brazos hacia delante en un círculo grande, abierto. El brazo izquierdo está un poco más arriba y más doblado que el brazo derecho. Es como si las manos intentasen contener a un animal. Los dedos se hallan o bien en posición relajada, o en forma de garras.
* Los ojos están abiertos, la mirada es feroz y se dirige hacia la mano derecha.
* Respire con naturalidad.
* Concéntrese en el *Dantian* inferior, pero también en los *Laogong*, en los dedos medios y en la tonicidad del cuerpo entero (véase la localización de los puntos en la primera parte sobre el *Qi Gong*).
* Mantenga esta posición por lo menos un minuto; luego cambie de lado.

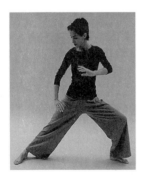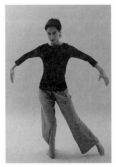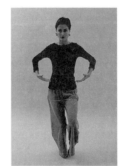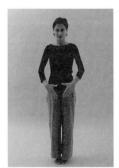

«El tigre saca sus garras y captura su presa»
* Posición inicial: de pie, con los pies juntos, brazos estirados hacia delante, a la altura del ombligo, el índice y los pulgares juntos, las palmas giradas hacia el suelo, las manos forman un triángulo.
* Los brazos se abren, el borde de las manos se acerca a la cintura, las palmas giradas hacia el cielo (principio común en todas las marchas).

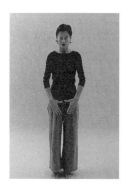 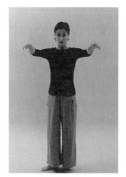 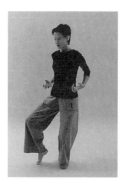 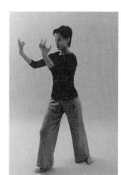

- Durante el movimiento anterior de los brazos, las manos cogen la forma de «garras de tigre»: flexionar ligeramente las rodillas, apoyarse sobre la pierna derecha, y llevar el talón izquierdo contra el tobillo interno derecho (el pie izquierdo está a 45° en relación con el derecho), adelantar el pie izquierdo, ponerlo bien plano, adelantar los dos brazos (paralelos y simétricos), las palmas de las manos delante de la cara, girar las manos con la intención de ARAÑAR y de AGARRAR asentándose en la pierna de atrás.

- Los brazos se abren de nuevo y se colocan en la cintura. Adelantar la pierna derecha, el talón derecho contra el tobillo izquierdo (la apertura entre los pies = 90°), y volver a dar un paso a la derecha.

- Peso del cuerpo: pierna de delante = 30 %, pierna de atrás = 70 %.

- Concentración: *Dantian* – los tendones – los dedos del corazón y los *Laogong* – mirada feroz.

- Respiración: natural o invertida. Si es natural: espirar en fase de ARMAR y ARAÑAR. Si la respiración es invertida: soltar y contraer la barriga al inspirar en la fase de ARMAR – relajar y contraer la barriga al espirar en la fase de ARAÑAR.

- Adelantar de esta manera, con pasos sucesivos a la derecha y a la izquierda; unos 10 pasos, como mínimo.

Los beneficios de este ejercicio

En el plano físico, este ejercicio estimula y calienta los músculos. Practicándolo, sentirá que su cuerpo se calienta y que la energía circula. Ponga mucha atención en imitar muy bien al tigre en su caminar fluido, suelto y felino. Evite toda rigidez, pero al mismo tiempo debe procurar contraer y relajar sus garras (las falanges de los dedos) para estimular los tendones. En el plano psíquico, ha de practicar poniéndose en la piel del tigre que busca su presa, la encuentra y salta. Su mirada debe estar tranquila pero pavorosa. De esta forma, podrá exteriorizar su agresividad natural, esté en exceso (ira, irritabilidad...) o bien en defecto (inhibición).

El estiramiento de los meridianos de la vesícula biliar y del hígado

Estiramiento del meridiano de la vesícula biliar

- Póngase de pie, con los pies un poco separados, y adelante el pie izquierdo. Cruce las manos cerca del vientre y entrelace los dedos.
- Abra el pie izquierdo hacia el exterior hasta que forme un ángulo de aproximadamente 90°, a continuación ponga todo el peso del cuerpo sobre la pierna izquierda.
- El pie derecho se girará de forma natural para encontrarse apoyado sobre el cuarto dedo.
- Gire la cadera y el busto al máximo.
- De una forma simultánea, estire los brazos hacia el cielo y mire el pie derecho, doblando ligeramente el cuerpo.
- Vuelva a la posición inicial y siga avanzando girando el pie derecho.
- Dos o tres veces a cada lado.

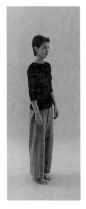 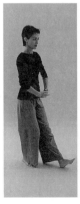 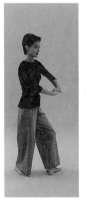 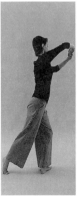 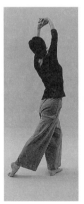 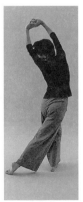

Estiramiento del meridiano del hígado

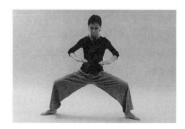
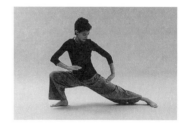

- Separe los pies al máximo (mucho más que la anchura de los hombros) y doble las piernas para coger la posición del jinete. Luego descienda hacia un lado plegando la pierna sobre la cual se apoya y estirando la otra. El pie de la pierna extendida simplemente se apoya en el suelo, formando un ángulo de 90° con la tibia.
- Luego cambie de lado.
- No baje completamente hacia el suelo para dejar cierta elasticidad al movimiento.
- Después de haber practicado los dos lados, vuelva a empezar dos o tres veces.

Los beneficios de estos ejercicios

Estirar el meridiano del hígado estimula la actividad hepática y la producción de bilis, activa la circulación venosa, energetiza los órganos genitales y alivia los trastornos de la vista. El estiramiento del meridiano de la vesícula biliar estimula la evacuación de la bilis, regula la energía en el costado del cuerpo, apacigua las tensiones del nervio ciático externo, trata los bloqueos del cráneo (cuello, zonas temporales y parietales...), alivia las jaquecas y los trastornos de la vista.

Amenazar con los puños y con la mirada llameante

- Separe bien los pies (un poco más que la anchura de los hombros) y flexione las piernas para coger la posición del jinete.
- Doble los brazos y coloque los puños debajo de las costillas, encima de la cintura, el dorso de las manos girado hacia abajo, los codos muy atrás.
- Inspirando, suba los brazos para cruzarlos delante del pecho, el brazo izquierdo está más cerca del cuerpo. Al mismo tiempo, enderece las rodillas.
- Espirando, abra el brazo izquierdo contrayéndolo y apretando firmemente el puño. La parte redondeada formada por el pulgar y el índice debe estar girada hacia el cielo.
- Al mismo tiempo, gire la cabeza hacia la izquierda y vuelva a colocar el puño derecho, bien apretado, en la posición original (cerca de las costillas, con el

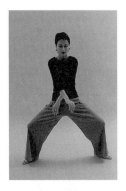

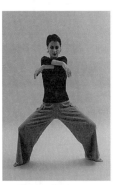

codo hacia atrás). Baje lo más que pueda sobre las piernas y adopte una mirada furiosa, flamígera.

• Por último, inspirando, relaje la mirada y los músculos, abra los puños, baje los brazos cruzándolos y vuelva a subir estirando las piernas y colocando la cabeza de frente.

• Espirando, haga el mismo movimiento hacia el otro lado, con el brazo derecho.

• Durante este ejercicio, procure no arquear el tronco ni inclinarlo hacia delante.

• En cuanto a la tensión muscular, haga una clara distinción entre la inspiración y la espiración. Durante la inspiración, la relajación es total; durante la espiración, la tensión crece gradualmente para llegar a su punto máximo cuando termina la espiración.

• Procure concentrar su atención en la contracción muscular y en su mirada llameante durante la espiración. Concéntrese en la relajación durante la inspiración.

• En el movimiento no hay pausa: se practica 8 veces de cada lado, o bien 16 veces, si uno conserva el aliento.

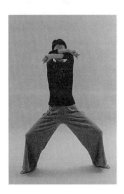
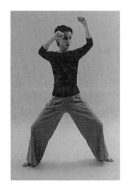
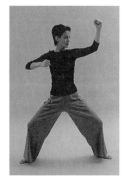
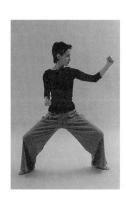

Los beneficios de este ejercicio

Tonifica toda la musculatura, revitaliza, relaja las contracturas musculares, devuelve la confianza y dinamiza.

La posición del árbol con el sonido Xu

Posición inicial: los tres círculos
- Póngase de pie, con los pies ligeramente separados (a la anchura de los hombros), las puntas de los pies giradas hacia el interior, las piernas flexionadas. Los brazos están hacia delante, en una posición redondeada, firmes y tensos.
- Cierre los ojos y coloque la punta de la lengua contra el paladar.
- Mantenga esta posición un mínimo de cinco minutos.
- Haga la «pequeña circulación celeste» tres veces, espirando por la boca (véase este ejercicio en el capítulo del Agua).
- Luego, trague la saliva dirigiendo la energía hacia el *Dantian*. Las manos acompañan este movimiento bajando con las palmas hacia la tierra, y también hacia el *Dantian*.

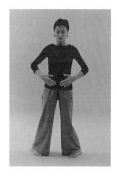

El sonido Xu (pronuncie Chu)
- Gire las palmas hacia el cielo dirigiendo las manos hacia atrás. Luego describa un gran círculo desde atrás hacia delante inclinando el busto hacia delante.
- Enderece el busto, manteniendo las rodillas flexionadas. Los brazos forman un círculo, como si estrecharan el tronco de un árbol grande. El centro de la palma de las manos capta la energía de la Madera.
- Mantenga esta posición unos minutos.
- Luego, cuando sienta la energía en sus manos, hágala penetrar en el hígado y en el bazo colocando las manos a cada lado del tronco, encima de las costillas.
- Reparta esta energía en los dos órganos masajeando las costillas: gire tres veces en un sentido, luego tres veces en el otro.

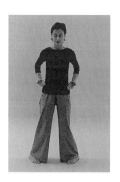
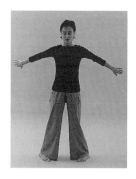
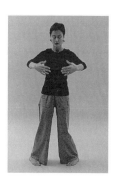

- Luego, coloque los pulgares encima del ombligo, y estírelos hacia los costados levantándose sobre la punta de los dedos del pie.
- Abra los ojos, golpee los codos contra los costados, las palmas giradas hacia el cielo, los dedos dirigidos hacia delante. Al mismo tiempo, vuelva a caer encima de los talones pronunciando el sonido «Chuuuuuuu». Debe sentir el sonido vibrar en el hígado, expulsando la energía impura.
- Para reiniciar el ejercicio, vuelva a situar las manos hacia la cintura; luego colóquelas en un gesto circular, en posición redondeada, como si abrazara de nuevo a un árbol.

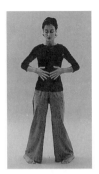 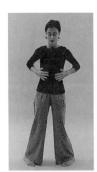 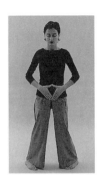 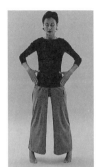 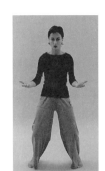

Los beneficios de este ejercicio

Fortalece el hígado y el bazo, nutriendo la energía de la Madera. Elimina la energía desgastada y las toxinas del hígado. El sonido Xu forma parte de los 6 sonidos terapéuticos diseñados por el famoso médico Sun Su Miao, gran maestro de Qi Gong *en la Edad Media. Se pronuncia en voz alta, como cuando quiere hacer callar a alguien, muy fuerte, sin pronunciar la T. Su vibración resuena con la del hígado y cura este órgano.*

La golondrina púrpura vuela muy alto en el cielo

- Abra los pies a la anchura de los hombros.
- Inspire subiendo los brazos lentamente por los costados hasta la posición horizontal. Doble los brazos continuando con la inspiración.
- Luego espire empujando las manos a los costados, las muñecas rotas, hasta que los brazos estén bien estirados. Al mismo tiempo, flexione ligeramente las rodillas.

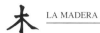

- Inspire de nuevo, las manos casi a la horizontal, y doble los brazos mientras vuelve a subir estirando las piernas.
- El ejercicio se practica sin intervalo, un número de veces variable; o adoptando múltiplos de 8: 8 veces, 16 veces o 24...
- Los brazos doblados no deben estar pegados al cuerpo.
- Cuando las manos empujan hacia los lados, ha de mantener una ligera tensión en las muñecas.
- Al final del empuje, los codos deben mantenerse relajados. Cuando termina este empuje, las muñecas se relajan y los brazos se doblan de nuevo.
- Sus manos nunca tienen que apuntar hacia el suelo.
- Cuando flexione las rodillas, procure mantener el busto totalmente recto.
- Durante el ejercicio, concéntrese en el centro de las palmas de las manos, el punto *Laogong*, y en las puntas de los dedos que atraen la energía en la inspiración y la empujan en la espiración.

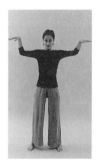 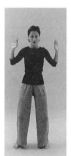 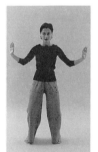 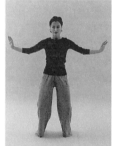 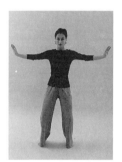

Los beneficios de este ejercicio
Libera el hígado de todas sus tensiones y relaja los espasmos en las costillas y en el pecho.

El águila despliega sus alas

- Póngase de pie, con los pies juntos; los brazos a los costados.
- Inspire adelantando el pie derecho, girado para formar un ángulo de 45°. Lleve el peso del cuerpo sobre la pierna derecha, que está flexionada. Al mismo tiempo, suba el brazo derecho hacia delante a la horizontal, la palma girada hacia el cielo.

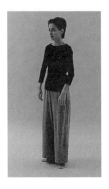

- Siga inspirando mientras el brazo sube hacia la vertical y apoye el peso del cuerpo hacia atrás sobre la pierna izquierda que se flexiona, mientras que el pie derecho se eleva apoyándose en el talón.
- Espire mientras el brazo derecho continúa su trayectoria hacia atrás y la palma derecha gira hacia la tierra.
- Cuando el brazo derecho empieza su descenso, el brazo izquierdo comienza a subir hacia delante, la palma girada hacia el cielo. La espiración se acaba cuando la mano derecha está abajo y la mano izquierda está arriba. Los brazos forman un ángulo de 180°.
- Luego, inspire pasando el peso del cuerpo de nuevo sobre la pierna derecha. El brazo derecho sube hacia delante mientras que el izquierdo baja hacia atrás.

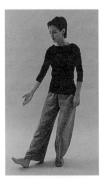

- Siga con el movimiento, en una rotación armoniosa, sin movimientos bruscos, sin forzar los hombros.
- Después de cinco respiraciones, haga un paso hacia delante con el pie izquierdo girado para formar un ángulo de 45° y vuelva a empezar el ejercicio inspirando mientras sube la mano izquierda. Hágalo de nuevo cinco veces.
- Cuando el brazo baja hacia atrás, la cabeza puede mantenerse en posición normal. Si lo desea, puede girarla ligeramente hacia atrás, acompañando el brazo, la mirada a la horizontal.

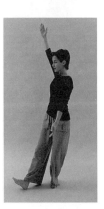

- Procure respetar la polaridad Yin Yang de las manos: cuando una mano sube, la palma está girada hacia el cielo; cuando baja, la palma está girada hacia la tierra.
- Cuando lleva el peso del cuerpo hacia delante, la rodilla se flexiona hasta quedar sobre el pie, no más lejos. Cuando lleva el peso hacia atrás, la rodilla de la pierna de atrás se flexiona encima del pie, no hacia delante.

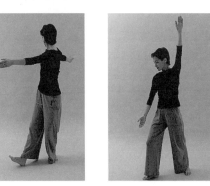
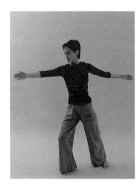

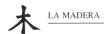

- Durante el ejercicio, mantenga el espíritu bien concentrado en las manos. Cuando adelante la pierna derecha, concéntrese en la mano derecha: primero en el dedo meñique; luego, cuando llega a la vertical, en el pulgar, y durante la espiración, en el centro de la palma. Haga lo mismo con la mano izquierda cuando adelante la pierna izquierda.

Los beneficios de este ejercicio
Regula la distribución de la energía y de la sangre del hígado en todo el cuerpo y deshace los bloqueos. Dispersa los estancamientos de la energía y de la sangre. Calma las crisis emocionales, relaja el tono de los músculos y las contracturas.

La sonrisa interior en el hígado

- Siéntese en posición de loto encima de un cojín en el suelo o en el borde de una silla, de manera que esté sentado cómodamente.
- Enderece la columna vertebral. La cabeza debe mantenerse como suspendida por un hilo en el cielo.
- Cierre los ojos y respire lentamente alargando de manera progresiva la inspiración y la espiración.
- Visualice su rostro delante de la frente. Debe verse sonriente, luminoso y radiante, o simplemente visualice el Sol.

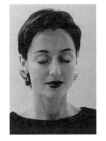

- Inspire captando la energía y el calor de esta sonrisa.
- Luego espire, sonría interiormente a su hígado y mándele esta sonrisa acompañada de luz y de paz. Ha de sentirlo llenarse y nutrirse de esta energía apaciguadora y fortificante.
- Continúe de este modo hasta que sienta el hígado lleno y satisfecho (aproximadamente 5 minutos o más).

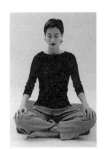

- Vuelva a una respiración normal antes de abrir los ojos.
- También, durante los últimos minutos del ejercicio, puede pronunciar el sonido Xu (Chuuu) en voz alta o mentalmente, y mandar sus vibraciones al hígado, o bien el sonido PA, que pertenece a otro sistema de sonidos terapéuticos.

Los beneficios de este ejercicio
Relaja el hígado, lo distiende y lo nutre al mismo tiempo.

ÉRASE UNA VEZ UN DRAGÓN

Un dragón que surge de dentro, y que sale repentinamente, con todas sus garras hacia fuera, los ojos desorbitados por la ira. Así nuestro hígado y nuestra vesícula biliar responden a este ritmo brusco y cambiante que anuncia tormentas y borrascas en el cielo de la primavera. Brusca como el trueno en primavera, caprichosa y cambiante como el viento en esta estación, la energía de la MADERA, Júpiter, el este, nos vuelve unas veces impulsivos, tomando decisiones sin parar, con entusiasmo y precipitadamente; otras veces indecisos, como paralizados por temores y dudas.

La primavera corresponde a la juventud, al renacimiento, al embellecimiento, a la claridad expandida. Es el mejor momento para saborear la vida, para sentirse a gusto, celebrar la fiesta de la siembra, festejar el amor en el día de San Valentín o participar en las bromas del carnaval. El elemento MADERA estimula en nosotros la creatividad, la fantasía, el temperamento artístico, lo sorprendente, lo disonante, lo insólito, la sorpresa, la excentricidad en nuestra vestimenta, en nuestro comportamiento, en nuestra vida. La MADERA nos incita a la provocación, y nos hace amar nuestro «desorden organizado» en el cual sólo nosotros nos orientamos.

Nuestro elemento MADERA se nutre con el color verde, el sabor ácido, el pollo, el arroz. Da su energía al hígado, a los músculos y tendones, y a los ojos para una buena vista. La misma energía del hígado participa en la fluidez de la sangre y las reglas armoniosas y regulares. Entre las 23 horas y la 1 de la madrugada, la hora de la Rata, el meridiano de la vesícula tiene su marea de energía y entre la 1 y las 3 horas, la hora del Búfalo, es el meridiano del hígado. El hígado participa en la memoria, en el proceso de memorizar las cosas. Favorece la imaginación, el sueño, y administra el exceso de emociones. La sensibilidad del hígado y de la vesícula biliar predispone a un carácter emotivo.

El hígado perturbado, en exceso y en defecto, contrae los músculos. En este caso, aspiramos a la calma, a un masaje para relajarnos, al descanso, buscamos los espacios verdes y los bosques. En cuanto a consejos sabios, debemos cultivar la benevolencia, que nos ayudará a vencer nuestra irritabilidad y nuestra impaciencia.

Pero sepamos darle a nuestro elemento MADERA su pleno desarrollo haciendo teatro. Aprendamos de memoria, recitemos, declamemos, o bien haga-

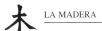

mos mimos, o juguemos a construir máscaras, disfraces inventando objetos originales, decorados, pinturas, frescos. Cambiemos, sorprendamos a los demás para embellecer su vida y darle sentido a nuestra fantasía, esto relajará nuestro hígado y hará desaparecer nuestros temores y nuestras tensiones, y esto hará que los demás se beneficien de toda la inspiración de la MADERA-primavera que poseemos dentro.

La MADERA es la eterna adolescencia, la juventud. Así, la MADERA nos incita a ser el arlequín, el saltimbanqui, el comediante, el chistoso, el poeta, el galante. El hígado se complace en la seducción y en el arte de seducir.

La energía del elemento MADERA, como la primavera, nos invita a los encuentros, a seducir, a flirtear, a las aventuras, a las intrigas amorosas. A la MADERA no le gusta aburrirse en el amor. Todas las veces que seducimos o que nos seduce nuestra pareja con flores, un poema, un regalo, un viaje sorpresa, una nueva prenda (preferentemente si es erótica) o un nuevo peinado; cuando utilizamos el arte de la seducción, del cortejo y, estimulado nuestro instinto por la primavera, colmamos un anhelo, obedecemos a una energía que complace al hígado y le hace sentirse a gusto, relajado, feliz y ligero. Cuando conseguimos nuestros fines y provocamos en el otro correspondencia, atracción, excitación sexual o actitudes de embelesamiento y de seducción recíprocas; cuando le permitimos olvidar lo cotidiano para entrar en la fantasía, en lo inesperado, en el sueño, al mismo tiempo, le ayudamos a desarrollar la energía de la primavera interior, disipando sus contrariedades, su irritación, su ira.

Una persona determinada por la MADERA será colérica, entusiasta o bien nerviosa. Mostrará impaciencia, irritabilidad, ira y enfado, o bien ansiedad, inhibición, temor y cólera reprimida.

Cuando la energía del hígado está perturbada, puede haber trastornos de la vista como la miopía, fatiga ocular por el trabajo con pantalla o por conducir de noche. A la inversa, el trabajo prolongado delante de la pantalla debilitará la energía del hígado.

Las jaquecas, el nerviosismo, los espasmos, las taquicardias, las alergias, las crisis hemorroidales son los principales trastornos cuando la energía del hígado está en exceso.

Los trastornos oculares, los vértigos, los dolores de cabeza y zumbidos, la insuficiencia biliar, las indigestiones, los calambres, los temblores, el miedo escénico, son los principales desórdenes cuando la energía del hígado está en vacío.

La naturaleza viene a nuestra ayuda para ofrecernos plantas, esencias y flores que equilibran el hígado. Es la estación de la primavera la que debemos elegir para drenarlo, para estimularlo, armonizarlo y nutrir su energía profunda.

Plantas como la alquimila, la celidonia, el cimicifuga, el sauzgatillo, el hamamelis, el diente de león; aceites esenciales como la mandarina, el levístico, el naranjo amargo, la zanahoria, la mejorana, el romero, suavizan el hígado; mientras que los elixires de flores de brotes de castaño, de brezo, de caléndula, de cosmos, de higuera, de impaciencia, de diente de león, de trébol rojo, de valeriana, calmarán la impaciencia, la cólera y la impulsividad.

Plantas como la angélica, la artemisa, el cardo mariano, el ciprés, el espino agracejo, la cola de caballo, el romero, y aceites esenciales como el limón, la menta, el romero, la ravensara estimularán el hígado; mientras que los elixires de flores de aquilea rosa, de botón de oro, de eufrasia, de higuera, de diente de león, de romero, quitarán los miedos, la ansiedad y la inhibición.

Para armonizar la energía del hígado y de sus meridianos, practicaremos «el tigre», los estiramientos de los meridianos del hígado y de la vesícula biliar, así como los ejercicios, sonidos y visualizaciones específicas del elemento.

*¡**Hagamos un resumen** de lo que es importante recordar para cuidar nuestro elemento Madera; veamos, más allá de los símbolos, lo que la energía Madera induce en nosotros y qué podemos hacer, en nuestra vida cotidiana, para desarrollar plenamente nuestro elemento **Madera**!*

CAPÍTULO 6
EL FUEGO, EL ELEMENTO DEL VERANO

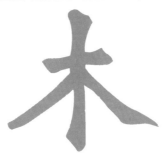

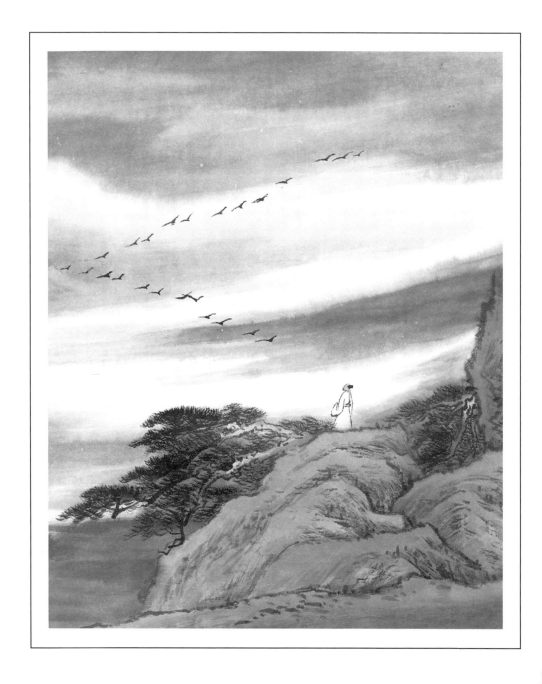

El verano es la estación del elemento Fuego. En esta época del año la naturaleza está en la culminación de su desarrollo: llega a su plena madurez y la vegetación es muy frondosa.

El Fuego posee su propio trigrama: *Li*. Este mismo conjunto de tres trazos designa el elemento Fuego y el verano.

El calor y la luz del verano

Esta figura representa el calor, a veces tórrido, del verano; sobre todo el del mediodía, cuando el sol está en su punto culminante en medio del cielo. En efecto, el Fuego está asociado con el sur, desde donde se eleva el sol hasta alcanzar su cenit. La historia cuenta que los sabios de la Antigüedad miraban en esta dirección para comprender el orden del mundo.

El trigrama *Li* también designa la claridad, el sol, la luz del día gracias a la cual los seres vivos pueden verse mutuamente.

De modo simbólico, representa la luz de la conciencia que despierta la vida vegetativa a una nueva dimensión. Los chinos llaman *Shen* a esta chispa de conciencia que aparece en la vida a medida que se vuelve más compleja. El trigrama *Li* también representa todo lo que calienta, todo lo que a través del calor produce sequedad.

La forma del trigrama, Yang y duro en el exterior, Yin y blando en el interior, simboliza el escudo, la coraza, las armas y los animales con caparazón, como la tortuga, el caracol o el cangrejo. Por último, este trigrama evoca el fuego doméstico, el caldero donde se cuecen los alimentos, así como el estilo del emperador que gobierna a su pueblo con sabiduría, mirando hacia el sur.

Los animales del Fuego

El animal que simboliza el Fuego es el caballo, arquetipo universal que representa los dos polos del cosmos: la Tierra y el Cielo.

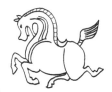

El hombre metamorfoseado en caballo (Centauro, Sagitario...) representa la iniciación por los dioses. En la China antigua, los jóvenes iniciados se llamaban «jóvenes caballos» y su iniciador, el «mercader de caballos». También pensamos en el mito del unicornio, portador del conocimiento, o en Pegaso, que dio su rayo a Zeus. En China, el caballo simboliza la fuerza, el instinto sublimado, la sabiduría. Está tan estrechamente vinculado con el Fuego, con el Yang y con el principio masculino, que, durante siglos en China, fue costumbre matar a las niñas nacidas en los años del caballo del Fuego.

La roja ave fénix es el segundo símbolo del Fuego. Es roja porque tiene el color del cinabrio, este sulfuro de mercurio tan apreciado por los alquimistas en su búsqueda de la piedra filosofal y de la inmortalidad. El ave fénix es el símbolo de la inmortalidad. En las representaciones pictóricas, los taoístas inmortales, seres espiritualmente realizados, se muestran cabalgando encima de un fénix. El ave fénix está relacionado con el sur y el verano y se la ve dibujada en el cielo en el momento del solsticio.

Por último, el dragón rojo: simboliza el poder del emperador, jefe indiscutible cuya palabra y autoridad hacen temblar. El dragón está representado con una perla en la garganta que simboliza la palabra inapelable, la autoridad imperial. Por último, *Lun Ma*, un híbrido del caballo y del dragón, trajo el *Hotou*, símbolo original del Yin/Yang.

Marte, mediodía y la madurez...

Junto al Sol que representa el Fuego imperial, el planeta que corresponde al verano es Marte, el planeta rojo. La fase del día es la hora del mediodía. En la vida del hombre, la madurez. Y naturalmente su denominación es la «claridad ascendente» cuya energía calienta. Su clima es el calor tórrido y su mandato es, por supuesto, el calor. Su oficio es iluminar. En cuanto a la estación, representa la abundancia frondosa del verano bajo la estimulación del clima.

El planeta del Fuego: Marte

En la simbología universal, este planeta representa la voluntad, el ardor, la energía, incluso la agresividad. Su luz es roja como una llama, razón por la cual se llama «el abrasado» en numerosas lenguas antiguas. ¡Símbolos que no están tan alejados de las representaciones chinas del Fuego!

La tabla de correspondencias

Como lo hemos visto en el capítulo dedicado a la Madera, cada elemento está asociado con muchas otras cosas. Aquí encontrará la tabla de correspondencias relacionadas con el verano y con el elemento Fuego. Nos ayudan a familiarizarnos con la realidad y con la esencia de este elemento.

El clima del verano

Aunque siempre aparece bajo la influencia del calor, presenta dos aspectos: el calor y el calor tórrido. A este último es al que verdaderamente llamamos Fuego.

El sistema de cálculo tradicional de la climatología china utilizado en acupuntura es muy complicado. Considera la posición de la Tierra en relación con el Sol y la influencia de Marte. En verano, la Tierra se acerca al Sol: es la estación más caliente del año. Es un calor con dos rostros: madura el trigo, pero también provoca incendios en el bosque.

Dirección del espacio	Sur
Planeta	Marte
Fase del día	Mediodía
Evolución	Crecimiento, madurez
Denominación	Claridad ascendente
Cualidad de la energía	Caliente
Clima	Calor tórrido
Mandato	Calor
Elaboración	Abundancia
Oficio	Iluminar

El calor del verano es parecido al de los volcanes, lugares telúricos poderosos que transmiten el poder iniciador del Fuego. En su seno se junta el Fuego del Cielo con el Fuego de la Tierra.

El verano a lo largo de los meses...

Los tres meses del verano representan la plenitud de la naturaleza: la creación está en la cima de su belleza.

Esta estación empieza en el momento del solsticio, alrededor del 20 de junio. Inmediatamente después se celebra la fiesta de San Juan, el 24 de junio, cuando se encienden grandes hogueras en el campo. En verano las personas salen, se exteriorizan, se comunican, y van a fiestas o bailan...

En verano, el cuerpo está exultante: un baño de sol perfecto, ni demasiado largo ni muy caliente, da una idea del goce que el cuerpo puede sentir en este período del año. Se recarga como una pila, se «baña» en la alegría de vivir. El verano nos invita a acostarnos tarde porque los días son más largos y a despertarnos temprano porque las noches son más cortas. Nuestra actividad se acelera, es desbordante.

Conseguimos hacer frente a este aumento de actividad porque los meridianos rebosan de energía durante el verano. Naturalmente, buscamos el sol que nos pone de buen humor y nos abre para que la energía interna del cuerpo pueda exteriorizarse libremente.

El verano de la vida

En el transcurso de una vida, el verano corresponde a la madurez, a lo que llamamos «la flor de la vida». Este período se sitúa alrededor de los 40 años, poco antes de que se despierte el «demonio del mediodía». ¡La hora punta del sol también es la hora del corazón! A esa edad uno se siente en plena posesión de sus facultades engendradas por el fruto de la experiencia. La belleza es menos fresca, pero más radiante. Decimos que a esa edad uno ha alcanzado la plenitud.

Con un sentido renovado de los valores, por fin conseguimos que haya una correspondencia entre nuestros actos y nuestras convicciones, gracias a la eficacia que confiere el Fuego: agilidad en los gestos, vivacidad en la voz... El espíritu también se vuelve fluido como una llama que baila.

El Fuego en la naturaleza

Metal	Hierro
Carne	Cordero
Cereal	Trigo
Fruta	Albaricoque
Olor	Chamuscado
Sabor	Amargo
Color	Rojo
Cifra	7
Nota china	Zhi (Do) (Cuarta nota)

Ciertas sustancias (minerales, alimentos, plantas...) están asociadas con el Fuego: el hierro, la carne de cordero, el trigo, los albaricoques... El olor del Fuego, naturalmente, es el olor a quemado. Este olor estimula el Fuego y, por consiguiente, el corazón. El sabor del Fuego es, por supuesto, el amargo: el café, el té... El color del Fuego evidentemente es el rojo. Se puede utilizar para estimular la energía del Fuego a su alrededor, en la casa, en la ropa, o de forma más directamente terapéutica, en la cromoterapia. Algunos médicos aconsejan ponerles pijamas rojos a los niños con fiebres eruptivas (sarampión, escarlatina, rubéola...), para ayudar al fuego interior a salir más rápido a la superficie. De hecho, en acupuntura, estas fiebres eruptivas se clasifican en la categoría de enfermedades del calor.

La cifra que corresponde al Fuego es el 7. Los ejercicios de *Qi* Gong destinados a regular la energía del Fuego se practicarán por lo tanto 7 veces, 14 veces, 21 veces..., según los casos. Por último, entre los sonidos, los que responden al Fuego son el *Zhi,* cuarta nota de la escala china, y el Do, primera nota de nuestra escala.

El Fuego en el cuerpo

El elemento Fuego se fija en un órgano, el corazón, y en una entraña, el intestino delgado.

Estas dos vísceras rigen la fisiología de un órgano de los sentidos: la lengua y el gusto. Rigen también los vasos sanguíneos, las arterias y las venas. Aquello que amenace la energía del corazón, aunque no haya riesgo de enfermedad cardíaca, afecta simultáneamente a los vasos sanguíneos. De hecho, en verano, enrojecemos con facilidad, nos pesan las piernas y las venas se dilatan...

El *Nei Jing Su Wen* comenta, por otra parte, que los desequilibrios del corazón se manifiestan con el sudor e hinchazones. En el plano psicológico, les acompañan modificaciones emocionales: reacciones más rápidas, vociferar...

Por último, el corazón gobierna los siete orificios de la cara: es decir, que controla todos los sentidos (2 oídos, 2 fosas nasales, 2 ojos y la boca).

Los antiguos textos chinos dicen que el sudor es la secreción del corazón, que transpiramos de forma natural porque la temperatura aumenta, o puede ser una transpiración provocada (sauna, hammam...). En aquella época, se consideraba que la esencia del órgano se escapaba en parte con la secreción. Por esta razón algunos maestros taoístas desaconsejaban sudar de forma exagerada o provocada.

Órgano	Corazón
Entraña	Intestino delgado
Orificio	Los 7 orificios de la cara
Sentido	Gusto
Tejidos	Vasos sanguíneos
Sector	Sangre
Trastorno	Convulsiones
Secreción	Sudor
Síntoma	Hinchazón
Sonido	Risa
Expresión	Emocionarse
Emoción	Alegría

Los poderes del emperador corazón

El corazón se considera como el emperador de todo el organismo. Los chinos lo llaman el «Tai Yang del Yang».

El término «Tai Yang» significa «gran Yang», o «Yang supremo». También es el nombre del sol.

Por lo tanto el corazón es el más Yang de los cinco órganos principales. En el microcosmos humano, corresponde al sol del macrocosmos cósmico. Por eso es muy sensible al curso del sol, a la hora del mediodía, al verano..., momentos en que la circulación sanguínea se acelera.

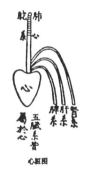

Representación antigua del corazón

El corazón también es el emperador porque gobierna el espíritu, el *Shen*. Influye sobre todos los demás órganos, que son sus súbditos, y sobre los orificios de los órganos sensoriales.

Al igual que los planetas giran alrededor del Sol como servidores en torno a su soberano, los órganos, que corresponden cada uno a un planeta, se comportan como los vasallos del emperador corazón.

Éstas son las funciones de este soberano:

El corazón gobierna los vasos sanguíneos

Su fisiología depende de dos factores: la energía del corazón y la sangre del corazón. Podríamos, sin duda, relacionar estos dos elementos en paralelo: la conducción nerviosa intracardíaca con la energía y las arterias coronarias con la sangre.

Si estas dos funciones están en buen estado, el corazón desempeña su papel de bomba correctamente: el pulso es armonioso, las contracciones cardíacas son eficaces, la expulsión de la sangre desde los ventrículos es regular.

El corazón gobierna la circulación arterial

La energía del corazón, ayudada por una energía vital que reside en el pecho y que se llama *Zong Qi*, activa la contracción de los ventrículos y expulsa la sangre a los vasos sanguíneos. Si esta expulsión es insuficiente porque la energía del corazón es demasiado débil, la vascularización de la cabeza queda perjudicada. De ahí vienen trastornos cerebrales, disfunciones del *Shen*, incluso riesgos de accidente vascular cerebral.

De la misma manera, el conjunto de las células del cuerpo está bien vascularizado, bien nutrido, cuando la energía del corazón se halla suficientemente equilibrada para que la circulación sanguínea sea regular y eficaz. Al contrario, un exceso de energía o de sangre del corazón puede provocar perturbaciones del ritmo cardíaco: aceleración del corazón, palpitaciones... Este exceso también favorece la hipertensión y la arteriosclerosis (endurecimiento de la pared de los vasos).

Cuando están afectados los vasos sanguíneos, como en el caso de la hipertensión arterial, hay que cuidar la energía del corazón. En la medicina occidental, el hecho de detectar este trastorno hace necesario un estudio sistemático del fondo del ojo para averiguar el estado de las arterias de la retina. ¡Desde la óptica de la medicina china, el corazón gobierna las arterias de la retina! No obstante, un exceso de energía en todos los otros órganos también puede participar en la alteración de la tensión arterial. Razón por la cual, sea cual sea la terapéutica elegida (plantas, acupuntura...), se actúa sobre la energía del corazón para dispersarla, y sobre la energía del órgano más implicado (hígado, riñón, pulmón...) para regularla.

El corazón gobierna la circulación venosa

En su parte derecha, el corazón recibe toda la sangre venosa del cuerpo, particularmente la que viene del hígado. El *Nei Jing* declara que, cuando un paciente tiene una o varias lesiones traumáticas con hematomas grandes, la energía de su hígado está afectada.

El corazón gobierna la sangre

Los médicos chinos afirman que la energía del corazón participa en la elaboración de la sangre. Sin duda, este proceso no se desarrolla fisiológicamente en el mismo corazón. Se trata de una influencia energética que quizá ejerce a una escala molecular, incluso atómica, en todas las reacciones enzimáticas, especialmente las que conciernen a la fijación y metabolización del hierro.

Recuerde: el elemento Fuego está relacionado con el planeta Marte y con el hierro. De hecho, incluso en la medicina occidental, queda un vestigio del lenguaje que llaman «anemias marciales» a las anemias por falta de hierro. Esta relación entre el hierro, el planeta Marte y el corazón también es válida en astrología.

Sin embargo, para la medicina china, el corazón no es el único responsable de la fisiología de la sangre; también participan el riñón, el hígado, el bazo...

El corazón gobierna el Shen

Para los chinos, el *Shen*, que corresponde a lo que llamamos la conciencia, se alberga en el corazón. Ciertos textos dicen: «el corazón es el hogar del *Shen*». Si la energía y la sangre del corazón están sanas y equilibradas, el espíritu se halla bien nutrido y la conciencia clara.

Cuando el equilibrio se rompe, pueden manifestarse trastornos psíquicos: insomnio, ansiedad, sueños intensos y pérdidas de memoria. En casos graves, la persona puede hundirse en la locura o en el coma. Entonces se dice, de forma gráfica, que «el *Shen* ha dejado su hogar».

El corazón se manifiesta en el rostro

La energía del corazón se dirige de forma natural hacia la parte superior del cuerpo, como lo hacen las llamas donde el aire está caliente. Se dice que la energía del corazón sube para «esparcirse».

Así, la función natural del corazón es la de ruborizar el rostro, colorear la tez. Una cara normalmente coloreada, una «buena cara», indica que la energía del corazón está en equilibrio. En el caso contrario, la persona puede estar anormalmente roja (exceso) o exageradamente pálida (defecto).

Esto explica que nos ruboricemos cuando somos presa de una emoción fuerte. La simbología universal hace bien las cosas: en casi todo el planeta, volvemos a encontrar este mismo color rojo que sube a las mejillas asociado al corazón y a las emociones. La rosa, la flor del corazón, se transforma en el símbolo del amor cuando es roja: ¡y enrojecemos de emoción al recibir rosas rojas!

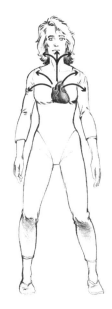

Inducción de la energía del corazón en el cuerpo

El corazón se abre en la lengua

En los antiguos textos chinos, podemos leer que «la lengua es el brote del corazón». Se compara el músculo de la lengua con el miocardio, el músculo que

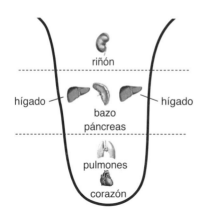

**Proyección de los órganos
en la lengua**

constituye las paredes del corazón. Por esta razón, en la medicina china, el examen de la lengua da una idea de la salud del corazón. Y como el corazón es el emperador del organismo, el examen de la lengua instruye sobre la salud de todos los miembros del imperio: los otros órganos. Así, todos los órganos se proyectan en la lengua.

En acupuntura, el examen de la lengua es una parte importante de la consulta: el médico mira si está seca, húmeda, coloreada o pálida, si padece cianosis, si está congestionada... Una lengua congestionada puede ser la señal de una crisis cardíaca en preparación. El médico también presta atención al grosor de la lengua y a su movilidad. Averigua si tiembla, si está desviada hacia un lado u otro. Este último detalle puede indicar que la energía del corazón se halla completamente desviada hacia uno de los dos lóbulos cerebrales. Este lado estará particularmente expuesto en caso de accidente vascular cerebral. Por último, observa el revestimiento que recubre la lengua: su espesor, su color. Busca eventuales ulceraciones (aftas...), que trata regulando la energía del corazón.

El corazón también está implicado en la buena movilidad de la lengua necesaria para el lenguaje. Cuando uno se siente intimidado, impresionado, habla entrecortadamente. ¡Incluso cuando uno está enamorado y quiere declarar el... fuego de su pasión!

En los casos más graves, la lengua puede paralizarse después de un accidente vascular originado por una perturbación de la energía del corazón.

La lengua y la meditación

Los taoístas llaman a la lengua el «dragón rojo». En Qi Gong, *observar su lengua, sentirla, concentrarse en ella, y llevar la energía allí, en cierto modo, es una manera de estimular el corazón, por lo tanto el* Shen. *Por esta razón, buen número de ejercicios de* Qi Gong *y de meditaciones taoístas empiezan con un ejercicio que consiste en hacer girar la lengua nueve veces (no siete) en la boca, haciéndola pasar por el exterior y luego por el interior de los dientes. Se llama el «agua celeste», porque este ejercicio estimula la producción de saliva. Cuando uno traga esta saliva, la visualiza bajando hacia el* Dantian, *el centro del agua situado justo debajo del ombligo; es una manera de comunicar el Agua con el Fuego.*

Asimismo, durante los ejercicios de meditación, a menudo se coloca la punta de la lengua en contacto con el paladar.

Los poderes del intestino delgado: el lago sobre el río

El intestino delgado se acopla con el corazón

Esta asociación orgánica, en apariencia incoherente a los ojos de la fisiología occidental, sin embargo es perfectamente explicable: la arteria celíaca, que parte de la aorta, irriga toda la zona digestiva y en particular el intestino delgado, que, gracias a sus vellosidades, es capaz de contener un volumen importante de sangre. «Como un lago, regula la corriente del río», dicen los textos antiguos acerca de él.

Además, en su origen, el meridiano del corazón comunica con el intestino delgado. Esto quizá explica que, a través de una red de conexiones nerviosas, una crisis de infarto puede empezar con un dolor muy fuerte en el vientre que, algunas veces, confunde el diagnóstico hacia una urgencia quirúrgica abdominal.

El intestino delgado selecciona los alimentos

Cuando comemos, una primera selección de los alimentos se hace en el estómago; luego, la parte «impura» es conducida hacia el intestino delgado. Allí se produce una segunda selección: lo que todavía es aprovechable energéticamente se conserva y el resto se elimina por las heces.

El intestino delgado transmuta

En el intestino delgado los alimentos empiezan a ser desestructurados y separados en pequeñas unidades nutricionales (aminoácidos, glúcidos simples...). Estas unidades básicas luego se vuelven a juntar para formar elementos directamente asimilables por nuestras células. Sólo entonces los alimentos forman parte de nosotros, ya que constituyen la materia misma de nuestro cuerpo.

En este sentido, el intestino delgado posee el poder de transformación y de transmutación. Pues la transmutación es lo propio del fuego, razón adicional por la cual el intestino delgado se halla al lado del corazón en el elemento Fuego.

Las otras funciones del Fuego: el Maestro del corazón y el Triple Calentador

Estos dos meridianos están indisociablemente conectados con el emperador de los órganos.

El Maestro del corazón

Es la envoltura energética del corazón, lo rodea con una red de mallas constituida por varios meridianos que encierran el órgano. Este Maestro del corazón tiene como función la de servir al emperador y sobre todo la de protegerle contra los ataques climáticos externos. ¡De alguna forma es su guardaespaldas! El Maestro del corazón posee un meridiano específico acoplado con el meridiano del Triple Calentador.

Algunas veces lo llaman «Ministro de los festejos». Desempeña un papel tan importante como el mismo corazón en la gestión de las emociones (sobre todo alegres) y en la sexualidad.

El Triple Calentador

Es una función sin órgano, una especie de estructura funcional con tres pisos: el tórax, el abdomen y el bajo vientre. Estos pisos corresponden a la actividad del corazón y del pulmón arriba, del bazo y del estómago en el centro y del hígado, del riñón y de la vejiga abajo. El Triple Calentador (la traducción literal del término chino es «Tres Focos») se encarga de conectar estos tres pisos entre sí para asegurar su coordinación.

Como el corazón es el «emperador», el conjunto corazón e intestino delgado se llama el «Fuego imperial», mientras que el conjunto Triple Calentador y Maestro del corazón se conoce con el nombre de «Fuego ministro».

Las emociones del corazón

Los textos fundamentales de la acupuntura afirman que el corazón gobierna las emociones. Es la sede de las siete emociones fundamentales: la alegría, la ira, la reflexión, la tristeza, el miedo, la desesperación y el pánico. De él depende nuestra capacidad para emocionarnos. Si la energía del corazón está equilibrada, las emociones también lo están. La resonancia psíquica y física permanece armoniosa, sin excesos ni golpes bruscos. Si, al contrario, la energía del corazón se halla desequilibrada, las emociones se vuelven violentas, difíciles de controlar, incluso incontrolables.

La emoción específica del Fuego es la alegría. Es la emoción que deberíamos sentir cuando tenemos buena salud: una alegría apacible, la simple alegría de vivir. ¡Ver la vida de color rosa no significa verla roja ni tampoco pálida!

Cuando la energía del corazón está en exceso se habla del Fuego del corazón: vemos «la vida de color rojo». A veces sentimos una alegría excesiva con una sobreexcitación anormal, que vuelve a caer tan rápido como empezó; uno no está tranquilo, está agitado. Es un campo abonado donde pueden arraigarse la pasión, el fanatismo e incluso el furor. La energía sube, es una verdadera erupción, parecida a las erupciones solares o volcánicas.

Si, al contrario, el corazón está en defecto, no tenemos alegría de vivir, el goce de vivir. Es un estado que alimenta la amargura (¡el sabor del corazón!), incluso el pesimismo. Uno se desvaloriza, se desvanece la autoestima, el sol se oculta, el volcán se apaga.

El alma vegetativa del corazón: el *Shen*

El término *Shen* se traduce por «espíritu», o «conciencia». Es una palabra común en el vocabulario de los médicos de la medicina china, de los monjes taoístas y de los practicantes de *Qi Gong*.

El análisis de los textos antiguos muestra que varias actividades cerebrales están implicadas en el funcionamiento del *Shen*: la vigilia, la cognición, la concentración, la comprensión, las emociones y las capacidades espirituales.

El *Shen* y la vigilia

Cuando el *Shen* está desequilibrado, diferentes trastornos pueden producirse, según si la energía del corazón está en exceso o en defecto. En el primer caso, podemos sufrir trastornos de la vigilia: insomnio, sobreexcitación... En el segundo caso, al contrario: hipersomnio, apatía... El coma mismo sobreviene cuando el «*Shen* ha dejado su hogar». De nuevo, si el desequilibrio del *Shen* es debido a un exceso de la energía del corazón, el coma será agitado; si es debido a un vacío, será tranquilo.

El *Shen* y la cognición

Ver un reloj, saber que es un reloj y decir «es un reloj»; he aquí lo que es la cognición. Esta facultad puede alterarse después de ciertos desórdenes neurológicos.

La cognición prolonga la acción de los órganos sensoriales. Los estímulos percibidos por los órganos sensoriales se transforman en mensajes nerviosos transmitidos al cerebro. Allí, la conciencia, por el intermedio de la función cognitiva, descodifica e interpreta. Por esta razón los siete orificios de la cara están bajo la autoridad del corazón y del *Shen*: los ojos, las fosas nasales, los oídos y la boca.

Llevando la energía a los órganos sensoriales, con el masaje o el *Qi Gong*, mantenemos las funciones sensoriales; a su vez, estas percepciones más claras fortalecen la conciencia, el *Shen*.

El *Shen* y la memoria

El *Shen* también gobierna la memoria. La energía y la sangre del corazón participan en el buen funcionamiento de la memoria y en la evocación eficaz de los recuerdos. El *Hun* del hígado es su asistente. Si la energía del corazón no está equilibrada, se manifiesta en trastornos de la memoria.

El Shen *de la concentración*

De nuestro *Shen* depende nuestra facultad para la concentración. Cuando estamos agitados o estresados, nos cuesta más concentrarnos en lo que hacemos, en lo que entendemos, en lo que vemos y aprendemos... El espíritu vagabundea. Es una forma de decir que el *Shen* no está en su sitio, sufre desequilibrios.

El Shen *y las emociones*

Cuando el *Shen* y la energía del corazón están en armonía, administramos mejor nuestras emociones: no nos desestabilizan, pero tampoco se quedan reprimidas: uno siente, vibra, se enfurece, ríe, llora; pero no está profundamente perturbado; goza del distanciamiento necesario para relativizar las situaciones; el humor es más estable.

Al contrario, si el *Shen* se halla desarreglado, podemos «perder los estribos»: sumergirnos en la oleada emocional y no encontrar el asentamiento adecuado desde el que asumir lo que nos ocurre. Las emociones nos controlan entonces, somos su juguete.

El Shen *y la comprensión*

Comprender es percibir una situación en un instante y captar los pormenores, cuando entendemos profundamente, sin que se digan, las razones de las personas con quienes estamos en conflicto. Esto nos permite no tenerles rencor y no alimentar conflictos inútiles. Asimismo nuestra facultad de comprensión nos ayuda a situarnos en el tiempo y en el espacio, a relativizar los acontecimientos. Gracias a ello, podemos mantenernos en nuestro sitio, sin excesos o carencias. Cuando esto ocurre, lo debemos a un buen equilibrio del *Shen* y por ende del corazón.

El Shen *y la intuición*

La intuición es la cualidad más profunda del corazón. Nos permite conectar con el sentido íntimo de las cosas, con lo que tienen de imperceptible y, por consiguiente, de incomunicable, como decía Bergson. Tener intuición es lo que llamamos estar iluminado, tener ideas «brillantes». Estas metáforas comparan la intuición con la luz, la cual pertenece a la simbología del Sol y del Fuego. Por lo tanto, el *Shen* está directamente implicado en el proceso de la intuición.

El Shen *y el* Qi Gong

En los escritos acerca del *Qi Gong*, como en los textos taoístas, también se habla del *Shen*. El *Qi Gong* propone posturas estáticas, una sucesión de movimientos y, sobre todo, la meditación, para armonizar el *Shen*.

La alquimia, así inducida, consiste en transmutar la energía vital o sexual llamada *Jing*, en *Shen*. Es una manera de transformar la energía en «hiperconciencia». Gracias a la respiración y a la visualización, uno logra operar esta mutación alquímica pasando por la etapa de la «energía sublimada».

De este modo, la práctica del *Qi Gong* da al *Shen* toda su expresión, toda su dimensión y su pleno desarrollo. Todas las funciones relacionadas con el *Shen* mejoran:

La vigilia se estabiliza, sin excesos ni carencias, abriendo la puerta a una nueva dimensión: la atención flotante. Uno es consciente de sí mismo y a la vez de todo lo que le rodea, percibe el menor ruido, el menor movimiento; la vigilia se vuelve más «espaciosa». El sueño es más profundo, apacible, reparador y más conciente. Los sueños se vuelven más lúcidos: la persona sabe que está soñando y puede, si lo desea, controlar el curso de su sueño.

La concentración mejora y cuanto más aprendemos a concentrarnos, más se fortalece el *Shen* en un movimiento de feedback. Un principiante en *Qi Gong* no puede tener su espíritu concentrado en la respiración durante más de unos minutos sin que sus pensamientos empiecen a vagabundear. Sin embargo, el practicante ejercitado puede permanecer concentrado una hora, incluso más.

La cognición mejora. Se establece una relación nueva con nuestros órganos sensoriales. Cada segundo somos conscientes de nuestras percepciones.

Las emociones no nos afectan de la misma manera, sentimos de forma sutil y a la vez más distante. Se crea un espacio de resonancia en el interior desde donde el espíritu puede observarse como si fuera espectador de sí mismo. Es esta paradoja permanente la que permite a los verdaderos sabios mantener un humor a menudo impasible ante situaciones graves.

La comprensión evoluciona hacia obtener más sabiduría. Dejamos de proyectar nuestros deseos para justificar nuestros fracasos o nuestros errores. Memoria e intuición se desarrollan.

En la cultura china, no se separa la biología de la espiritualidad. Un *Shen* en equilibrio requiere un corazón en equilibrio y la practica del *Qi Gong* justamente permite armonizar la energía y la sangre del corazón.

«Mens sana in corpore sano», dice la fórmula de Juvenal. Un espíritu sano en un cuerpo sano, es precisamente lo que asegura un buen equilibrio del corazón y del *Shen*.

Si la medicina china coloca el *Shen* a nivel del corazón, el taoísmo lo halla en el tercer ojo, este punto situado en medio de la frente, ligeramente por encima de la línea formada por las cejas. Según la fisiología occidental, este punto se sitúa a medio camino entre la epífisis y la hipófisis, dos glándulas endocrinas muy importantes: la primera administra la vigilia, mientras que la segunda es el «director de orquestra» de todo el funcionamiento hormonal.

Los sueños del Fuego

Según los textos clásicos Su Wen *y* Ling Shu, *cuando la energía del corazón está en exceso, soñamos que nos reímos o que nos espantamos. Cuando se agota, vemos montañas difíciles de escalar, fuego, humo. Cuando el corazón está en estado de vacío energético, soñamos que luchamos contra un incendio o que estamos rodeados de llamas. También podemos soñar con quemaduras.*

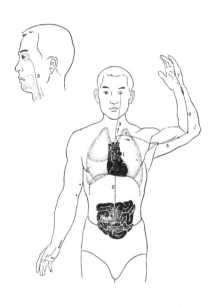

El meridiano del corazón

Los meridianos del Fuego Imperial

El meridiano del corazón

Este meridiano empieza a nivel del corazón y termina en el dedo pequeño de la mano.

Según la energética china, el meridiano del corazón concierne a la actividad cardíaca, la circulación sanguínea, los glóbulos rojos, los glóbulos oculares, las mandíbulas, la lengua, el lenguaje, la vigilia y el sueño, la memoria, las emociones, la cara interna del brazo y del antebrazo, el dedo meñique y el útero. Su relación con los ojos explica por qué haciendo presión sobre los glóbulos oculares se calman las crisis de taquicardia. El meridiano del brazo izquierdo corresponde al trayecto del dolor en el infarto de miocardio.

El meridiano del intestino delgado

Empieza en la extremidad del dedo meñique y acaba en la zona intestinal. El meridiano del intestino delgado concierne al meñique, la cara cubital del antebrazo, la cara posterior del brazo, el omóplato, la articulación temporo-mandibular, la oreja, los párpados, la vigilia y el sueño, la epífisis, el intestino delgado, la lactancia, el útero, los ovarios y sus secreciones, el parto, el uréter y los órganos genitales externos. Por esta razón la rigidez en los hombros y en el omóplato, la sequedad de los ojos, los zumbidos de oído y la tortícolis, en algunos casos, están asociados con indigestiones o crisis de cólico nefrítico. El trayecto del meridiano del intestino delgado permite comprender esta relación aparentemente inexistente. También explica que ciertas plantas son indicadas para combatir el insomnio y al mismo tiempo la excitación psíquica y la diarrea.

Asimismo, el intestino delgado está acoplado con el meridiano de la vejiga. Los dos están relacionados con la post-hipófisis, lo que explica las contracciones del útero durante el embarazo o en el momento del parto, la hipersensibilidad de los órganos genitales externos (la vulva y el clítoris), la producción de la leche, y ciertos desórdenes hormonales. La relación intestino delgado-corazón implica al corazón en esta fisiología. Esta visión energética del cuerpo explica la estrecha relación entre las emociones y la sexualidad. Permite también comprender mejor ciertos desórdenes: frigidez, infecciones genitales, quistes en el ovario, embarazos y partos difíciles...

Los meridianos del Fuego Ministro

El meridiano del Maestro del corazón
Empieza en el abdomen y acaba en el dedo de en medio. El meridiano del Maestro del corazón atañe al dedo de en medio, a la palma de la mano, a la muñeca, al canal carpiano, al nervio mediano, al codo, a la axila, al pecho, a los ojos, a la cabeza, a la microcirculación capilar, a la vigilia, al humor, a la lengua, al corazón (sobre todo en la defensa contra los ataques infecciosos), a la emotividad, a la excitación sexual, a la circulación sanguínea en el pecho y el bajo vientre, y al útero.

El trayecto de este meridiano explica la hiperemotividad asociada a los bloqueos sexuales, a los espasmos violentos del útero, a los trastornos vasculares de las manos (extremidades heladas) y al síndrome del canal carpiano.

El meridiano del Triple Calentador
Empieza en el ángulo externo de la uña del anular y acaba en la zona abdominal.

El meridiano del Triple Calentador concierne al anular, a la muñeca, al codo, al

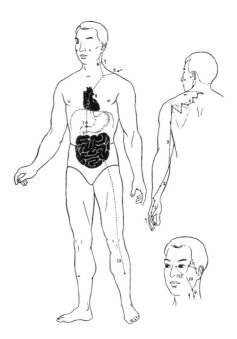

El meridiano del intestino delgado

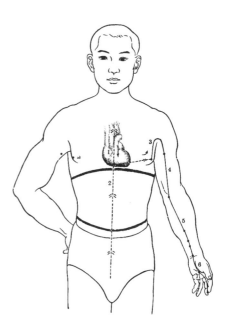

El meridiano del Maestro del corazón

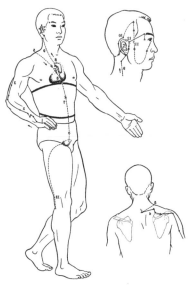

Meridiano del Triple Calentador

hombro, a la mejilla, a la articulación mandibular y maxilar, a la oreja media y su arteria, al lóbulo temporal, al ojo, a la regulación de los líquidos del cuerpo, así como a fenómenos tales como edemas, retención de agua, anuria o incontinencia. Algunas personas presentan síntomas que los criterios habituales de la medicina occidental no pueden explicar: silbidos en los oídos, vértigo de Ménière, junto con difusos dolores articulares, rigidez de brazos o de espalda, dificultad para resistir a cambios bruscos de clima, retención de agua bajo los párpados y los tobillos, jaquecas temporales, neuralgias faciales y oculares... El trayecto del Triple Calentador vuelve totalmente comprensible la asociación de dos o varios de estos síntomas.

Un desequilibrio conjunto de los meridianos del Triple Calentador y de la vesícula biliar explica que, en algunos pacientes, los síntomas se manifiesten siempre en un mismo lado del cuerpo.

Las horas de marea de los meridianos

*E**l meridiano del corazón alcanza su máxima energía entre las 11 y las 13 horas. Éste es el momento para tonificarlo cuando está en estado de vacío. Corresponde a la hora caballo. El meridiano del intestino delgado le sigue de cerca, ya que su hora de plenitud energética se sitúa entre las 13 y las 15 horas, hora en la cual se debe estimular cuando está en vacío (hora cabra).*

En cuanto al Maestro del corazón, alcanza su nivel máximo de energía entre las 19 y 21 horas (hora perro), y el Triple Calentador justo después, entre las 21 y las 23 horas (hora jabalí).

Las enfermedades del Fuego

Como siempre, los trastornos aparecen de forma diferente si la energía del corazón está en estado de vacío o en exceso. El exceso se manifiesta cuando el Yin del corazón está en vacío o cuando el Yang del corazón está en exceso. El defecto aparece cuando la energía del corazón se encuentra en estado de vacío (vacío del *Qi* del corazón, vacío del Yang del corazón o vacío de sangre del corazón).

Las enfermedades por exceso de energía del corazón

Las personas que padecen este tipo de desequilibrio son emotivas, ansiosas y se irritan fácilmente; sus mejillas se ruborizan, su corazón se acelera y son propensas a palpitaciones.

Aquí están las principales enfermedades a las cuales están expuestas:

- Riesgo de anginas importantes durante el verano.
- Erupciones cutáneas rojas.
- Transpiración excesiva, sobre todo por la noche.
- Hipersensibilidad de la piel al sol y al calor.
- Reacciones importantes a las picaduras de insectos.
- Taquicardia.
- Sensación de opresión o dolor en el pecho.
- Hipertensión arterial.
- Trastornos circulatorios y venosos.
- Varices.
- Hemorroides.
- Espasmos digestivos fuertes.
- Ulceración de la lengua.
- Picor en el cuero cabelludo y en la piel.
- Aftas.
- Dolores de bajo vientre.
- Senos hinchados y dolorosos.
- Sofocos.
- Excitación mental.
- Perturbación del sueño: sueños numerosos y que causan impresión.
- Insomnio.
- Ansiedad permanente.
- Humor muy inestable.
- Tartamudeo.
- Sensación de ahogo.
- Mutismo emocional.
- Convulsiones.
- Hemiplejía.

El exceso de energía del corazón corresponde también a un sentimiento de exaltación a veces relacionado con un estado amoroso, con una loca pasión que consume, con el idealismo extremo y el fanatismo.

Las drogas como la cocaína, el crack o el nitrito de amilo provocan el desbordamiento, una aceleración repentina del Yang del corazón; de ahí los estados de exaltación emocional y los comportamientos violentos o excesivos que manifiestan los que se entregan a ello.

Otros factores son susceptibles de debilitar el Yin del corazón y por consiguiente crear un exceso relativo del Yang: la falta de sueño, el trabajo de noche, el «surmenage» (agotamiento por cansancio excesivo), la vida trepidante, el uso exagerado de excitantes (café, tabaco, alcohol). Todo esto impide que se reconstruya el Yin.

Las enfermedades por vacío de la energía del corazón

Las personas que sufren este tipo de desequilibrio son ansiosas, emotivas, tímidas, bastante pálidas y sufren de palpitaciones. Aquí están los principales trastornos que pueden padecer:

- Transpiración con el mínimo esfuerzo.
- Palpitaciones.
- Insuficiencia cardíaca.
- Hipotensión arterial.
- Frío.
- Anemia.
- Cefaleas crónicas.
- Hipersensibilidad.
- Hiperemotividad.
- Angustia.
- Nostalgia.
- Languidez.
- Depresión.
- Sensación de incomprensión y de falta de amor.

El vacío del corazón corresponde a la depresión causada por una decepción sentimental, una pena de amor, el abandono o la pérdida de un ser querido e incluso por una decepción respecto a un ideal. El corazón mismo puede fallar: insuficiencia cardíaca, trastornos del ritmo, corazón lento, hipotensión...

El vacío «crónico» de la energía del corazón se manifiesta en los niños prematuros con una malformación cardíaca.

Ciertos síntomas psíquicos o neurológicos también señalan un vacío de la energía del corazón: pérdidas de memoria, síncopes, afasia, amnesia...

LOS PASOS A SEGUIR...

¿Se reconoce usted en alguno de estos síntomas? En ese caso, sobre todo en verano, debe cuidar la buena circulación de su energía Fuego, con la ayuda de los consejos que vamos a proponerle a continuación.

Para aliviar ciertos trastornos específicos relacionados con el desequilibrio del Fuego y de la energía del corazón, podrá inspirarse en estos consejos a fin de mejorar los resultados de otras terapias, ya se trate de acupuntura, homeopatía, o incluso alopatía. Los masajes, la dietética, las plantas y el *Qi Gong* son excelentes herramientas complementarias. En casos complejos, es aconsejable buscar el asesoramiento de especialistas en cada disciplina y beneficiarse de su técnica más precisa y mejor adaptada a cada caso.

ENFERMEDADES YANG
por exceso

ENFERMEDADES YIN
por defecto

Insomnio, agitación, excitación

Angustia, timidez, hipersensibilidad, depresión, pérdida de memoria, nostalgia

Sofocos

Cefaleas

Cefaleas

Aftas

Anginas

Transpiración excesiva

Transpiración fácil

Hipertensión

Insuficiencia cardíaca

Trastorno del ritmo

Anginas de pecho

Hipotensión

Dolor en el pecho, palpitaciones, taquicardia

Anemia

Colitis, lado derecho

Erupciones cutáneas

Hemorroides

Varices

Capítulo 7
PARA ESTAR BIEN EN SU ELEMENTO FUEGO

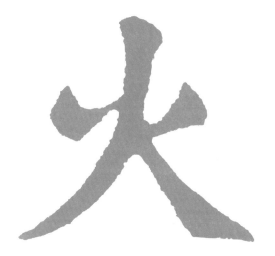

LA ACUPUNTURA DEL FUEGO

Para regular los desequilibrios energéticos del corazón y del *Shen*, cada terapeuta procede a su manera. La experiencia desempeña un papel importante en la aplicación de la medicina china, porque su riqueza y su sutileza permiten al practicante adaptarla a su manera, sin traicionar su esencia. La experiencia nos ha mostrado que la acupuntura obra maravillas para aliviar la ansiedad y la angustia, sea ésta constitucional o sea la consecuencia de una vida demasiado estresante. El *Qi Gong* es el complemento ideal del tratamiento de la angustia y de la ansiedad, con la condición de que se consiga dedicar un poco de tiempo para su práctica.

La acupuntura también ayuda a los estudiantes en períodos de exámenes, a los candidatos al permiso de conducir, a los deportistas frente a una prueba, a los artistas ante sus actuaciones públicas... En resumen, a todos los que deben afrontar el miedo escénico. El insomnio debido a este tipo de ansiedad cede rápidamente ante las agujas, así como los trastornos del sueño debidos a causas profundas.

El exceso de estrés acaba por provocar un vacío del Yin del corazón que provoca un Fuego si la situación dura demasiado tiempo. A la larga, se corre el riesgo de permanecer en un vacío energético profundo que podría ser el origen de una verdadera depresión, enfermedad que invalida y más difícil de tratar.

Los pacientes que sufren de un vacío de la energía del corazón a consecuencia de una herida afectiva (separación, duelo...) a veces se hunden en una forma de depresión particular, caracterizada por un fuerte sentimiento de abandono. Es especialmente frecuente en personas de tipo Fuego-Yin, en las que el sentimiento de abandono ya aparece como rasgo constitucional. La acupuntura ayuda a detener este tipo de desequilibrio.

La depresión y la anemia a menudo forman una «pareja» en la que no se sabe quién apareció primero. En efecto, la depresión algunas veces está acompañada de anemia por falta de hierro que se manifiesta con el cansancio y falta de interés por la vida, síntomas característicos de la depresión. En este caso, sólo un chequeo sanguíneo puede permitir hacer un diagnóstico claro. A la inversa, en ocasiones, la anemia esconde una depresión larvada relacionada con

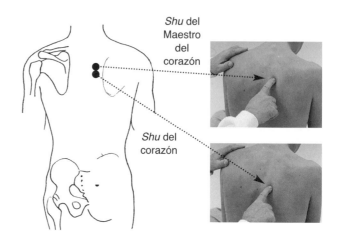

Shu del Maestro del corazón

Shu del corazón

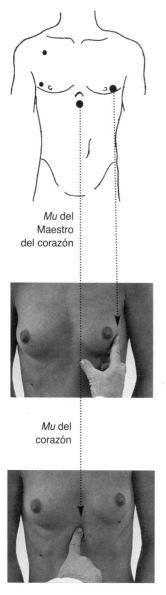

Mu del Maestro del corazón

Mu del corazón

una causa precisa de la cual el paciente no tiene clara conciencia. Este tipo de situación muestra claramente la estrecha relación psicosomática que existe entre el corazón, el *Shen* y la sangre. Una relación que también se manifiesta en las depresiones que a menudo siguen los pontajes coronarios.

En todos estos casos, al corregir la deficiencia energética, la acupuntura mejora la eficacia de otras terapias (plantas, minerales, vitaminas...).

Asimismo, la acupuntura da buenos resultados en la hipertensión arterial, sobre todo cuando se asocia con el *Qi Gong*. Según su gravedad y causa principal, se administrará sola o acompañada de los tratamientos clásicos, permitiendo así disminuir las dosis y por lo tanto los efectos secundarios indeseables.

En China, trabajos realizados en pacientes con hemiplejía o secuelas graves de infarto han mostrado que la acupuntura conseguía mejorar mucho su estado.

Todas las dolencias circulatorias más banales (hemorroides, sofocos, cefaleas...) también ceden ante la armonización energética que procura la acupuntura. En cambio, para las pérdidas de memoria, el tartamudeo y las aftas, los resultados son más aleatorios. A menudo se necesita un tratamiento global, asociando varias terapias, para conseguir una mejoría real y duradera.

LOS MASAJES DE LOS PUNTOS Y LAS MOXAS DEL FUEGO

La acupuntura no se presta de ningún modo a la automedicación, pero usted puede estimular ciertos puntos situados en los meridianos de energía con la ayuda de masajes o de moxas, sin tener que recurrir a un terapeuta.

Los puntos que permiten regular la energía del Fuego son principalmente los puntos *Shu* y *Mu*, que rigen el meridiano del corazón y el del Maestro del corazón.

Para masajear los puntos

Proceda con un dedo, preferiblemente el pulgar, presionando bastante fuerte, hasta sentir un ligero dolor o adormecimiento. Mantenga la presión unos segundos, hasta un minuto si puede; luego relaje la presión lentamente. Repita el mismo gesto varias veces en cada punto.

Para las moxas

Emplee una barra de artemisa, encendida como un cigarrillo; acérquela a 3 o 4 centímetros de la piel, alejándola si la sensación de calor es demasiado fuerte; manténgala hasta que el punto esté rojo y caliente.

Las moxas sólo se utilizan para estimular la energía en los casos de vacío del corazón.

LOS MASAJES TAOÍSTAS DEL FUEGO

La tradición taoísta del masaje de órganos es muy rica y muy compleja. Es el objeto de una enseñanza específica rigurosa. Sin embargo, sin entrar en detalles técnicos, usted puede aplicar un masaje ligero a sus órganos.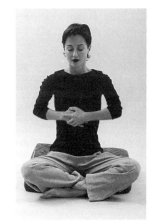

Basta con colocar las manos planas encima del órgano elegido, en este caso el corazón; sobre la parte superior del abdomen, justo al final del esternón.

Luego, imagine una corriente de energía que sale de su mano y penetra en el interior del cuerpo, en dirección al órgano. Sienta cómo esta energía se distribuye por todo el pecho, hasta que envuelva al corazón, sin penetrar en el órgano mismo que es demasiado sensible para soportar esta corriente.

LA DIETÉTICA DEL FUEGO

En caso de exceso de Yang

El exceso de Yang del corazón a menudo es consecuencia de errores dietéticos; el más frecuente es el exceso de consumo del sabor amargo: café, té y tabaco. Muy a menudo, los que abusan de estas sustancias son justamente los que, por su constitución, deberían evitarlas: personas hipertónicas, activas, agitadas, habladoras, enrojecidas... Todas estas señales indican un funcionamiento excesivo del sistema simpático. Por lo general, estos individuos también son grandes aficionados a la carne.

Les aconsejamos reemplazar, lo más a menudo posible, la carne por el pescado y los cereales. Deben sobre todo evitar el 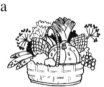 cordero, así como el trigo que es el cereal relacionado con el Fuego. Igualmente ha de disminuirse el consumo de especias y de alcohol.

En caso de exceso de Yin

Al contrario, el vacío del Yang del corazón debe invitarnos a consumir sobre todo alimentos amargos y estimulantes: cordero, trigo, albaricoque, chalote, ensaladas amargas elaboradas con diente de león o milamores.

LAS PLANTAS DEL FUEGO

El uso de las plantas constituye, sin duda, la medicina más antigua del mundo. Le proponemos aquí una selección de plantas inocuas, que puede utilizar solas o en asociación para beneficiarse de su efecto sinérgico.

Para elegir «sus» plantas, siga las referencias terapéuticas. En efecto, si usted padece una de las dolencias mencionadas, puede recurrir a estas plantas con objeto de mejorar su estado. Si tiene buena salud y desea simplemente dinamizar su energía para fomentar su bienestar y mantenerse en forma, elija las plantas en función de las enfermedades que constituyen un riesgo para usted, o simplemente para relajar y tonificar el corazón, el intestino delgado y el sistema nervioso. Procederá de la misma forma en cuanto a la elección de los aceites esenciales. Manténgase a la escucha de sus sentimientos, de sus emociones, de sus estados de ánimo para elegir los elixires florales que le convengan en cada momento.

Las plantas Yin del Fuego

Las plantas Yin del Fuego casi siempre tienen un sabor amargo o dulce y una energía fresca o refrescante. Contribuyen a disminuir el tono del sistema nervioso simpático y a fortalecer el tono del sistema nervioso parasimpático. Combaten la aceleración del ritmo cardíaco, la hiperactividad del corazón, la subida excesiva de la tensión arterial, así como las manifestaciones espasmódicas (cólico, dolores...); calman la agitación mental, disminuyen la ansiedad y favorecen el sueño. Estas plantas combaten los desórdenes hormonales que se manifiestan a menudo durante la menopausia (sofocos, migrañas, agresividad...) por exceso de estrógenos o por falta de progesterona.

Existen varias decenas de plantas con estas virtudes. Hemos elegido nueve, entre las más fáciles de utilizar. Puede asociarlas entre ellas sin riesgo, o tomarlas por separado.

- EL ESPINO ALBAR *(Crataegus oxyacantha)*
  También llamado «espino blanco», es dulce y refrescante. Se pueden utilizar las bayas que son amargas, ácidas y frías. Disminuye y refuerza las contracciones del corazón, provoca una vasodilatación de las arterias coronarias, estimula las paredes venosas y disminuye la tensión arterial. Las bayas poseen un efecto diurético.
  Indicaciones principales: taquicardia, extrasístole, trastornos del ritmo, ángor, varices, úlceras varicosas, hipertensión arterial, arteriosclerosis. Bayas: litiasis urinaria, diarrea por exceso de calor del intestino delgado.

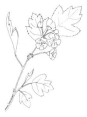

Espino albar

- LA LAVANDA *(Lavandula officinalis)*
  Tiene un sabor amargo, frío y refrescante. Es tónica y a la vez moderadora del corazón.
  Indicaciones principales: hipotensión, nerviosismo, angustia, ansiedad.

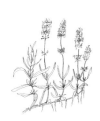

Lavanda

- LA MEJORANA *(Origanum majorana)*
  De sabor amargo refrescante, esta hierba frena la actividad del sistema nervioso simpático y refuerza la del sistema nervioso parasimpático. Por lo tanto es hipotensa y tiene un efecto vasodilatador. Calma el Fuego del corazón y apacigua el *Shen.*

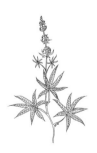

Indicaciones principales: hipertensión, taquicardia, palpitaciones, espasmos abdominales, cefaleas, nudo en la garganta, espasmofilia, ansiedad, miedo escénico, nerviosismo, insomnio, asma nervioso espasmódico.

- EL MELILOTO *(Melilotus officinalis)*
  Tiene un sabor ácido y frío.
  Indicaciones principales: hipertensión, nerviosismo, angustia, insomnio.

Muérdago

- EL MUÉRDAGO *(Viscum album)*
  Es de sabor amargo refrescante. Muy apreciado por los druidas, simbolizaba a sus ojos el alma inmortal debido al verdor perpetuo de sus hojas. Dispersa el fuego del corazón.
  Indicaciones principales: hipertensión, arteriosclerosis, taquicardia, palpitaciones, convulsiones, epilepsia, hemorragias genitales, sofocos de la menopausia.

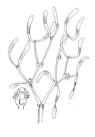

- LA PASIFLORA *(Passiflora incarnata)*
  Sus bellas flores tienen un pistilo en forma de cruz que evoca la pasión de Cristo. De ahí sacan su nombre los frutos: frutos de la pasión. De sabor amargo y dulce, refrescante, la pasiflora actúa más directamente sobre el *Shen* que sobre el mismo corazón.
  Indicaciones principales: insomnio, excitación, ansiedad, hipertensión.

Sauzgatillo

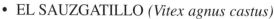

- EL SAUZGATILLO *(Vitex agnus castus)*
  De sabor dulce y fresco, dispersa el exceso de energía a nivel del sistema nervioso autónomo (simpático y parasimpático) e inhibe la hormona estimulante de la foliculina segregada por la hipófisis.
  Indicaciones principales: nerviosismo, neurotonía, excitación genital, dismenorrea, trastornos de la menopausia (sofocos, migrañas...), síndrome premenstrual (nerviosismo, senos hinchados...), mastitis.

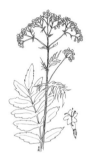

- LA VALERIANA *(Valeriana officinalis)*
  Tiene un sabor amargo y refrescante. Debe utilizarse con prudencia, porque algunas personas presentan intolerancia a

Valeriana

esta planta. También puede haber una agravación de los síntomas cuando se absorbe en cantidades exageradas.

Indicaciones principales: taquicardia, trastornos del ritmo, ansiedad, convulsiones, epilepsia.

- LA VID (*Vitis vinifera*)
Son las hojas de la viña que da las uvas. Una paradoja muy curiosa: combaten los efectos del abuso del vino sacado de sus frutos. La hoja de vid tiene sobre todo efectos depurativos, diuréticos, laxantes y antihemorrágicos.
Indicaciones principales: hipertensión, hemorragias, varices, flebitis, trastornos circulatorios de la menopausia, acné rosáceo.

Las plantas Yang del Fuego

Las plantas Yang del Fuego casi siempre tienen un sabor amargo y caliente. Ayudan a estimular el corazón y también consiguen fortalecer su energía. Al tonificar la sangre del corazón, mejoran la fuerza de sus contracciones y hacen subir la tensión arterial. Tratan los estados de gran fatiga, los ataques de nostalgia y de melancolía, la angustia, la depresión, el insomnio, la anemia y las pérdidas de memoria.

Algunas de estas plantas Yang son muy tóxicas, lo que hace que su manejo sea delicado, incluso imposible bajo su forma natural: el adonis, el cactus de grandes flores, la digital, la retama, el eléboro negro, el muguete... La medicina alopática las utiliza en medicamentos, aislando sus principios activos. De esta manera nació, entre otras, la célebre digitalina, sintetizada a partir de la digital, que frecuentemente se utiliza en el tratamiento de ciertas enfermedades cardíacas.

Aquí le proponemos nueve plantas, entre las que se pueden emplear fácilmente en automedicación, del todo inocuas, aunque muy activas.

- LA AGRIPALMA (*Leonurus cardiaca*)
Esta «cola de león» debe su nombre a su forma. Es conocida como «la cardíaca» ya que es el tónico cardíaco más inofensivo y al mismo tiempo el más eficaz que nos ha dado la naturaleza. Su sabor es amargo, ácido y caliente. Tiene virtudes oxitócicas que favorecen las contracciones uterinas en el momento del parto, actuando sobre la energía del meridiano del intestino delgado.
Indicaciones principales: dolores del corazón, palpitaciones, anginas de pecho, secuelas de infarto, amenorrea.

- **EL ÁLSINE** *(Stellaria media)*
  Es de sabor salado y caliente. Tonifica los meridianos del corazón y del intestino delgado.
  Indicaciones principales: *astenia, hipotensión, palpitaciones, anemia, convalecencia.*

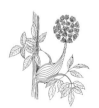

Angélica

- **LA ANGÉLICA** *(Angelica archangelica)*
  De sabor amargo, ácido y caliente, estimula el corazón y el *Shen*. La leyenda cuenta que el arcángel Rafael dio esta planta a los hombres para que pudieran comunicarse con los guías invisibles del reino de Dios. Favorece la búsqueda espiritual y los sueños lúcidos. En la Edad Media, entraba en la composición de los elixires de inmortalidad.
  Indudablemente estimula el estado de vigilia. En el siglo XVII, los ingleses compraban la angélica que se cultivaba en el centro de Francia (Massif Central). Se recogía en el solsticio de verano, en una noche de luna llena, hacia las cuatro de la madrugada. La destinaban para los marineros, que recibían una ración de angélica cuando hacían su turno de guardia de noche, para mantenerse despiertos y perfectamente vigilantes.
  Indicaciones principales: *vértigos, síncopes, hipotensión arterial, anemia, fatiga psíquica, depresión después de una herida afectiva.*

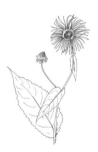

Helenio

- **EL HELENIO** *(Inula helenium)*
  Según la leyenda de una lágrima de Helena de Troya, el helenio es una margarita grande que puede alcanzar un metro de altura. Fue alabada por grandes médicos de todas las épocas: Teofrasto, Dioscórides, Plinio, Alberto el Grande...
  De sabor amargo, agrio y caliente, estimula la energía del corazón y la glándula hipófisis.
  Indicaciones principales: *hipotensión, estados cercanos al síncope, disminución hormonal, fragilidad inmunitaria.*

- **LAVANDA** *(Lavandula officinalis)*
  De sabor amargo y caliente, la lavanda dispersa el sistema nervioso simpático y parasimpático.
  Indicaciones principales: *fatiga física y psíquica, taquicardia, espasmos digestivos.*

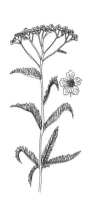

Milenrama

- LA MILENRAMA *(Achillea millefolium)*
  Es una planta de sabor mixto: ácida y fría, amarga y caliente.
  Indicaciones principales: ataques de pánico, ensimismamiento, timidez, ausencia de reglas.

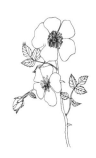

- LA QUINA ROJA *(Cinchona succirubra)*
  Es de sabor amargo y caliente.
  Indicaciones principales: debilidad cardíaca, arritmia, retraso en la menstruación, parto post-término.

Rosal silvestre

- EL ROSAL SILVESTRE *(Rosa canina)*
  Sus hojas son de sabor dulce y caliente; sus bayas, ácidas y calientes (escaramujo). El rosal silvestre estimula el tono cerebro-espinal.
  Indicaciones principales: anginas, fatiga, anemia, ansiedad profunda.

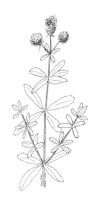

- LA RUBIA *(Rubia tinctorum)*
  Es de sabor dulce, agrio y caliente.
  Indicaciones principales: anemia, partos difíciles.

Rubia

LOS ACEITES ESENCIALES DEL FUEGO

Los aceites esenciales se pueden utilizar solos por sus propias virtudes. Sin embargo, preferimos asociarlos con las plantas, porque el efecto sinérgico de las plantas y de los aceites esenciales asegura una mejor penetración en el cuerpo energético, y una profunda armonización del terreno neuro-endocrino.

Los aceites esenciales Yin del Fuego

- *CANANGA ODORATA GENUINA* (Ylang-Ylang)
  - Nerviosismo
  - Hipertensión
  - Taquicardia

- *CITRUS AURANTIUM* (Naranjo amargo – Pequeño grano)
  - Estrés
  - Ansiedad

- Insomnio
- Hipertensión
- Taquicardia
- Palpitaciones

• *GAULTHERIA PROCUMBENS* (Gaulteria «wintergreen»)
  - Hipertensión
  - Cefalea
  - Enfermedades coronarias

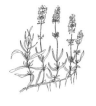

• *LAVANDULA BURNATII* (Lavandín súper)
  - Neurotonía
  - Insomnio
  - Taquicardia
  - Espasmos del plexo cardíaco
  - Varices
  - Piernas cansadas

Lavanda

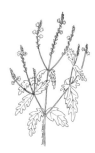

• *LIPPIA CITRIODORA* (Verbena)
  - Insomnio
  - Ansiedad
  - Estrés
  - Fatiga nerviosa
  - Taquicardia
  - Hipertensión

Verbena

• *MENTHA CITRATA* (Menta bergamota)
  - Taquicardia
  - Nerviosismo
  - Insomnio

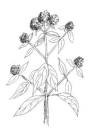

• *ORIGANUM MAJORANA* (Mejorana)
  - Taquicardia
  - Arritmia
  - Angina de pecho
  - Hipertensión
  - Ansiedad
  - Agitación
  - Miedo escénico
  - Insomnio

Mejorana

- Vértigos
- Epilepsia

Los aceites esenciales Yang del Fuego

- *ANGELICA ARCHANGELICA* (Angélica arcangélica)
  - Nerviosismo, ansiedad
  - Espasmos de todos los plexos
  - Insomnio

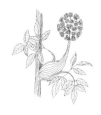

Angélica

- *CITRUS AURANTIUM* (Naranjo amargo)
  - Hipertensión
  - Varices, piernas cansadas
  - Hemorroides
  - Neurotonía
  - Fatiga nerviosa por «surmenage»

- *LAVANDULA OFFICINALIS* (Lavanda)
  - Fatiga
  - Debilidad cardíaca
  - Dolores cardíacos
  - Decaimiento y depresión

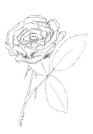

**Rosa de
Damasco**

- *ROSA DAMASCENA* (Rosa de Damasco)
  - Fatiga psíquica
  - Sentimiento de abandono
  - Tristeza
  - Frigidez
  - Impotencia

- *SALVIA SCLAREA* (Salvia)
  - Trastornos hormonales por insuficiencia de estrógenos
  - Inapetencia sexual
  - Fatiga nerviosa
  - Desequilibrio hormonal global
  - Pre-menopausia
  - Ausencia de reglas

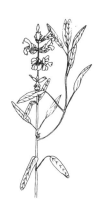

Salvia

Atención: no utilice este aceite esencial en caso de hiperfoliculina y de mastitis.

LOS ELIXIRES FLORALES DEL FUEGO

De uso más sutil, los elixires florales corrigen los desequilibrios emocionales. Actúan sobre nuestros estados de ánimo, los cuales pueden ser también de origen energético. Por lo tanto se asocian a la perfección con las plantas y los aceites esenciales.

Los elixires florales Yin del Fuego

Bien escogidos, regularán los excesos de humor y el comportamiento emocional de los apasionados, como a menudo son las personas que sufren de un exceso de energía del corazón.

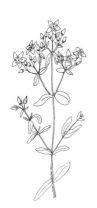

Hipérico

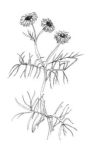

Manzanilla

- CALÉNDULA *(Calendula officinalis)*
  Es particularmente aconsejable para las personas que dicen palabras ofensivas, que injurian con facilidad a sus allegados cuando se enfadan.

- HIGUERA *(Ficus carica)*
  Proporciona la calma y el autocontrol en situaciones de urgencia.

- HIPÉRICO *(Hypericum perforatum)*
  Este elixir se recomienda para individuos que confluyen con todo y con todo el mundo, sin límites. Una vez confundidos con el exterior, no encuentran sus propios límites, ni en su cuerpo ni en su ser interior. Entonces se sienten vulnerables y están expuestos a ataques de miedo y a pesadillas espantosas.

- MANZANILLA *(Matricaria chamomilla)*
  Este elixir es para personas hiperactivas, hipersensibles y propensas a cambios bruscos de humor, que no consiguen relajarse. Les ayuda a descansar y a conciliar el sueño.

- PASIFLORA *(Passiflora incarnata)*
  Esta flor encarna la pasión de Cristo y la compasión. Es para las personas que abren su corazón demasiado; así como el centro superior de su *Shen*, el famoso tercer ojo. A veces viven experiencias espirituales que, posteriormente, no consiguen integrar en su vida normal. Este elixir también relaja la garganta y el plexo solar.

- TRÉBOL ROJO *(Trifolium pratense)*
  Este elixir ayuda a mantener la calma y el autocontrol en momentos de pánico, por ejemplo, en medio de la muchedumbre o en situaciones de pánico colectivo. También se dirige a personas emotivas que temen estas situaciones o que permanentemente temen que una catástrofe oscurezca su futuro.

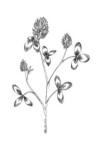

Trébol rojo

- VALERIANA *(Valeriana officinalis)*
  Este elixir ayuda a reencontrar la calma, a relajarse frente a las situaciones de estrés. Permite afrontar mejor la ansiedad, los estados febriles, el «surmenage». Asimismo se recomienda en casos de insomnio.

Los elixires florales Yang del Fuego

Recurrimos a ellos para equilibrar los estados de fatiga psíquica, de soledad moral, de depresión y de pena.

- ACHICORIA (Chicory – *Cichorium intybus*)
  Este elixir es bueno para las personas que sólo saben vivir la relación amorosa desde la posesión, que ejercen un chantaje afectivo sobre su pareja, que siempre piden más. Relaja a las personas que se irritan y lloran cuando están contrariadas y que detestan este aspecto de sí mismas.

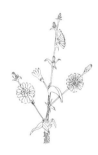

Achicoria

- ANGÉLICA *(Angelica archangelica)*
  Según Paracelso, esta planta disolvía el temor a las enfermedades contagiosas porque proporcionaba una protección contra las manifestaciones del mal. Este elixir fortalece la confianza en uno mismo y refuerza el cuerpo en situaciones difíciles. Ayuda a afrontar los momentos menos fáciles de la existencia.
  En la tradición espiritual occidental, se utiliza el elixir de angélica para conectarse con los planos superiores. Se recomienda a las personas que acompañan a enfermos terminales.

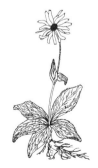

- ÁRNICA *(Arnica montana)*
  Ayuda muy eficazmente a reponerse de golpes y traumatismos, tanto de orden físico como psíquico.

Árnica

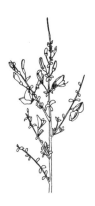

Aulaga

- AULAGA *(Cytisus scoparius)*
  Este elixir ayuda a atravesar los períodos de desesperación y a comprender que las pruebas siempre tienen un sentido; permite saber que no hay que desalentarse nunca; ayuda a aguantar.

- BOJ *(Buxus sempervirens)*
  Este elixir es para las personas tímidas, débiles, sumisas, que tienen dificultad para expresarse. Con el corazón tonificado, el *Shen* fortalecido, vuelven a encontrar su vitalidad frente a las situaciones adversas y logran expresar lo que tienen en el corazón.

- CORAZÓN DE MARÍA *(Dicentra spectabilis)*
  Es el elixir de las personas que tienen el corazón oprimido, sobrecargado de emociones. También conviene a los que se encuentran demasiado apegados a su pareja, demasiado dependientes, y para los que acaban de sufrir una ruptura o están de luto.

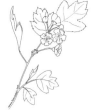

Espino albar

- ESPINO ALBAR *(Crataegus oxyacantha)*
  Este elixir ayuda a las personas en situación de ruptura sentimental: separación, divorcio, duelo... Permite no encerrarse en uno mismo y permanecer abierto a la vida.

- MADRESELVA (Honeysuckle – *Lonicera caprifolium*)
  En dosis ponderada, la planta es tónico-cardíaca. En forma de elixir, la flor ayuda a las personas cansadas, fácilmente nostálgicas, que viven en el pasado, que piensan sin cesar en los recuerdos. Va bien para los emigrantes, para los que viven lejos de su hogar.

- MALVA *(Malva sylvestris)*
  Este elixir es para las personas tímidas que se sienten aisladas y que no logran abrirse a los demás, que siempre tienen miedo de ser mal juzgadas.

- ROSA SILVESTRE (Wild rose – *Rosa canina*)
  Es para las personas cansadas, que no tienen entusiasmo ni vitalidad, que están resignadas a su destino; para los que piensan que todo está escrito de antemano y que nada puede cambiar.

LA CURA DE FITOTERAPIA

Puede recurrir a todas las plantas, solas o asociadas, cuando se siente presa de perturbaciones sean de orden físico, energético o emocional. Si estas perturbaciones son pasajeras, podrá utilizar la fitoterapia por un tiempo limitado; pero si son duraderas, es mejor mantener su uso más tiempo, para reequilibrar a fondo la energía del corazón, del intestino delgado y del Fuego Ministro.

También, aunque tenga buena salud, puede hacer una cura de plantas para optimizar su equilibrio energético. Este tipo de cura, para el corazón y los vasos, es aconsejable en verano, porque en ese período el corazón manifiesta más su fragilidad, pero también su receptividad.

Elegirá plantas Yin del Fuego para calmar el exceso de energía del corazón si está hipertenso, si sufre de calor en verano, si transpira abundantemente o si tiene las piernas cansadas.

Elegirá plantas Yang del Fuego para tonificar la energía del corazón si, a pesar del buen tiempo y de las vacaciones, tiene la moral baja en verano.

Uno de los momentos más favorables para hacer una cura veraniega es el mes lunar que incluye el solsticio de verano (20 de junio). Las fechas de este mes lunar cambian cada año, por lo tanto hay que consultar un calendario para saberlas. Un ejemplo: en el año 2000, el primer día del ciclo lunar fue el 2 de junio. Esta cura dura 28 días. En el 2000, terminó el 30 de junio.

Este período conviene en particular a las personas con buena salud, que simplemente quieren reequilibrar sus energías y armonizar su funcionamiento orgánico general. Pero si sufre un problema concreto, puede empezar esta cura de verano en función de la aparición de los trastornos y continuar mientras duren.

EL *QI GONG* DEL FUEGO

Numerosas posturas permiten armonizar la energía del elemento Fuego. Por supuesto, se deben practicar sobre todo en verano.

La postura de la serpiente

La serpiente es el animal del *Qi Gong* que corresponde al corazón y al *Shen*. La postura y el caminar de la serpiente fortalecen el tono cerebro-espinal. La concentración mental se fija en el tercer ojo. Estos ejercicios se practican en caso de fragilidad nerviosa y de depresión. Favorecen el desarrollo de la intuición.

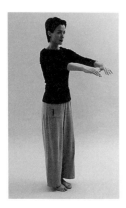

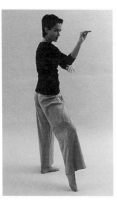

Postura estática

- Extienda los brazos delante de usted, a la altura del ombligo, palmas hacia abajo, índices y pulgares juntos formando un triángulo.
- Abra los brazos hacia los costados, al mismo tiempo que abre el pie izquierdo.
- Lleve todo el peso del cuerpo sobre la pierna izquierda, muy doblada, mientras el talón derecho se levanta. Cuando las manos pasen cerca del cuerpo, gire las palmas hacia el cielo.
- Desplace el pie derecho hacia la izquierda, luego describa medio círculo antes de volver a colocarlo delante, con el talón levantado.
- Mientras tanto, la mano izquierda se coloca encima del pecho, palma hacia el suelo, y la derecha sube delante del rostro, palma frente a la cara, antes de describir un pequeño círculo para colocarse a la altura del tercer ojo, palma hacia el suelo, los dedos enfrente.
- El codo apunta hacia el *Laogong* externo de la otra mano. El cuerpo, al enderezarse, dibuja pequeñas ondulaciones vertebrales parecidas a las de una serpiente que repta por el suelo.
- La cadera y el hombro izquierdo están echados hacia atrás y el peso del cuerpo descansa en la pierna de atrás que está estirada. El peso del cuerpo se halla repartido aproximadamente en un 10 % sobre la pierna de delante y un 90 % sobre la pierna de atrás.
- Las manos cogen la forma de una cabeza de serpiente, con el pulgar más abajo que los otros dedos, y la palma un poco ahuecada.
- Su mirada, panorámica y fría, se desliza por encima de la mano para posarse en la lejanía.
- La respiración es invertida.

Concentración

Concentre su atención en los meñiques, de donde parte el meridiano del intestino delgado y llega el meridiano del corazón. La concentración también se dirige hacia el tercer ojo, el eje vertebral y el punto situado en el hueco de las palmas.

Mantenga esta posición durante unos minutos, luego cambie de costado invirtiendo el movimiento de los brazos y de las piernas.

Los beneficios de estos ejercicios
La postura y el caminar de la serpiente desarrollan el equilibrio, la fuerza de concentración, la vigilia y la intuición. Proporcionan un gran control sobre los estados de agitación emocional.

El caminar de la serpiente

En su forma clásica, el caminar de la serpiente se practica como la postura estática, pero sin hacer pausas entre los dos movimientos. En el momento en que su cuerpo está recto, puede emitir un sonido silbante (*ssssiii*), un poco metálico.

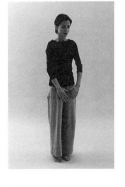 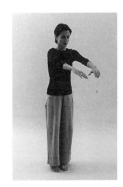

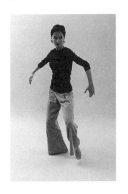 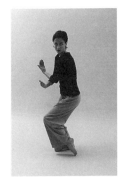 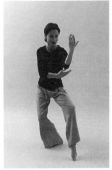 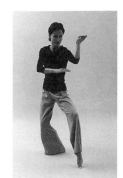

Los estiramientos de los meridianos

El meridiano del corazón
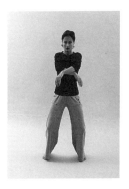
- Cruce los brazos delante del pecho manteniendo los antebrazos, las muñecas y los dedos bien relajados hacia abajo.
- Levante los brazos hacia el cielo manteniéndolos doblados, hasta que rodeen su cabeza, palmas hacia el cielo.
- Estire los dedos meñiques y el borde externo de las manos, luego baje los brazos hacia los costados.

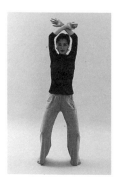 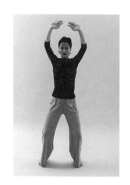 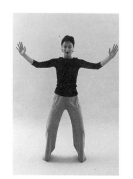 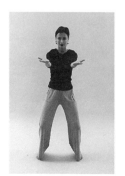

- Lleve de nuevo las manos delante del pecho, palmas hacia el cielo.

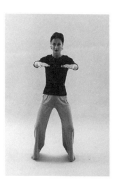 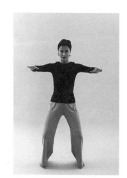

El meridiano del intestino delgado

- Sin pararse al final del ejercicio anterior, gire las palmas hacia el suelo, estire los codos; luego, con los brazos siempre redondeados, dibuje círculos muy pequeños con los brazos moviendo los omóplatos.
- Después, abra los brazos 180°, gire el borde de las manos hacia el interior, baje lateralmente y vuelva a la posición inicial.

- Vuelva a hacer el ejercicio orientando los círculos de los brazos en el sentido contrario.

El meridiano del Maestro del corazón

- Los brazos en círculo a la altura del pecho, palmas hacia el pecho, gire las palmas hacia fuera.

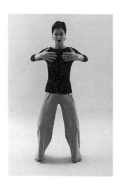 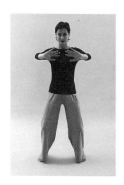 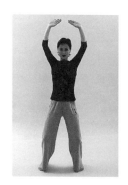 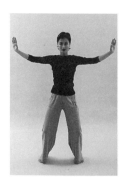

- Empuje las manos hacia delante, luego hacia arriba y vuelva a bajar los brazos a los costados para colocarlos en su posición inicial, relajando todos los músculos mientras baja. A la inversa, estire el dedo corazón al máximo cuando suba.

El meridiano del Triple Calentador

- Sin hacer una pausa al final del ejercicio anterior, gire las palmas hacia el cielo, conecte los pulgares con los anulares, luego lleve las manos hacia el meridiano Cintura *Daimai* (véase la localización de estos puntos en el capítulo 1).
- Suba los brazos lateralmente, luego colóquelos delante del pecho apuntando con fuerza los dedos hacia el suelo.
- Vuelva a colocar los brazos hacia los lados girando las palmas hacia el cielo; luego déjelos bajar para volver a la postura inicial.

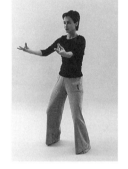
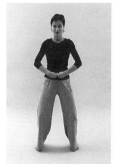
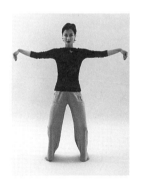
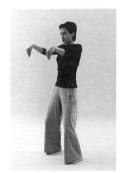
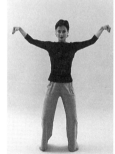
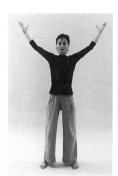

Los beneficios de estos ejercicios

Se practican como prevención, o para armonizar los órganos cada vez que se encuentran en desequilibrio. Liberan las tensiones musculares a lo largo del recorrido de los meridianos, después de traumatismos externos: fractura, luxación, tendinitis, reumatismo, neuralgias, canal carpiano, acrocianosis. Los estiramientos de los meridianos también liberan los nudos emocionales escondidos en los tejidos conjuntivos (fascias, aponeurosis...) a lo largo de su recorrido.

La postura Lian Yi nutre la energía Yin

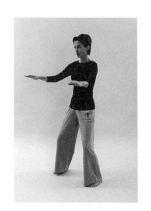

- Coloque las piernas separadas, pies paralelos, rodillas dobladas.
- Los antebrazos están en posición horizontal, codos doblados, las manos más separadas que los codos.
- La concentración está en el punto *Yongquan*, en la planta del pie (véase la localización de este punto en el capítulo 1).

Los beneficios de esta postura

Lian Yi nutre la energía Yin del corazón y elimina el exceso de Yang. Esta posición contribuye a disminuir la tensión arterial en los sujetos hipertensos: es muy eficaz si se practica regularmente todos los días durante 10 minutos o más.

Los ocho trigramas elevan la energía hacia la parte superior del cuerpo

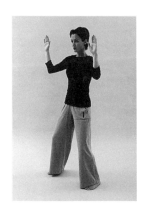

- Coloque las piernas en la misma posición que en el ejercicio anterior.
- Los brazos están doblados. Suba las manos a la altura de la cara, palmas hacia delante.
- Concéntrese en el punto situado en la coronilla, el *Baihui* (véase la localización de este punto en el capítulo 1).

Los beneficios de este ejercicio

Esta postura ayuda a subir la energía y la sangre hacia la parte superior del cuerpo; en consecuencia, aumenta la tensión arterial en caso de hipotensión.

Balancear el fundamento para disolver el Fuego del corazón

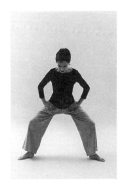
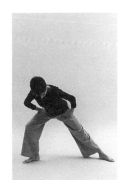

- Separe ampliamente las piernas y ponga las manos a la altura de las ingles.
- Incline el busto 45° hacia delante. Inspirando, desplace el peso del cuerpo sobre la pierna derecha que se dobla. La mano derecha se apoya con fuerza encima de esta pierna, el cuerpo se inclina oblicuamente con la cabeza como prolongación natural del cuerpo.

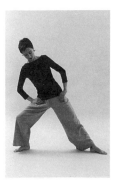

- La mirada se dirige hacia el dedo gordo del pie izquierdo.
- Luego espire volviendo a colocar el busto hacia delante con la misma inclinación que al principio y sin marcar una pausa.
- Repita el mismo ejercicio en el otro lado.

Los beneficios de este ejercicio
Este movimiento masajea el corazón; asociado con la respiración y la visualización, ahuyenta el fuego del corazón.

El tigre derriba la montaña

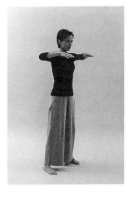
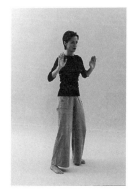

- Póngase de pie, piernas separadas a la anchura de los hombros.
- Durante la inspiración, suba lentamente los brazos hacia delante, palmas hacia abajo, a la altura de los hombros.
- Siguiendo con la inspiración, doble los brazos, con los codos hacia el suelo, hasta que

las manos se coloquen horizontalmente delante de los hombros, palmas hacia delante.

- Espire doblando un poco las rodillas y empujando las manos, en posición vertical como si quisieran empujar algo hacia delante, hasta que los brazos estén casi estirados.
- Mantenga la atención muy concentrada en el movimiento.

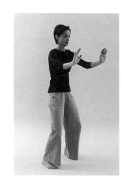

Los beneficios de este ejercicio

Esta respiración calma profundamente. Al principio hace bostezar. Prepara para un buen sueño. Puede ser un recurso para tratar el insomnio. Permite reforzar la energía Yin y ayuda a transformar la energía vital de los riñone, Jing, en Shen (conciencia clara, lucidez, serenidad, luz). Los maestros taoístas la utilizan para favorecer la clarividencia y la intuición

El dragón de la inundación se zambulle en el mar

- Póngase de pie.
- Inspire subiendo los brazos por delante, separados entre 20 y 30 centímetros, palmas frente a frente, y los pulgares hacia arriba.
- Suba las manos a la altura de los hombros, luego doble los brazos. Las manos se colocan entonces delante de los hombros.
- Espire girando los dedos hacia el suelo y baje las manos a los costados, las palmas siguen frente a frente.
- Al mismo tiempo, doble un poco las rodillas.

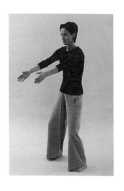 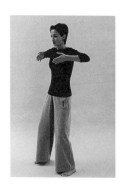 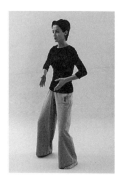 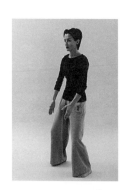

- Para una mayor acción sobre los meridianos del corazón y del intestino delgado, piense en estirar muy bien los dedos meñiques.
- Concéntrese en el efecto que produce el ejercicio en el interior de su cuerpo.

Los beneficios de este ejercicio
Ayuda a unir la parte superior del cuerpo con la parte inferior; la parte delantera con la parte trasera. Activa la circulación de la sangre en el corazón, en la aorta y en los grandes vasos.

La sonrisa interior en el órgano con el sonido Ma

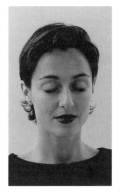

- Siéntese en posición de loto o en el borde de una silla, la columna vertebral bien recta.
- Cierre los ojos.
- Visualice una fuente de luz, suave y serena, delante de la frente.
- Inspire captando esta luz en su cabeza.
- Luego espirando, mándela hacia su corazón, acompañada de una sonrisa.
- Al mismo tiempo, pronuncie el sonido *Ma* en silencio.
- Continúe con el ejercicio durante varios minutos.
- Vuelva a respirar normalmente antes de abrir los ojos.

Los beneficios de este ejercicio
Fortalece y relaja el corazón, regula su ritmo, disuelve los estancamientos de la sangre y de la energía en el corazón. Calma las emociones, armoniza los estados afectivos y desarrolla el amor y la disponibilidad.

La respiración «soplo del viento»

- Siéntese en posición de loto o en el borde de una silla.
- Cierre los ojos y respire tranquilamente.
- Luego inspire por la nariz.
- La punta de la lengua toca el paladar.

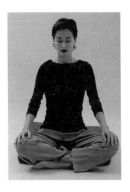

- Manteniendo los ojos cerrados, dirija la mirada 30° hacia arriba.
- Espire por la boca emitiendo el sonido *Ha*, suavemente, la punta de la lengua tocando el paladar blando de la boca, y los ojos cerrados dirigidos 30° hacia abajo.
- Continúe el ejercicio intentando alargar el tiempo de inspiración y de espiración.

Los beneficios de este ejercicio

Esta respiración calma profundamente, elimina las tensiones y el Fuego del corazón. Al principio, hace bostezar. Relaja de manera instantánea y prepara para un buen sueño. Se puede recurrir a ella para tratar el insomnio. Fortalece la energía Yin y ayuda a transformar la energía vital de los riñones, Jing, *en* Shen *(clara conciencia, lucidez, serenidad, luz). Viene de las enseñanzas de los maestros taoístas, que lo utilizan para favorecer el crecimiento y la expansión de la conciencia, para la clarividencia y la intuición.*

ÉRASE UNA VEZ UN FÉNIX

Un fénix que resplandece en nuestro interior. El corazón en nuestro pecho es el sol de nuestro microcosmos, nuestro universo interior; el fénix es su símbolo. En la Antigüedad, el fénix representaba la revolución solar, la longevidad y la inmortalidad porque, cuando envejecía, se consumía en su propio calor y renacía de sus cenizas manifestando el poder de mutación, de transcendencia, del FUEGO.

Hay un fénix que resplandece dentro de nosotros, al igual que nuestro corazón palpita; una luz de verano, el calor que hace que se acerquen los seres en el trigrama de la luz, que se perciban y se reconozcan. Bajo el calor del verano, todo se revela, todo se abre para alcanzar su plena madurez.

Es el momento para salir, para vivir fuera, para exponerse al sol, para transportarse de gozo. El solsticio de verano se celebra con los fuegos de San Juan.

El elemento FUEGO se armoniza con la alegría que procura la vida, la alegría de vivir. El elemento FUEGO alumbra: en nosotros es la conciencia, el hecho de estar despiertos, lúcidos, claros. También es el conocimiento, la comprensión profunda, la sabiduría. El FUEGO que llevamos dentro es nuestra mirada de visionario que ve más allá de la apariencia, y es la intuición. Nuestro elemento FUEGO se estimula con el color rojo, corresponde al planeta Marte, al sabor amargo, al cordero, al trigo. Da su energía a nuestro corazón y al intestino delgado, a los vasos sanguíneos, a las venas.

La energía del corazón rige la lengua y el hecho de hablar: la elocución.

Cuando el Sol está en su cenit, entre las 11 y las 13 horas, hora caballo, es la hora del corazón; de 13 a 15 horas, hora cabra, es la hora del intestino delgado.

El corazón gobierna la memoria, la facultad de acordarse. También gobierna las emociones, esas emociones que debemos aprender quizá a amansar; sobre todo, si se tiene un temperamento FUEGO, porque podríamos quemarnos, consumirnos bajo el efecto de la pasión.

Una persona regida por el elemento FUEGO será emotiva. Apasionada e idealista, dedicará todas sus fuerzas, sus energías, su actividad, su elocuencia, su ardor, a la causa que defiende, sin descanso, hasta el agotamiento o hasta la ceguera.

Sentimental, será una persona idealista y tímida, cerrada en sí misma, hipersensible, vulnerable; pero tenaz y escrupulosa, siendo activista y predicando las buenas causas o las causas desesperadas.

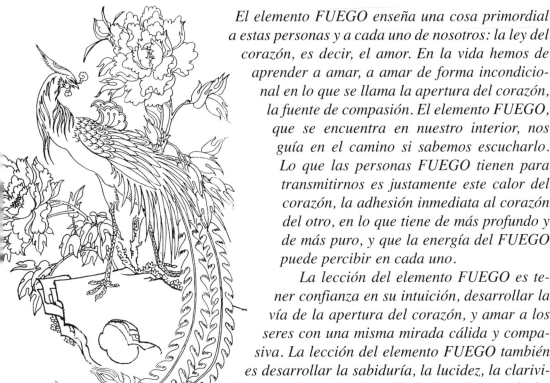

El elemento FUEGO enseña una cosa primordial a estas personas y a cada uno de nosotros: la ley del corazón, es decir, el amor. En la vida hemos de aprender a amar, a amar de forma incondicional en lo que se llama la apertura del corazón, la fuente de compasión. El elemento FUEGO, que se encuentra en nuestro interior, nos guía en el camino si sabemos escucharlo. Lo que las personas FUEGO tienen para transmitirnos es justamente este calor del corazón, la adhesión inmediata al corazón del otro, en lo que tiene de más profundo y de más puro, y que la energía del FUEGO puede percibir en cada uno.

La lección del elemento FUEGO es tener confianza en su intuición, desarrollar la vía de la apertura del corazón, y amar a los seres con una misma mirada cálida y compasiva. La lección del elemento FUEGO también es desarrollar la sabiduría, la lucidez, la clarividencia, cultivar la humildad. Por último, el elemento FUEGO es capaz de suscitar la oración en nosotros, en una actitud de máxima humildad, de abrir nuestro corazón a las fuerzas trascendentales o a lo divino, invocando y rezando.

Cuando la energía del corazón está perturbada, podría haber trastornos de la circulación sanguínea y del corazón. Las cefaleas violentas, los insomnios, la agitación, la excitación emocional, las transpiraciones excesivas, la hipertensión, los problemas cardíacos, las varices son los desórdenes principales del corazón cuando su energía está en exceso. Quienes están afectados temen al calor y deben saber protegerse.

Si le falta energía al corazón, también habrá cefaleas crónicas, angustia, timidez, depresión, penas, penas del corazón, pérdidas de memoria; el corazón será débil, la persona será friolera, habrá hipotensión arterial, incluso anemia.

Para amaestrar nuestra hipersensibilidad emotiva, el FUEGO invita a cultivar la ecuanimidad, la serenidad.

El verano es la estación que mejor conviene para cuidar nuestro corazón y la circulación, para apaciguarnos.

La naturaleza generosa nos ofrece estas plantas, estas esencias y estas flores para equilibrar el corazón y la circulación.

Plantas como el espino albar, el sauzgatillo, el muérdago, la mejorana, la pasiflora, la valeriana; aceites esenciales como la lavanda, la verbena, la menta, la mejorana; elixires florales de caléndula, manzanilla, higuera, hipérico, pasiflora, trébol rojo, apaciguan el corazón, calman su ritmo y son sedantes. Plantas como la milenrama, la angélica, la agripalma, la rosa silvestre, la rubia, la lavanda, el helenio, el álsine, la quina roja; aceites esenciales como la angélica, el naranjo amargo, la rosa, la salvia; elixires de flores de angélica, árnica, rosa silvestre, boj, madreselva, achicoria, corazón de María, rosa silvestre, aulaga, malva estimulan el corazón, devuelven el tono y la moral.

Para armonizar la energía del corazón y sus meridianos, practicaremos «la serpiente», los estiramientos de los meridianos del corazón y del intestino delgado; pero también los del Maestro del corazón y del Triple Calentador, así como los ejercicios, sonidos y visualizaciones específicos.

¡**Hagamos un resumen** de lo que es importante recordar para cuidar nuestro elemento Fuego; veamos, más allá de los símbolos, lo que la energía Fuego induce en nosotros y qué podemos hacer, en nuestra vida cotidiana, para desarrollar plenamente nuestro elemento **Fuego**!

Capítulo 8
LA TIERRA, EL ELEMENTO DEL CENTRO

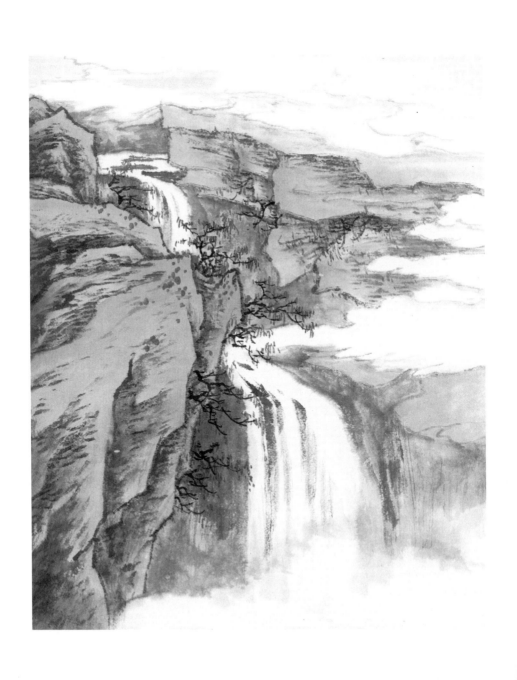

El elemento Tierra corresponde, en el círculo, a la proyección del centro de observación entre los cuatro puntos cardinales. Esta proyección coloca el elemento Tierra entre el Fuego, en el verano, y el Metal, en el otoño. Por lo tanto, la estación que le corresponde es el final del verano, pero todavía no es el otoño. Es lo que llamamos el verano indio.

El clima es suave, templado, agradable; no tenemos ni frío ni calor, nos sentimos a gusto. Por fin respiramos después de los fuertes calores. Los frutos maduros que no se han recogido caen al suelo. Se acerca el momento de llenar los graneros.

Este período corresponde a los doce días rituales durante los cuales el emperador de China, vestido de amarillo, el color del elemento Tierra, residía en el palacio central. «Si el soberano quiere animar el espacio, debe ocupar el puesto real (el centro). Desde este lugar parece animar el tiempo: ha dado un centro al año», podemos leer en los textos antiguos.

La Tierra está representada por dos trigramas: la Tierra (o Lo Receptivo) y la Montaña.

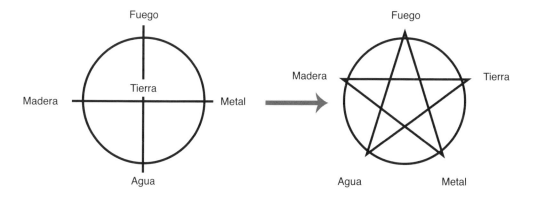

La Tierra nutricia

El trigrama que representa la Tierra está relacionado con la madre que nutre, con nuestra Madre Tierra.

Lo Receptivo

Ella procura que todos sus hijos estén alimentados. Se halla representada por la vaca y relacionada con el vientre. Se abandona, en el sentido de que es totalmente Yin, pasiva, de ahí su apodo de «receptiva». Recibe todas las influencias de la naturaleza: los climas, los vientos, el frío, el calor, la lluvia. También es fecundada por el hombre que la labra y planta las semillas. Simbólicamente, el trigrama Tierra también está vinculado con el caldero donde cuecen los alimentos: la Tierra es el gran crisol de la vida. Representa la economía (porque la naturaleza es frugal), el ternero debajo de la vaca, la fecundidad, la forma y la multitud.

Por último, el trigrama Tierra simboliza la igualdad, porque la Tierra no tiene preferencias ni rechaza, como una buena madre con respecto a cada uno de sus hijos.

La Montaña y la Tierra

La Montaña

El trigrama de la Montaña está en la posición noroeste, opuesto al trigrama Tierra en el sudeste. Se sitúa al final del año, entre la terminación del invierno y el principio de la primavera, período del año en que el elemento Tierra se manifiesta. Pero tanto en un caso como en el otro (final del verano o final del invierno), se trata de una pausa después de las estaciones más extremas, el Yang del verano o el Yin del invierno.

La Montaña simboliza la quietud, la inmovilidad, el arraigamiento necesario para que se cumpla el principio y el final de todo lo que vive en la Tierra.

La imagen que mejor representa este tiempo de detención es la del ermitaño que, desde lo alto de su retiro en la montaña, contempla la realización de la existencia y se prepara para observar el renacimiento de la primavera después del final del invierno, como una victoria de la vida sobre la muerte en el ciclo perpetuamente renovado de las estaciones.

Este trigrama también simboliza al perro que guarda la entrada de la casa. Si el cielo está relacionado con el círculo, la Tierra está representada por el cuadrado. Esta forma geométrica definida y rigurosa se vincula a la percepción de la realidad. La Tierra también está relacionada con el arraigamiento, con la facultad de mantener «los pies en la Tierra». En francés se dice de algunas personas que son «cuadradas» cuando no transigen si se trata de qué es verdad y qué es realidad. Esta aptitud mental se cultiva con posturas de *Qi Gong* que llamamos de arraigamiento. Permiten relacionarse firmemente con la Tierra.

Los animales de la Tierra

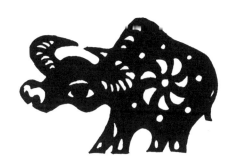

El buey simboliza la Tierra porque es macizo y, como ella, es calmado, fuerte, tranquilo, dulce y desapegado. El buey simboliza la sabiduría en Asia. El sabio legendario Lao Tseu, padre del *Tao Tö King* y fundador del taoísmo, fue hacia el oeste montado encima de un buey. Allá desapareció por el paso del oeste, es decir, el paso de la montaña que simboliza la realización perfecta.

Los individuos de constitución Tierra se parecen en su forma física a su animal símbolo: son macizos, fornidos, bien metidos en carnes, su cuello es corto, el rostro ancho y redondo, los labios gruesos.

Saturno, la tarde y el final de la madurez

El tiempo de la Tierra es la tarde que toca a su fin. En el transcurso de una vida este elemento corresponde al final de la madurez, ese período en el que estamos en plena posesión de nuestras facultades. Su «denominación» es la transformación. Su energía es conciliadora. Su clima está hecho de vapores y de humedad. Su elaboración es la de enriquecer, fecundar, y su oficio es pacificar.

El planeta de la Tierra: Saturno

Dotado de una imagen ambivalente, simboliza los obstáculos de la existencia, las penas, las trabas, pero también encarna la facultad que tenemos para liberarnos. Es un astro con doble cara, que oculta en su seno una infinidad de posibilidades. Es el símbolo del paso, de la transmutación, de la evolución que nos hace pasar de un estado a otro sin cesar, que continuamente nos hace morir a cada momento para renacer de nuevo.

La tabla de correspondencias

Como lo hemos hecho para los elementos precedentes, podemos establecer numerosas asociaciones con el elemento Tierra. Nos ayudan a impregnarnos de la esencia misma de este elemento, menos brillante que el anterior pero más anclado en la realidad, más fecundo, más rico en posibilidades.

Dirección del espacio	Centro
Planeta	Saturno
Fase del día	Tarde
Evolución	Transformación
Denominación	Consumación de la madurez
Cualidad de la energía	Conciliadora
Clima	Vapor y humedad
Mandato	Calor
Elaboración	Enriquecer, fecundar
Oficio	Pacificación

La humedad es la energía climática de la Tierra. Esta humedad proviene de la evaporación de las primeras lluvias. Asociadas con el calor del final del verano, se transforman en vapor, en niebla. La humedad también representa las lluvias que fecundan la Tierra, que la preparan a fin de producir los alimentos para todos los seres vivos.

La Tierra a lo largo de los meses...

En la concepción china, la Tierra es objeto de una ambigüedad, aunque no sea verdaderamente una contradicción.

Por una parte, se la considera como la quinta estación, en este caso se intercala entre el final del verano y el otoño. Pero su duración entonces es más corta que las otras estaciones: de 25 a 30 días.

Por otra parte, la Tierra también puede ser interpretada como un período de transición. En este caso, el período Tierra dura los 18 días al final de cada estación del calendario chino, período durante el cual el organismo se vuelve a centrar y a equilibrar antes de empezar la estación siguiente.

La Tierra de nuestra vida

El período Tierra de nuestra existencia corresponde a la plena madurez. La hemos alcanzado a lo largo del período Fuego. Durante los años que le suceden, el cuerpo permanece en plena posesión de sus facultades, el espíritu es fecundo y creativo.

Fieles a esta imagen simbólica, las personas de constitución Tierra a menudo presentan este carácter estable, pacífico y tranquilo durante toda su vida.

La Tierra en la naturaleza

Como los otros elementos, tiene numerosas correspondencias en la naturaleza: frutos, verduras, granos, olores, sabores... El metal relacionado con la Tierra es el plomo. Algo interesante: en medicina occidental se habla de saturnismo para designar la intoxicación por el plomo; sin duda, es un vestigio del conocimiento de nuestra medicina antigua sobre los vínculos entre los metales y los planetas. Por lo tanto, China estableció la misma relación. Entre las carnes, el buey está vincula-

Metal	.Plomo
Carne	.Buey
Cereal	.Mijo, maíz
Fruta	.Jojoba
Olor	.Perfumado
Sabor	.Dulce, insípido
Color	.Amarillo
Cifra	.5
Nota china	.Gongo (Fa) (Primera nota)

do a la Tierra, el mismo animal simbólico. Este paralelo puede parecer sorprendente, pero es verdad que cuando uno desea reconstituir su energía, el instinto corporal nos hace desear un «buen bistec». Y, de hecho, se dice que la carne roja nos ayuda a fabricar glóbulos rojos, los cuales a menudo disminuyen cuando estamos cansados.

El olor de la Tierra es perfumado, como la estación que este elemento representa y durante la cual los frutos, ricos en olores y sabores, se recogen en su plena maduración antes de que sea demasiado tarde. El sabor dulce y lo insípido corresponden a la Tierra. Encontramos su energía en el azúcar de caña y en los alimentos dulces, pero también en las plantas neutras como el tilo o en los aceites vegetales como el aceite de cacahuete.

El color de la Tierra es el amarillo. En cromoterapia o en decoración, se puede utilizar este color para fortalecer el elemento Tierra en nosotros.

La cifra que corresponde a la Tierra es el 5. En los ejercicios de *Qi Gong*, volvemos a hallar esta cifra pues los ejercicios destinados a dinamizar la Tierra deben repetirse 5, 10, 15... veces.

Entre los sonidos, el *Gong*, la primera nota de la escala china, corresponde a la Tierra, el fa en la escala occidental.

La Tierra en nuestro cuerpo

El elemento Tierra, la energía de Saturno, el centro, el final del verano, los entretiempos..., todo esto se arraiga en nuestro cuerpo en dos órganos: el bazo y el páncreas.

Peculiarmente, para la medicina china estos dos órganos llenos situados en la zona del plexo solar (el centro del hombre) forman uno: es el «bazo-páncreas», que para simplificar se nombra sólo como bazo. Pero siempre hemos de recordar que, para la medicina china, este término designa los dos órganos reunidos.

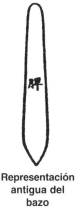

Representación
antigua del
bazo

La entraña acoplada con el bazo-páncreas es el estómago.

Estas dos vísceras rigen la fisiología de un órgano de los sentidos: la lengua y por lo tanto el gusto; pero también están relacionadas con el tacto y con los músculos.

El bazo gobierna toda la boca, las mejillas, los labios y las glándulas salivales, así como los líquidos orgánicos; es decir, todos los intercambios acuosos, se trate del medio intracelular o extracelular.

Una lectura atenta del *Nei Jing Su Wen* nos enseña que un desequilibrio del bazo-páncreas se manifiesta por obstrucciones, eructos y diarrea. La secreción específica del bazo es la saliva. Cuando el bazo y el estómago están en perfecta armonía, el sujeto está alegre, canta. La expresión psíquica relacionada con el bazo es la reflexión.

Los poderes del conjunto bazo-páncreas

En la energética china, no se puede separar el bazo-páncreas del estómago. Estas dos vísceras forman parte del plexo solar, del centro del hombre. Se encargan de suministrar energía y sangre a todo el cuerpo, por el intermedio de los meridianos. Por esta razón el *Nei Jing Ling Shu* los llama «los órganos graneros». Se habla del padre de los meridianos Yang para designar al estómago y de la madre de los meridianos Yin para designar al bazo.

Órgano	Bazo-páncreas
Entraña	Estómago
Orificio	Boca
Sentido	Tacto
Tejidos	Carne y músculos
Sector	Líquidos orgánicos
Trastorno	Obstrucciones
Secreción	Saliva
Síntoma	Diarrea
Sonido	Canto
Expresión	Eructo
Emoción	Pensamiento

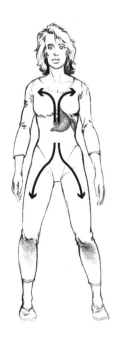

Inducción de la energía del bazo y del estómago en el cuerpo

El bazo asegura la repartición de la energía

Se asimila la energía de los alimentos y de las bebidas a su nivel. El bazo posee un movimiento energético ascendente que lleva la energía extraída de los alimentos hacia arriba. El estómago posee un movimiento energético descendente que transporta la energía de los alimentos hacia abajo.

Volvemos a encontrar una descripción análoga de la digestión en la medicina tradicional india, llamada «ayurvédica», a nivel del *manipura chakra*, el centro energético situado en el plexo solar. Estas dos vísceras son la base de lo que los chinos llaman «la energía postnatal», o «energía nutritiva» o también «energía *Yong*». Para asegurar la perennidad de esta energía nutritiva debemos alimentarnos durante toda la vida, desde nuestro primer biberón hasta nuestra última comida. Esta energía viene a completar la energía prenatal, que heredamos de nuestros padres en el momento de la concepción, y que se almacena en los riñones (véase capítulo 12). Sin embargo, esta energía prenatal se desgasta con el tiempo, y el bazo junto con el estómago se encarga de su regeneración.

El bazo gobierna la transformación y el transporte de las materias nutritivas

El bazo se encarga de captar y de redistribuir la parte más pura de los alimentos, su esencia misma, su valor nutritivo impalpable, energético. Por su movimiento energético ascendente, hace subir esta energía pura hasta los pulmones, que aseguran su repartición en el organismo por el intermedio de los meridianos de acupuntura, el primero es el del pulmón, y por el intermedio de la sangre, *Xué*, en los vasos sanguíneos, con la ayuda del corazón.

Aquí el concepto energético chino se corresponde perfectamente con la concepción fisiológica occidental en lo que concierne a la sangre. La diferencia es que en oriente se admite la existencia de una sustancia energética pura de los alimentos (el *Qi* para la medicina china, el *Prana* para la medicina ayurvédica), una esencia inmaterial, diferente de los nutrientes (glúcidos, lípidos, proteínas, vitaminas...). Para los orientales, esta sustancia diferencia los alimentos frescos de los alimentos artificiales (conservas, congelados). También establecen una diferencia de la misma naturaleza entre la cocina industrial y la cocina familiar preparada con amor en casa.

Los conceptos occidentales y orientales de digestión y de asimilación de los alimentos difieren en lo que se refiere al papel del conjunto bazo-páncreas. Para la medicina china, cuando el bazo está en un estado de vacío energético, como en el caso de las enfermedades inmunológicas, en ciertos casos de cáncer, o bajo el efecto de la quimioterapia, sus funciones de transformación y de transporte se encuentran perturbadas. La anorexia (falta de apetito) y el adelgazamiento pueden aparecer. Se dice que cuando la energía del bazo está en estado de vacío, la energía y la sangre del cuerpo entero también lo están. Entonces, el sujeto puede llegar a sentir un cansancio profundo.

Asimismo, el bazo dirige el proceso de distribución de los líquidos orgánicos en el cuerpo. Si el bazo está en estado de vacío, aparecen estancamientos y edemas.

En cuanto al estómago, conduce el resto de los alimentos, la parte no extraída por el bazo, hacia la parte inferior del cuerpo gracias a su movimiento energético descendente. La digestión sigue de este modo en el duodeno (la salida del estómago), luego en el intestino delgado, donde los alimentos de nuevo se seleccionan (véase capítulo 6).

La energía ascendente del bazo y la energía descendente del estómago deben estar en armonía. Cuando una no domina a la otra, la digestión se hace fácil y naturalmente.

Si la energía ascendente del bazo está en exceso en relación con la del estómago, esto provoca hipo, eructos, obstrucciones gástricas, una digestión difícil e incluso vómitos.

Si la energía ascendente del bazo es insuficiente con relación a la del estómago, esto provoca una aceleración del tránsito y diarrea.

El bazo gobierna el humedecimiento del cuerpo

El bazo es la madre nutricia que distribuye sus riquezas a todas partes por igual. Si es capaz de atender a la transformación, al transporte, a la distribución de la energía sacada de los alimentos, es porque gestiona todos los intercambios entre el medio extracelular y el medio intracelular: tanto los nutrientes que entran en las células como los desechos que producen y que se deben eliminar. El bazo asegura las condiciones de equilibrio de este medio interior.

Su función es aportar «cooperación y beneficios». En caso de desequilibrio, por exceso o por defecto, de uno de los órganos, el bazo desempeña el papel «diplomático» de conciliador.

En condiciones óptimas, el cuerpo está bien humedecido, ni mucho ni poco. La fluidez y la viscosidad son normales, así como todas las secreciones y excreciones. Pero cuando se instala un desequilibrio, provoca sequedad en el medio interior, o, al contrario, un exceso de humedad que se evacua o que se condensa.

Esta humedad circula por todos los tejidos, por ejemplo, por los músculos y los espacios entre los órganos. Esta circulación de los líquidos y de la energía nutricia se extiende a los cuatro miembros.

Esta función que asume el bazo, órgano de la Tierra, es muy importante ya que el mismo órgano es sensible a la humedad, energía de la quinta estación. La humedad externa es producida, por supuesto, por la lluvia, por las nieblas, pero también por el mar, los ríos o los lagos y las regiones pantanosas... También puede estar en una casa insalubre o infiltrada por la humedad. Según la latitud o la estación, esta humedad puede ser fría (humedad en el centro de Francia, humedad del invierno) o caliente (humedad tropical, humedad del verano). En la medicina china, ciertos microbios son clasificados «húmedos»: los hongos y los parásitos. Son los hongos y el polvo de casa, el moho, el *Candida albicans*, las levaduras, la solitaria, la ascáride, el parásito responsable del paludismo..., que se desarrollan más fácilmente en los ambientes húmedos, sean externos (regiones y países) o internos (organismos vivos).

Cuando una humedad anormal se desarrolla en el cuerpo, se dice que se «condensa» en flema o en mucosidades.

Una alimentación abundante, demasiado rica en carne y en grasas, demasiado picante o demasiado «regada» (con mucho vino), desarrolla condiciones internas de parasitosis o de alergias a las levaduras y al moho. Estas enfermedades se manifiestan con aumento o espesamiento de la saliva, con un depósito graso encima de la lengua, vómitos (especialmente flema), hinchazones de vientre en ayunas, una distensión del abdomen, diarreas (mocos en las heces), fiebre con escalofríos, tos muy húmeda, asma, pérdidas vaginales blancas o amarillentas, edema, una transpiración excesiva, una pesadez dolorosa por todo el cuerpo, inflamaciones óseas y reumatismo sensible a la humedad.

El bazo gobierna los músculos y los miembros

Si el bazo asegura correctamente su función de transformación, de asimilación y de transporte, una cantidad satisfactoria de energía y de sangre se produce y se transporta hasta los músculos.

El bazo atiende a esta misión gracias a un meridiano llamado *Da Bao* (la gran envoltura carnal) que empieza al final del meridiano del bazo. Se divide en múltiples ramificaciones, como una red, para distribuir la energía de los nutrientes y de los líquidos orgánicos en los músculos, pero también en los líquidos extracelulares, tejidos conjuntivos, tejido colágeno, diafragma, ligamentos y fascias.

Si la energía del bazo está en estado de vacío, los músculos sufren rápidamente: hiper-reactividad muscular, «movimientos sutiles» visibles debajo de los músculos, pérdida de volumen muscular por degeneración (amiotrofia)... Estos síntomas pueden aparecer bajo una forma benigna simplemente como consecuencia de un cansancio físico o psíquico. De hecho, se dice que los trabajos físicos duros agotan la energía del bazo.

El sujeto que padece un vacío de la energía del bazo siente esta pérdida de la fuerza muscular a través de una fatiga anormal de los miembros que se vuelven pesados; se desploma encima de la cama sin poder moverse. En el plano psíquico es partidario del menor esfuerzo. En el plano neurológico, este síntoma puede corresponder a ciertas neuritis acompañadas de una perturbación de la sensibilidad: anestesia o hipersensibilidad de la piel, dolores... ¡La diabetes representa una causa mayor de neuritis cuyo origen es el exceso de calor y… de humedad!

Un vacío del bazo también es capaz de afectar la distribución de los líquidos orgánicos, provocando estancamiento. Es una de las causas de la acumulación de grasas. Según los chinos, este estancamiento se agrava debido al estado sedentario y a la posición sentada. El bazo igualmente gobierna la formación del colágeno. Un desequilibrio energético puede favorecer la aparición de enfermedades autoinmunes del colágeno, afortunadamente poco comunes, como el lupus o la esclerodermia, que a menudo están acompañadas de sequedad en la boca y de mucosidad.

Una fatiga energética

Una enfermedad reciente que apareció entre los ciudadanos de Nueva York, el «síndrome de fatiga crónica», también se manifiesta por un cansancio anormal de los miembros, pereza y lentitud intelectual. Este síndrome es debido quizá a un virus. ¡Pero para la medicina china el diagnóstico energético es el vacío de la energía del bazo!

El bazo gobierna la sangre

El bazo no sólo participa en la elaboración de la sangre, sino que también garantiza su buena circulación en los vasos. Cuando el bazo está en estado de vacío energético, observamos hemorragias: encías, hemorroides, reglas abundantes... Incluso, en casos graves, enfermedades de la sangre o trastornos digestivos importantes.

El bazo mantiene los órganos en su sitio

La energía del bazo, gracias a su movimiento ascendente, también se encarga de mantener los órganos en su sitio.

Si su energía es insuficiente, puede manifestarse con un prolapso del útero, de los riñones, de la vejiga o del estómago.

En la energética china, el diafragma está asimismo bajo el mando de la energía del bazo. Este mismo músculo, que separa la caja torácica del abdomen, lleva ligamentos que «sostienen» ciertos órganos. Todos los tejidos conjuntivos que rodean los órganos en el abdomen (fascias, ligamentos...) también dependen del bazo.

El bazo se abre en la boca y se manifiesta en los labios

«El brillo del bazo se manifiesta en los labios», enseña el *Nei Jing*. Mire los labios de su paciente y verá el estado de salud de su bazo. Si están pálidos y secos, indican un vacío de energía Yang del bazo. Si se muestran rosas y húmedos, el bazo está bien. Si están secos y agrietados, es que hay demasiado calor en el estómago y en el bazo.

Por otra parte, cuando la energía del bazo tiene armonía, uno puede fácilmente distinguir los cinco sabores y gustarlos. Pero si es demasiado débil, el gusto se borra poco a poco (ageusia). La lengua está gobernada por el corazón, pero el bazo es el que le permite distinguir los sabores.

Por último, el bazo gobierna la producción de saliva por medio de las glándulas parótidas y submaxilares. Esta producción se acentúa cuando inhalamos el aroma de los platos antes de ponerlos en la mesa; luego, durante toda la masticación. Es el primer tiempo de la asimilación de los alimentos ya que la saliva contiene las enzimas digestivas.

El bazo gobierna la forma del cuerpo

El desarrollo armonioso del cuerpo depende del bazo. Por esta razón, los desequilibrios energéticos del bazo algunas veces son responsables de la delgadez o, por el contrario, de la gordura. La delgadez constitucional puede ser una señal morfológica tanto del Metal como de la Tierra. Los otros estudios morfológicos, por ejemplo de las manos, permitirán determinar esta diferencia. En cambio, la pérdida repentina de peso a menudo es señal de daño en la energía del bazo, bien porque la persona está minada por importantes preocupaciones o bien porque se incuba una enfermedad seria.

El exceso de peso a veces es constitucional, entonces se ve al nacer. Pero es más frecuente que el aumento de peso suceda durante el período que precede a la pubertad, lo que significa que el bazo no consigue armonizar los numerosos trastornos que marcan este período. En las niñas, esta gordura a menudo va acompañada de unas primeras reglas tardías.

En otros casos, los desequilibrios energéticos del bazo aparecen como ataques de bulimia, entrecortados con ataques de anorexia. La forma del cuerpo sigue la curva de variaciones del apetito, oscilando entre la delgadez y la obesidad. Con frecuencia problemas psíquicos acompañan este «yo-yo». El aumento de peso también puede intervenir durante el embarazo o durante un conflicto emocional violento. En este caso es posible que el bazo, para proteger los otros órganos, se haya interpuesto como tapón. Sean consecuencia o no de un exceso alimenticio, los kilos que se acumulan en este momento son como un caparazón; una defensa que uno se construye a fin de poner una distancia entre sí mismo y la realidad, para protegerse de lo que uno no está preparado para afrontar. La idea es eliminar toda seducción del propio cuerpo, para no ser codiciado y así evitar las relaciones sexuales que plantean un problema.

Por último, algunas personas engordan simplemente porque son «de buen comer» y porque les gusta la fiesta. No les importa ser menos atractivas: «deben amarme como soy» y en realidad así es, porque respiran una sensualidad sana. Sin embargo, en todos los casos, las variaciones de peso son señales que manda nuestro organismo para decirnos que nuestro bazo-páncreas tiene dificultad y necesita ayuda.

Las emociones de la Tierra

Aparentemente, al bazo no le corresponde ninguna emoción. Su reino es el del pensamiento, de la reflexión. Como el elemento con el cual está relacionado (la Tierra), se sitúa en el centro: entre la alegría del sur y el miedo del norte, entre la ira del este y la tristeza del oeste. El bazo templa estos movimientos emocionales a través del pensamiento. Ayuda a tomar la distancia necesaria, a medir, a sopesar los pros y los contras.

Se dice que el exceso de preocupación y las contrariedades alteran la energía del bazo. Cuando uno rumia demasiado sin encontrar la solución a los problemas, cuando sufre «surmenage» intelectual, como el estudiante en el momento de los exámenes, el bazo padece las consecuencias.

El *Yi*, el alma vegetativa del bazo

El alma vegetativa del bazo es el *Yi*. También es el pensamiento y la facultad de reflexionar. Esta facultad está sometida a unas variables que no tienen nada que ver con el grado de inteligencia. Por ejemplo, a veces tenemos dificultades para pensar en ciertos momentos del día, especialmente entre las comidas, y la cabeza está como vacía. Esta sensación es característica de la hipoglucemia (disminución del azúcar en la sangre) para la medicina occidental. Para la medicina china señala el vacío energético del bazo. En este caso, el sujeto se queja de no poder de concentrarse, se siente distraído, tiene la cabeza «de algodón» o «en las nubes». Pero en cuanto come, se anima; es señal de un *Yi* del bazo sano, incluso con un ligero exceso.

De este modo la capacidad para pensar está apoyada en un humor básico bastante alegre. En caso de vacío, aparece la indiferencia acompañada de distracción, de apatía, incluso con ideas fijas u obsesiones.

En el caso inverso, el exceso energético se manifiesta con la despreocupación, un exceso de entusiasmo y de desenvoltura, una alegría exagerada. ¡El sujeto no sólo canta, vocifera! Nada le puede parar, ni siente la necesidad de dormir.

De este modo, la energía del bazo no solamente gobierna la aptitud para reflexionar, sino que también da la tonalidad interna del humor: alegre o sombrío, maniático o depresivo, desapegado u obsesionado... En algunos casos, el exceso de reflexión puede oponerse a la acción, porque el sujeto es incapaz de tomar una decisión, otro efecto del desequilibrio energético del bazo.

La virtud taoísta que permite salir de esta situación es la confianza en uno mismo, la fe.

Los sueños de la Tierra

Cuando la energía del bazo está en exceso, soñamos que cantamos o que oímos música. También podemos soñar que el cuerpo pesa y que nos cuesta levantarnos. Cuando la energía del bazo está en vacío, soñamos que bebemos o comemos; también soñamos con colinas o con casas barridas por el viento.

Los meridianos de la Tierra

El meridiano del estómago

El meridiano del estómago empieza cerca de la nariz y acaba en el segundo dedo del pie.

El meridiano del estómago concierne al maxilar inferior, las glándulas salivares, la articulación temporo-mandibular, la frente, el ojo, los senos maxilares, el cuello, las carótidas y la aorta, la circulación de las arterias femorales y tibiales, las clavículas, los pezones, los músculos abdominales, los orificios herniarios, el estómago, la digestión, el páncreas y la insulina, el apetito, la sensación de hambre, la apetencia por el azúcar, la parte delantera del muslo y de la pierna, el nervio crural, el tobillo y el segundo dedo del pie.

Este trayecto explica tanto las cefaleas «en casco» de la hipertensión como las sinusitis maxilares, las gingivitis, los problemas de senos y de lactancia, los trastornos digestivos, las arteritis en las piernas, las parálisis o neuritis en las piernas.

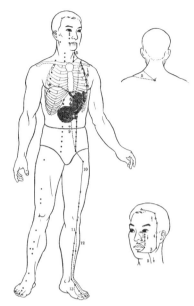

Meridiano del estómago

El meridiano del bazo

El meridiano del bazo empieza en el ángulo de la uña del dedo gordo del pie y acaba en la lengua.

En la energética china, el meridiano del bazo y del páncreas rige el dedo gordo del pie, la pantorrilla, el interior del muslo, los órganos genitales y la fecundidad, todas las vísceras abdominales (especialmente el páncreas y los intestinos), la digestión, el apetito, la sensación de hambre, la apetencia por el dulce, el sistema linfático, los ganglios, el bazo y el diafragma, la inmunidad, el tórax y los pulmones, la boca, los labios, las mejillas, la lengua y el gusto, las glándulas salivares (parótidas y submaxilar), las axilas y las costillas, la producción de colágeno y de los tejidos conjuntivos, y la nutrición de los músculos de los cuatro miembros.

Una perturbación del meridiano del bazo o una fragilidad de la energía del órgano explica ciertas malformaciones del dedo gordo del pie (*Hallux valgus*), el reumatismo, los ataques de gota, los dolores de piernas en un mismo lado del cuerpo, los brotes de diabetes, la alteración del gusto, el exceso de saliva, incluso el hecho de esputar saliva o de escupir o su desecación, o la sequedad de la boca. Todos estos síntomas, aparentemente sin relación, se manifiestan en la anatomía del trayecto del meridiano del bazo.

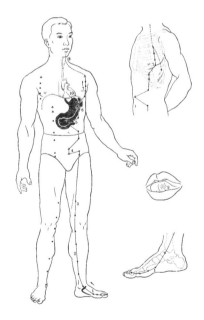

Meridiano del bazo

Dar la Tierra y recibirla: el papel del tacto

El elemento Tierra se transmite entre dos seres vivos a través del tacto. Cuando uno tiene desarrollado el sentido del tacto, cuando le gusta tocar a los demás, cultiva internamente las cualidades de la Tierra: algo maternal, la capacidad de reparar, de armonizar, de unificar. Es el papel de las caricias y de los masajes.

La persona que recibe caricias está en una situación inversa: es el receptor pasivo, el que recibe las cualidades de la Tierra. Se abandona a merced del otro, bajo su mano benévola que aporta reestructuración, alivio y sosiego.

El mensaje inconsciente contenido en el intercambio del tacto es poderoso. Una mano que se posa encima de su hombro, una mano que coge la suya una fracción de segundo es suficiente para aportar consuelo y bienestar.

Tanto si uno lo da como si lo recibe, el tacto nos arraiga y nos armoniza. Las personas solitarias, los solteros, los enfermos contagiosos, los paralíticos, los ancianos pueden sufrir una falta de contacto, sean conscientes o no de ello. Sin duda, se deberían fomentar los masajes, no sólo terapéuticos sino también simplemente entre amigos, para romper la soledad de las personas que no reciben contacto carnal.

Incluso las personas con buena salud física, moral y relacional, encontrarían muchas ventajas en recurrir al masaje como método de prevención global, por ejemplo en pareja o en familia. No es ninguna casualidad que las civilizaciones antiguas (india o china, japonesa o tailandesa, maya o islámica [hammam]), le dedicaran un lugar importante.

En circunstancias patológicas, cuando la energía del bazo está perturbada, la sensibilidad táctil puede modificarse. Según los casos, las manifestaciones serán «hiper» (hipersensibilidad, dolor al mínimo contacto...) o «hipo» (sensibilidad reducida).

Las horas de marea de los meridianos

El meridiano del estómago alcanza su máxima energía entre las 7 y las 9 horas. Se debe tonificar en este momento cuando está en estado de vacío. Corresponde a la hora del dragón. El meridiano del bazo-páncreas alcanza su nivel máximo de energía entre las 9 y las 11 horas, fase durante la cual se debe estimular cuando está en vacío. Corresponde a la hora de la serpiente.

Las enfermedades de la Tierra

Las enfermedades por exceso de la energía de la Tierra

Las personas que están predispuestas a ellas son joviales y activas, dotadas de un fuerte apetito. Les gustan los platos fuertes y los dulces y lo acompañan todo con un vaso de más.

Aquí están los trastornos que sufren a menudo:

- Digestión lenta.
- Somnolencia después de las comidas.
- Transpiración excesiva.
- Indigestiones.
- Dolores de estómago.
- Gastritis.
- Úlcera de estómago.
- Hernia diafragmática.
- Pancreatitis aguda.
- Diabetes.
- Colitis con hinchazón y gases.
- Diarrea.
- Hipertensión.
- Problemas cardíacos a nivel de las coronarias.
- Arteritis de las piernas.
- Obesidad localizada principalmente alrededor del vientre.
- Celulitis.
- Trastornos de la ovulación (reglas irregulares, edemas y aumento de peso de ciclo en ciclo).
- Caries dentales.
- Sinusitis.
- Gingivitis, aftas, secreción excesiva de saliva.
- Reumatismo, gota.
- Eczema supurativo que se agrava con la humedad, el calor y el alcohol.
- Micosis bucal o intestinal.
- Excitación, insomnio, alegría excesiva, despreocupación.

Las enfermedades por defecto de la energía de la Tierra

Las personas que tienen esta predisposición se nutren de una manera demasiado sobria con dietas especialmente pobres en proteínas. Son débiles, se cansan, son pálidas, frioleras y lentas.

Aquí están las principales enfermedades a las cuales son propensas:

- Gastralgias crónicas.
- Digestión lenta.
- Mala absorción.
- Colitis del lado derecho.
- Diarreas de heces pastosas o de alimentos no digeridos.
- Frío de vientre aliviado por calor.
- Hipoglucemia crónica.
- Cansancio de los miembros que pesan y duelen; necesidad de estar acostado.
- Edemas y a veces dificultades para orinar.
- Trastornos de la próstata.
- Reglas ausentes o con retrasos.
- Insuficiencia en progesterona y en estrógenos.
- Pérdidas blancas crónicas.
- Esterilidad.
- Anomalía de la flema cervical.
- Insuficiencia en la producción de espermatozoides.
- Falta de apetito sexual en los dos sexos.
- Tos húmeda.
- Asma con mucosidad.
- Bronquitis crónica.
- Micosis digestiva o vaginal.
- Micosis cutánea y eczema.
- Hipotiroidismo.
- Dismorfia (delgadez u obesidad).
- Cuerpo frío e imberbe.
- Celulitis.
- Pérdida de memoria, distracción, negligencia, recogimiento, manías, melancolía (en inglés, la palabra *spleen* designa a la vez el bazo y la melancolía).
- Anemia.
- Déficit inmunitario, falta de glóbulos blancos.
- Enfermedades auto-inmunes.
- Síndrome de fatiga crónica.

Cuidado con la quimioterapia

La quimioterapia siempre acarrea un vacío de la energía del bazo, que conviene compensar y ayudar con la acupuntura, la fitoterapia y el Qi Gong.

ENFERMEDADES YANG
por exceso

ENFERMEDADES YIN
por defecto

Agitación
Exceso de despreocupación

Depresión, melancolía

Cefaleas en círculo

Sinusitis

Gingivitis, labios secos,
irritados, caries dentales

Hipotiroidismo

Dolores en el corazón

Corazón lento

Hipoglucemia

Hipertensión arterial

Anemia, falta de glóbulos blancos

Dolor de estómago,
gastritis, úlcera

Diabetes

Déficit inmunológico

Ictericia, enfermedades del
páncreas

Gastralgias crónicas

Colitis

Diarrea, colitis, mala absorción

Obesidad, celulitis

Retraso en la pubertad, esterilidad,
amenorrea, frigidez, impotencia,
leucorrea

Micosis

Obesidad

Pesadez de los cuatro miembros

Dolores y pesadez de
los cuatro miembros

Neuritis

Arteritis

Gota, dolor en
el dedo gordo
del pie

LOS PASOS A SEGUIR...

¿Se reconoce en alguno de estos síntomas? En este caso, sobre todo durante el entretiempo o al final del verano, debe cuidar la buena circulación de
su energía Tierra, con la ayuda de los consejos que vamos a proponerle a
continuación.

Para aliviar ciertos trastornos específicos relacionados con el desequilibrio de la Tierra y de la energía del bazo y del estómago, podrá inspirarse en estos consejos a fin de mejorar los resultados de otras terapias, ya se
trate de acupuntura, de homeopatía o incluso de alopatía. Los masajes, la
dietética, las plantas y el *Qi* Gong son excelentes herramientas complementarias. En casos complejos o en caso de duda, busque el asesoramiento de especialistas en cada disciplina y benefíciese de su técnica más precisa y mejor adaptada a cada caso.

Capítulo 9
PARA ESTAR BIEN EN SU ELEMENTO TIERRA

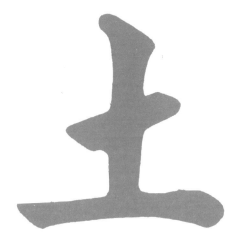

LA ACUPUNTURA DE LA TIERRA

La medicina china tradicional cataloga los desórdenes de la energía del bazo y del estómago según unos cuadros muy precisos que no podemos detallar aquí. Los terapeutas recurren a ello para elegir los puntos donde van a poner las agujas. En general, la acupuntura da buenos resultados para equilibrar los trastornos provocados por un exceso de energía del bazo; actúa rápidamente para aliviar las indigestiones, gastralgias, úlceras, sinusitis y gota. También puede regular el apetito y facilitar la pérdida de peso cuando se debe seguir una dieta.

Asimismo, la acupuntura constituye un tratamiento complementario en caso de diabetes o hipertensión arterial.

En cuanto a los desequilibrios por defecto, la acupuntura alivia eficazmente los estados de hipoglucemia, el cansancio, la apatía, la depresión, el «surmenage» intelectual, las secuelas de infecciones víricas con astenia, las colitis y las diarreas.

La acupuntura también se recomienda para tratar las neuralgias consecutivas a las polineuritis, la anemia, los déficits inmunológicos, la esterilidad. En este caso se asocia frecuentemente con la fitoterapia, que complementa muy bien su acción en estos casos.

LOS MASAJES DE LOS PUNTOS Y LAS MOXAS DE LA TIERRA

La acupuntura no se presta de ningún modo a la automedicación, pero usted puede estimular ciertos puntos situados en los meridianos de energía con la ayuda de masajes o de moxas sin tener que recurrir a un terapeuta. Los puntos *Shu* y *Mu* permiten regular la energía de la Tierra.

Para masajear los puntos

Proceda con un dedo, preferiblemente el pulgar, presionando bastante fuerte, hasta sentir un ligero dolor o adormecimiento. Mantenga la presión unos segundos, hasta un minuto si puede; luego relaje la presión lentamente. Repita el mismo gesto varias veces en cada punto.

Para las moxas

Utilice una barra de artemisa, encendida como un cigarrillo; acérquela a 3 o 4 centímetros de la piel, alejándola si la sensación de calor es demasiado fuerte; manténgala hasta que el punto esté rojo y caliente.

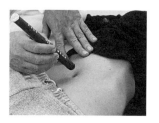

Para estimular la energía de la Tierra, puede aplicar las moxas encima del ombligo. Esta técnica es eficaz en caso de diarrea benigna como consecuencia de un golpe de frío o del abuso de bebidas frías.

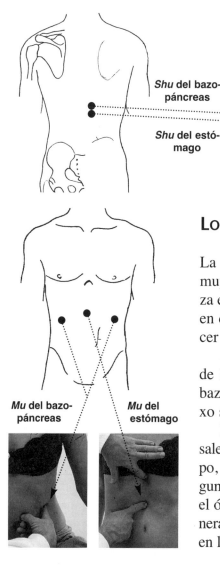

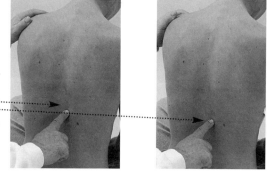

Shu del bazo-páncreas

Shu del estómago

Mu del bazo-páncreas

Mu del estómago

LOS MASAJES TAOÍSTAS DE LA TIERRA

La tradición taoísta del masaje de órganos es muy rica y compleja. Es objeto de una enseñanza específica rigurosa. Pero, aun sin profundizar en detalles técnicos, usted puede aprender a hacer un ligero masaje de sus propios órganos.

Basta con colocar las manos planas encima de la zona del órgano elegido, en este caso el bazo. Para ello, ponga las manos encima del plexo solar.

Luego imagínese una corriente de energía que sale de sus manos y penetra en el interior del cuerpo, hacia el mismo órgano. Después de unos segundos, invierta el proceso imaginario: visualice el órgano que capta la energía curativa para regenerarse. Debe sentir calor o, al contrario, frescor en la zona.

El masaje completo del vientre

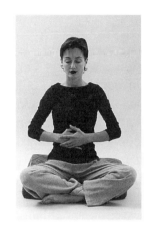

También puede hacer un masaje de toda la superficie del abdomen desde el diafragma y las costillas hasta el pubis, insistiendo sistemáticamente en los puntos situados en la periferia y en el centro alrededor del ombligo.

Presione con el pulgar o con dos dedos. Si los puntos son dolorosos, presione más fuerte, lentamente, y mantenga la presión al límite de lo soportable. Después de algunos segundos, relaje la presión lentamente. Repita la operación hasta que el punto deje de doler.

LA DIETÉTICA DE LA TIERRA

¡La regla es «ni caliente, ni frío»! Acuérdese: el bazo y el estómago se encargan de nuestro abastecimiento de energía nutritiva *Yong*, la misma que circula por los doce meridianos principales que nutren todos los órganos. Por lo tanto es particularmente importante que la alimentación sea equilibrada en cuanto concierne al elemento Tierra. Asimismo, se dice que el bazo, Yin, necesita sequedad y que el estómago, Yang, necesita humedad. Un buen equilibrio alimenticio también depende de estos elementos.

Primera regla: no beber demasiada agua durante las comidas, ni entre comidas (sobre todo antes de sentarse a la mesa). Las costumbres alimenticias muestran la diferencia de concepción, entre oriente y occidente, acerca de la alimentación. En Estados Unidos, cuando usted llega al restaurante, de inmediato le sirven un vaso grande de agua con hielo. En Asia, le sirven una bebida caliente, generalmente té, que también se toma durante la comida. Está claro que respecto a la visión energética de la medicina china, esta segunda costumbre es benéfica para la digestión y la asimilación de los alimentos, mientras que la primera es totalmente nefasta.

En Francia, la costumbre es beber un poco de vino en la mesa. Se ha comprobado de manera científica que un vaso de buen vino tinto por comida es sano, gracias a los numerosos antioxidantes que contiene y que protegen del envejecimiento celular. Pues bien, el vino, en dietética china, se considera como una bebida caliente y húmeda: calienta el bazo y humedece el estómago; por ello, es beneficioso tanto en términos energéticos como en términos estrictamente nutritivos. ¡Con la condición, por supuesto, de no abusar!

Segunda regla: se dividen las grandes categorías de alimentos en «caliente y frío», «húmedo y seco», para equilibrar la dietética en relación con la cantidad global de Yin y de Yang de cada uno de nosotros, y esto nos depara sorpresas.

Un ejemplo: globalmente, la alimentación vegetariana es más fría y húmeda que la alimentación basada en la carne. Las hortalizas crudas, las verduras cocidas al vapor, las proteínas vegetales, los quesos, los yogures, la leche, son fríos y húmedos. Las verduras y la fruta cocida, la carne, el alcohol, el café, son calientes y húmedos, secan la humedad del cuerpo y las secreciones internas.[1]

Los vegetarianos son personas bastante Yin, dotadas de un medio interno alcalino. A menudo, escogen esta alimentación por gusto y la acompañan con tisanas y té. Sin embargo, para equilibrar su constitución Yin, necesitarían una alimentación más Yang.

Los carnívoros son de constitución bastante Yang, dotados de un medio interno ácido. A menudo, eligen por gusto esta alimentación caliente, además la suelen acompañar con alcohol de todo tipo, con café y, a veces, con tabaco. Sin embargo, una alimentación más Yin sería saludable para equilibrar su Yang constitucional.

Conclusión: como es difícil renunciar a nuestros gustos, deberíamos intentar variar nuestra alimentación a fin de no encerrarnos en un solo tipo de energía.

LAS PLANTAS DE LA TIERRA

El uso de las plantas constituye, sin duda, la medicina más antigua del mundo. Le proponemos aquí una selección de plantas inocuas, que puede utilizar solas o en asociación para beneficiarse de su efecto sinérgico.

Para elegir «sus» plantas, siga las referencias terapéuticas. En efecto, si usted padece una de las dolencias mencionadas, puede recurrir a estas plantas para mejorar su estado. Si tiene buena salud y desea simplemente dinamizar su energía para fomentar su bienestar y mantenerse en forma, elija las plantas en función de las enfermedades que constituyen un riesgo para usted o simplemente para relajar, fortalecer, drenar y ayudar al páncreas, al bazo y al estómago. Proceda de la misma manera para la elección de los aceites esenciales. Manténgase a la escucha de sus sentimientos, de sus emociones, de sus estados de ánimo para elegir los elixires florales que le convengan en cada momento.

---

1. Pierre Henri Meunier ha redactado un cuadro completo de los alimentos clasificados según este principio en *La santé vient en mangeant*, PHM edición, 1996.

Las plantas Yin de la Tierra

Las plantas Yin de la Tierra a menudo tienen un sabor ácido y dulce, fresco o refrescante. Contribuyen a humedecer el estómago cuando está demasiado Yang y demasiado caliente, o demasiado seco por exceso de calor-humedad. Ayudan a disminuir el exceso de Yang de la Tierra. Combaten de esta manera los estados de plétora, de acumulación, de intoxicación y de obstrucción digestiva; se oponen con suavidad a la diabetes, a la gordura y a la hipertensión.

Varias decenas de plantas corresponden a estos criterios. Hemos seleccionado nueve, de uso simple y que eventualmente podrá mezclar.

- LA AGRIMONIA (*Agrimonia eupatoria*)
  De sabor ácido y refrescante, dispersa la energía del bazo y del estómago. Desde hace mucho tiempo se conoce su efecto hipoglucemiante que obra maravillas contra la diabetes.
  Indicaciones principales: obesidad, diabetes, diarrea, micosis intestinal, asma, gota, cefalea, cataratas, anginas, estomatitis, faringitis, aftas, heridas infectadas, contusiones, neuritis.

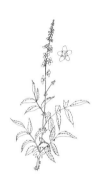

Agrimonia

- LA BARDANA (*Arctium lappa*)
  Es de sabor dulce y fresco por sus raíces, y amarga y fresca por sus hojas. Estimula el páncreas y activa la producción de insulina. Por lo tanto tiene un fuerte poder hipoglucemiante combinado con un efecto antiinfeccioso.
  Indicaciones principales: diabetes, obesidad, reumatismo, furúnculos, estafiloccocia, infecciones diabéticas, abscesos bucales y dentales, eczema supurativo, hiperuricemia, estreñimiento.

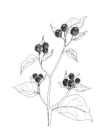

Bardana

- LA DULCAMARA (*Solanum dulcamara*)
  Es de sabor dulce y amargo, refrescante.
  Indicaciones principales: plétora, obesidad, acné, furúnculos, eczemas, psoriasis, artritis.

- EL ENEBRO (*Juniperus communis*)
  Es de sabor dulce y agrio, refrescante.
  Indicaciones principales: digestiones lentas y difíciles, somnolencia después de las comidas, diabetes, eczemas.

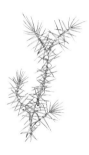

Enebro

- **LA FUMARIA** (*Fumaria officinalis*)
De sabor ácido y salado, fresco, también se le llama «la hierba de la ictericia».
Indicaciones principales: obesidad, estreñimiento, estados pletóricos, bloqueo de la vesícula biliar y del páncreas (ictericia), estados de excitación psíquica e insomnio.

- **EL MAÍZ** (*Zea mays*)
En la cultura mexicana, el maíz simboliza el sol, el mundo y el hombre, y es la representación de la prosperidad. Es de sabor dulce y frío, salado y frío, y también caliente, debido a las sales de potasio y al ácido salicílico que contiene. El maíz amarillo es el cereal asociado simbólicamente con la Tierra. En fitoterapia, se utilizan sus estigmas, que también se llaman «barba» o «pelos». Secados, son analgésicos, antiinflamatorios, salidiuréticos, azotúricos, hipoglucemiantes, antihemorrágicos.
Indicaciones principales: dolores reumáticos, gota, diabetes, obesidad, celulitis, hipertensión arterial, infecciones dentales, exceso de colesterol, hepatitis, oliguria (orina insuficiente), edemas.

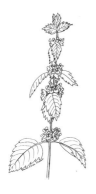

Melisa

- **LA MELISA** (*Melissa officinalis*)
Tiene un sabor dulce y ligeramente amargo, con olor a limón. La melisa es muy refrescante. Equilibra el conjunto del bazo y estómago.
Indicaciones principales: digestiones difíciles, obstrucciones, nerviosismo, insomnio.

- **EL OLIVO** (*Olea europea*)
Tiene un sabor amargo y refrescante. Posee un efecto hipoglucemiante.
Indicaciones principales: diabetes, hipertensión arterial, enfermedades coronarias, urea.

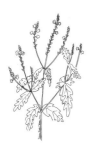

Verbena

- **LA VERBENA** (*Verbena officinalis*)
De sabor ácido, amargo y caliente, pero también frío, la verbena es una reguladora global de la Tierra, sea por exceso o por defecto. Por esta razón se le llama «hierba sagrada», «hierba de las brujas» o «hierba de todos los males». Esta planta forma

parte del tratamiento de regulación según las ocho reglas básicas de la farmacopea tradicional china.

Indicaciones principales: neuralgias, ciática, jaquecas, fiebre, paludismo, reumatismos crónicos, problemas de lactancia.

Las plantas Yang de la Tierra

Las plantas Yang de la Tierra generalmente tienen un sabor amargo y caliente que reseca el bazo cuando tiende a la acumulación de humedad fría. Tonifican la energía del bazo, el Yang del bazo y del estómago, la sangre, y fortalecen todas las funciones de transformación y de reparación de la energía sacada de los alimentos. Al mismo tiempo estimulan todas las otras funciones relacionadas con la pareja bazo-estómago.

- LA ALCARAVEA *(Carum carvi)*
  Tiene un sabor dulce y picante, caliente.
  Indicaciones principales: digestiones difíciles, parasitosis, amenorrea, problemas de lactancia.

- LA CANELA *(Cinnamomum zeylanicum)*
  De sabor caliente y dulce, la canela es un estimulante del sistema nervioso, de los intestinos y de los órganos genitales.
  Indicaciones principales: resfriados, gripe, cansancio de los convalecientes, parasitosis, micosis digestivas, colitis, ausencia de reglas, falta de deseo sexual, estados obsesivos, melancolía.

Canela

- LA CENTAURA MENOR (*Erythraea centaurium*)
  Es de sabor muy amargo y caliente.
  Indicaciones principales: fiebre, anorexia, astenia, flatulencia, dispepsia, estados pre-diabéticos y diabéticos.

- LA GENCIANA (*Gentiana lutea*)
  De sabor amargo y caliente, estimula el Yang del bazo.
  Indicaciones principales: anorexia, astenia, fatiga a consecuencia de una infección, paludismo, esplenomegalia, diarrea crónica, anemia, ausencia de reglas, esterilidad por insuficiencia de cuerpo amarillo, esquizofrenia y psicosis melancólica.

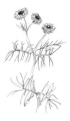
Manzanilla

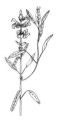
Salvia

- LA MANZANILLA (*Anthemis nobilis*)
  De sabor amargo y caliente, reseca la humedad del bazo y
  tonifica la sangre.
  *Indicaciones principales: anemia, leucopenia (insuficiencia de
  glóbulos blancos), esterilidad, amenorrea (ausencia de reglas)
  debida a una insuficiencia hormonal, anorexia, enteritis, parasitosis, neuritis, neuralgias, nerviosismo, dolores de estómago.*

- LA SALVIA (*Salvia sclarea*)
  Es de sabor dulce y ligeramente amargo, caliente. Tonifica la
  sangre del bazo.
  *Indicaciones principales: déficits inmunológicos, enferme-
  dades autoinmunes, esplenomegalia, esterilidad, ausencia
  de reglas.*

LOS ACEITES ESENCIALES DE LA TIERRA

Los aceites esenciales se pueden utilizar solos por sus propias virtudes. Sin embargo, preferimos asociarlos con las plantas, porque el efecto sinérgico de las
plantas y de los aceites esenciales asegura una mejor penetración vegetal en el
cuerpo energético, y un reajuste profundo del terreno neuro-endocrino.

Los aceites esenciales Yin de la Tierra

Se pueden utilizar solos, o asociados con las plantas Yin de la Tierra, para dispersar el exceso de energía del bazo y del estómago.

- *CEDRUS ATLANTICA* (Cedro del Atlántico)
  - Celulitis
  - Masas grasas
  - Eczemas supurativos
  - Leucorrea
  - Envejecimiento acelerado de las arterias

- *CITRUS LIMONUM* (Limón)
  - Obesidad
  - Celulitis
  - Insuficiencia de las secreciones pancreáticas
  - Estomatitis, gingivitis

- Hipertensión
- Reumatismos

- *EUCALYPTUS POLYBRACTEA CRYPTONIFERA*
  (Eucalipto polibractea)
  - Tos húmeda, con los bronquios muy cargados
  - Infecciones víricas y bacterianas
  - Congestión de la próstata
  - Neuritis de origen viral
  - Paludismo

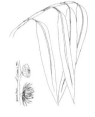

Eucalipto

- *JUNIPERUS COMMUNIS MONTANA*
  (Enebro de las montañas)
  - Reumatismo
  - Neuritis
  - Infecciones bucales
  - Dermatosis supurativas

- *JUNIPERUS COMMUNIS TERPINEOLIFERUM* (Enebro)
  - Pereza pancreática
  - Digestión lenta y difícil
  - Estados infecciosos

Enebro

- *LIPPIA CITRIODORA* (Verbena)
  - Estados inflamatorios
  - Reumatismos
  - Insomnio, agitación
  - Digestiones difíciles
  - Diabetes
  - Hipertensión y enfermedades coronarias
  - Fiebre

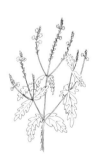

- *PELARGONIUM ASPERUM* (Geranio «borbón»)
  - Insuficiencia pancreática
  - Aerofagia
  - Aerocolia
  - Colitis
  - Reumatismos inflamatorios
  - Micosis cutánea
  - Micosis digestiva

Verbena

Los aceites esenciales Yang de la Tierra

Utilizados solos o en sinergia con las plantas Yang de la Tierra, estimulan la energía del bazo y del estómago.

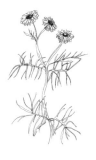

Manzanilla

- *ANTHEMIS NOBILIS* (Manzanilla)
  - Digestiones difíciles
  - Parasitosis intestinal
  - Neuritis
  - Trastornos nerviosos, ansiedad, agitación profunda

- *CARUM CARVI* (Alcaravea)
  - Exceso de mucosidad
  - Dificultades digestivas
  - Insuficiencia de las secreciones pancreáticas
  - Insuficiencia de las reglas, amenorrea

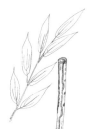

Canela

- *CINNAMOMUM ZEYLANICUM* (Canela)
  - Diarrea
  - Infección intestinal
  - Colitis y gas
  - Impotencia
  - Leucorrea
  - Amenorrea
  - Fatiga
  - Depresión obsesiva
  - Ideas fijas

- *CISTUS LADANIFERUS* (Jara)
  - Hemorragias
  - Hematomas
  - Enfermedades víricas infantiles
  - Citomegalovirus
  - Enfermedad de Epstein Barr
  - Síndrome de fatiga crónica
  - Enfermedades autoinmunes

- *CORIANDRUM SATIVUM* (Cilantro)
  - Dificultades digestivas
  - Gas, colitis, espasmos digestivos

- Falta de apetito sexual
- Vértigos, epilepsia, convulsiones
- Psicoastenia
- Anorexia mental
- Estado depresivo, melancolía

- *SALVIA SCLAREA* (Salvia)
  - Déficit inmunológico
  - Enfermedades autoinmunes
  - Esterilidad
  - Amenorrea
  - Menopausia
  - Insuficiencia estrogénica
  - Infecciones genitales

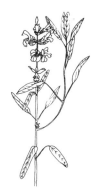

Salvia

- *THUYA OCCIDENTALIS* (Tuya)
  - Fatiga
  - Verrugas, papiloma
  - Tumores

LOS ELIXIRES FLORALES DE LA TIERRA

De uso más sutil, los elixires florales corrigen los desequilibrios emocionales. Actúan sobre nuestros estados de ánimo, los cuales pueden ser también de origen energético. Por lo tanto se asocian a la perfección con las plantas y los aceites esenciales.

Los elixires florales Yang de la Tierra

Estos elixires son indicados para equilibrar los desbordamientos del carácter y emocionales de las personalidades Tierra-Yang. También son de gran ayuda en períodos de exceso de la energía del bazo y del estómago.

- LA AGRIMONIA (Agrimony – *Agrimonia eupatoria*)
  Este elixir es para las personas que, bajo su máscara jovial y plácida, incluso despreocupada, esconden un gran desasosiego y una naturaleza atormentada.

- EL BROTE DE CASTAÑO (Chesnut Bud – *Aesculus hippocastanum*)

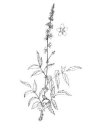

Agrimonia

Ayuda a no repetir siempre los mismos errores. Permite darse cuenta de en qué grado uno se encierra a veces en trampas repetitivas, por falta de cuidado y de atención, cuando no es por simple indiferencia.

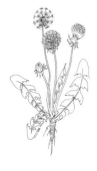

Diente de león

- EL DIENTE DE LEÓN (Dandelion – *Taraxacum dens leonis*)
Este elixir disuelve las tensiones musculares y nerviosas. Ayuda a poner distancia con respecto a las metas que uno se ha fijado cuando éstas se vuelven obsesivas. De este modo permite abrirse de forma más armoniosa a las situaciones y considerar el porvenir con más lucidez. Es útil sobre todo para los que realizan tareas físicas agotadoras.

- EL MAÍZ (Corn – *Zea mays*)
Este elixir conviene a las personas que viven en un entorno artificial, urbano, confinadas, y que necesitan restablecer el contacto con la Tierra. Permite desarrollar relaciones armoniosas y pacificadoras con el medio humano y con la naturaleza. Hace crecer en nosotros todas las cualidades relacionadas con el elemento Tierra: comprensión, compasión, generosidad, disponibilidad. Este elixir es particularmente interesante para los individuos de constitución Tierra. También ayuda a los que han perdido el contacto con la energía primordial después de haber sufrido una agresión o una humillación.

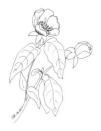

Membrillero

- EL MEMBRILLERO (*Cydonia oblonga*)
Este elixir devuelve el equilibrio a las personas de naturaleza excesiva que hablan demasiado y muy alto, comen demasiado y muy rápido... Les ayuda a interiorizarse, a centrarse y encontrar el punto medio.

- EL ROBLE (Oak – *Quercus robur*)
Este elixir conviene a las personas robustas que evocan una imagen paternal, siempre a la escucha de los demás, distribuyendo sus buenos consejos. Están animadas por convicciones fuertes que les gusta compartir, pero a veces se apoyan exageradamente en su fuerza y en su paciencia. Viven la vida como un combate y quieren soportar más responsabilidades de las que pueden, como un buey que se carga con el peso del mundo hasta el agotamiento.

Los elixires florales Yin de la Tierra

Estos elixires son indicados para restablecer el equilibrio energético en personas con una estructura psíquica y emocional Tierra-Yin. También son útiles en períodos en que se manifiestan reacciones que señalan que sufrimos una falta de energía del bazo y del estómago.

- LA CALABAZA (Zucchini – *Curcubita pepo*)
  Este elixir estimula la energía creativa del hombre y de la mujer. Su acción se sitúa a nivel de los órganos genitales y de la sexualidad. Facilita una armonía interior que ayuda a evitar las actitudes hostiles. En el hombre, atenúa el lado «marciano» y hace aflorar la dulzura «venusina», favoreciendo la escucha y la generosidad. Ayuda a la mujer a conectarse con su polaridad femenina cuando ésta se encuentra obstaculizada por el entorno social o familiar. Este elixir es muy útil para aceptar mejor e integrar el embarazo y sus transformaciones.

- LA CLEMÁTIDE (Clématis – *Clematis vitalba*)
  Coloca «los pies en la tierra» y ayuda a anclarse en la realidad y en el presente: aquí y ahora. Es particularmente útil para las personas que siempre están en la luna, a quienes les falta concentración y vitalidad, a los amorfos y letárgicos. Estimula el intelecto y la creatividad y suscita una actitud responsable propicia a la toma de decisiones.

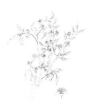

Clemátide

- EL ESCLERANTUS (Scléranthus – *Scleranthus annuus*)
  Este elixir desarrolla la determinación. Ayuda a elegir cuando es difícil tomar decisiones. Conviene a las personas indecisas, inestables, que en un abrir y cerrar de ojos pueden pasar de la alegría a la tristeza, de la energía a la apatía, del optimismo al pesimismo.

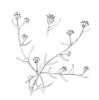

Esclerantus

- LA GENCIANA (Gentian – *Gentiana lutea*)
  Este elixir se aconseja para los niños que dudan de sí mismos.
  También conviene a los adultos que se enfrentan a la duda, a la falta de confianza y de motivación. Suscita el coraje y la responsabilidad. Es útil para los individuos en estado de vacío de bazo, propensos a la indecisión, a la huida ante las responsabilidades, a los estados de apatía, de melancolía o de abulia.

- EL MAÍZ (Corn – *Zea mays*)

  De nuevo, este cereal símbolo del elemento Tierra permite conectarse con el eje vertical, entre el Cielo y la Tierra, y el eje horizontal. Favorece los intercambios, la comunicación, la circulación de las ideas, las palabras de armonía y de conciliación. El maíz arraiga al hombre, le ayuda a tomar decisiones y a hacer proyectos a largo plazo que requieran perseverancia. Vuelve a conectar con la Tierra a las personas que viven en un medio urbano artificial, que se encuentran separadas de la naturaleza y que están sometidas a demasiado estrés. Por último, ayuda al individuo a aceptar lo que está viviendo, a poner distancia respecto a los acontecimientos, y favorece la objetividad.

  Ciertos terapeutas consideran que su acción psíquica constituye una ayuda valiosa como complemento de los tratamientos médicos en casos de disminución de glóbulos blancos (leucopenia), y en las alteraciones víricas graves como tumores o leucemias. Sin tener prejuicios acerca del buen fundamento de estas afirmaciones, podemos constatar que encajan perfectamente con los signos clínicos de vacío de energía del bazo y de vacío de Yang del bazo, tanto en el plano somático como en el psíquico.

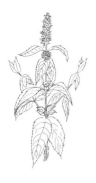

Menta

- LA MENTA (Mint – *Mentha piperita*)

  Este elixir ayuda a los estudiantes en período de examen, a las personas intelectualmente estresadas por el exceso de preocupación. También conviene a las personas cuyo vacío de energía del bazo está provocado por carencias o, al contrario, por un exceso en la alimentación que provoca somnolencia después de las comidas. Favorece un espíritu activo y despierto.

- LA MORA SILVESTRE *(Rubus fructicosus)*

  Este elixir ayuda a superar la inercia y el estado de letargo. Aclara los pensamientos y facilita una buena relación con la realidad. Ayuda a concretar las ideas, a transformar los pensamientos en acción. Facilita la meditación y la visualización.

- LA MOSTAZA (Mustard – *Sinapis arvesis*)

  Este elixir da mordacidad, ímpetu, motivación. Ayuda a seguir adelante, a encontrar dentro de uno suficiente confiam za para comprometerse. Se opone a la indecisión, a la pasividad, a la melancolía, a la depresión, al recogimiento en uno mismo, a la dejadez y a la falta de voluntad.

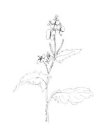

Mostaza

• EL PIMIENTO (Cayen's peper – *Capsicum annuum*)
Este elixir ayuda a superar la inercia, el inmovilismo y la indecisión. Conviene a los que vacilan sin cesar, a los negligentes que siempre posponen para más tarde lo que tienen que hacer. Ayuda a encontrar dentro de uno mismo la fuerza para manifestar la voluntad, la motivación, el entusiasmo, la confianza y la fe. De este modo, disuelve los bloqueos en situaciones aparentemente insolubles cuando uno no encuentra el impulso suficiente para tomar decisiones importantes.

• LA ZINNIA *(Zinnia elegans)*
Conviene a las personas que han perdido el gusto de reír e incluso de sonreír y a las personas demasiado serias, que no se permiten dejar aflorar el niño que duerme en su interior. Favorece la travesura y la candidez. Alivia a los deprimidos y agitados, a todos los que han bloqueado la expresión de sus sentimientos.

LA CURA DE FITOTERAPIA

Puede recurrir a todas estas plantas, solas o asociadas, cuando se sienta presa de perturbaciones, ya sean de orden físico, energético o emocional. Si estas perturbaciones son pasajeras, puede recurrir al apoyo de la fitoterapia por un tiempo limitado. Pero si son duraderas, es mejor seguir con la cura por más tiempo, para equilibrar en profundidad su energía del bazo-páncreas, del estómago y de la Tierra.

El final de cada estación y particularmente el final del verano, a partir del 15 de agosto, es cuando son más aconsejables estas curas para el páncreas y el estómago, el plexo solar y la digestión; porque en este período el páncreas y el estómago son más sensibles pero, al mismo tiempo, son más receptivos.

Uno de los períodos favorables para hacer una cura de verano es el mes lunar que incluye o sigue al 15 de agosto. Las fechas de este mes lunar cambian cada año, por lo tanto hay que consultar un calendario para conocerlas. Por ejemplo: en el año 2000, el primer día de este ciclo se situó el 29 de agosto; como esta cura dura 28 días, en el 2000, se terminó el 26 de septiembre.

Este período conviene en particular a las personas que tienen buena salud, que simplemente quieren equilibrar sus energías y armonizar su funcionamiento orgánico general. Pero si padece un problema particular, puede comenzar su cura de verano en función de la aparición de los trastornos y seguir con ella mientras persistan.

EL *QI GONG* DE LA TIERRA

Unos ejercicios de *Qi Gong* específicos permiten volver a armonizar la energía del bazo y la del estómago. Además, la práctica del *Qi Gong* aumenta nuestra capacidad de extraer la energía pura de los alimentos y nos permite asimilarlos mejor, y no sólo en el plano energético.

En efecto, en el plano estrictamente fisiológico, los movimientos y las respiraciones del *Qi Gong* favorecen el transporte de la sangre, y por lo tanto de los nutrientes, hasta nuestras células.

Por último, el *Qi Gong* mejora nuestro vínculo con la tierra. Nos permite enraizarnos. Favorece esa actitud pragmática, típicamente china, que consiste en mantener los pies en la tierra. Lo que confirma la espiritualidad taoísta cuando dice: «Hay que tener un pie en la Tierra y un pie en el Cielo» o «Para subir mejor al Cielo, hay que consolidar profundamente los fundamentos».

Los médicos chinos consideran que estar conectado con la Tierra fortalece la energía del bazo y del estómago.

La postura del oso

El oso es uno de los animales asociados con la Tierra. Perezoso, dormilón, este plantígrado hiberna con los primeros fríos. Le gusta el azúcar y la miel. Más bien pacífico, huye de la pelea si puede. El oso es portador de las cualidades que debemos cultivar. ¡Porque este mamífero tiene los pies muy bien puestos en la tierra!

La postura estática
- Póngase de pie, pies juntos, brazos a los costados y haga el vacío en su mente.
- Separe el pie izquierdo aproximadamente dos veces la anchura del hombro, con las puntas de los pies hacia fuera.
- Al mismo tiempo, las manos vienen a rozar la cintura y los brazos suben a la altura de los hombros.
- Doble las rodillas para bajar el tronco, las piernas casi paralelas a la tierra para arraigarse bien.

- Empuje las manos hacia delante, un poco más separadas que la anchura de los hombros, las palmas hacia delante y los dedos estirados hacia arriba.
- Adopte una respiración invertida (véase el elemento Agua).

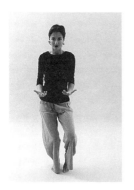 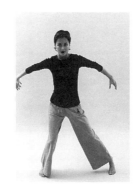 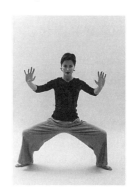

Concentración

Concéntrese en los puntos situados en el interior de las palmas y en la planta de los pies (*Laogong* y *Yongquan*). Lance una mirada furiosa.

Los beneficios de estos ejercicios

La postura y el caminar del oso desarrollan el arraigamiento, fortalecen las piernas y la región lumbar, estimulan la energía vital de los riñones y tonifican el bazo y el estómago. En el plano emocional, estas posturas vuelven a colocar los pies en la tierra y estimulan la confianza en sí mismo para atreverse a reafirmarse y decidir.

El oso furioso se sacude la piel de la espalda y enseña el puño para disuadir

- Adopte la misma postura inicial.
- Luego, cuando las manos están a la altura de la cintura, haga la forma de «la pata del oso» (dedos doblados sin forzar, la punta del dedo gordo encima de la uña del dedo de en medio): doble las piernas tomando apoyo en la pierna derecha, adelante ligeramente la «pata» izquierda, luego adelante el pie izquierdo. Colóquelo bien plano, un poco girado hacia la derecha.
- Desde la cintura lleve el centro del vientre hacia el centro del cuerpo, los codos pegados al cuerpo; adelante el puño derecho, amenazando, y estire el puño izquierdo hacia atrás, como si se estuviera sacudiendo al-

gún objeto. El peso del cuerpo debe estar repartido 60 % hacia atrás y 40 % hacia delante.
- Dé un paso hacia la derecha y vuelva a empezar.
- Concéntrese en el *Dantian*, en los dedos, en los *Laogong* y los *Yongquan*. Mantenga la mirada furiosa.
- Respire con naturalidad.

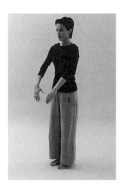 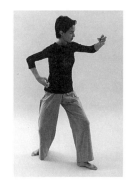 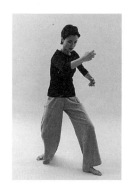

El estiramiento de los meridianos

Estiramiento del meridiano del bazo
- Póngase de pie, las piernas separadas y ligeramente flexionadas.
- Baje en posición de apertura lateral manteniendo, si es posible, el pie de apoyo bien plano en el suelo y el pie de la pierna estirada formando un ángulo de 90 % en relación con la tibia.
- Luego levante el dedo gordo del pie a la vertical inspirando.

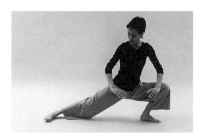 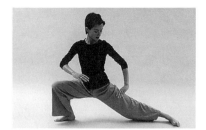

Estiramiento del meridiano del estómago
- Póngase en posición de apertura delantera, apoyando la pierna doblada, y entrelace los dedos.
- Lleve el peso del cuerpo sobre la pierna de delante y estire la pierna de atrás. Gire el pie de atrás y coloque el peso del pie en el segundo dedo. Al

mismo tiempo, estire los brazos hacia el cielo y levante la barbilla.

- Vuelva a colocar el pie de atrás en posición normal y descanse sobre la pierna de atrás, relajando el meridiano del estómago.

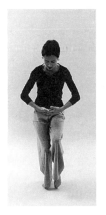
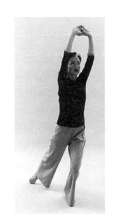

Los beneficios de estos ejercicios

Se tienen que practicar como prevención, o para armonizar los órganos cada vez que están desequilibrados. Liberan las tensiones musculares a lo largo del recorrido de los meridianos, después de traumatismos externos: fracturas, luxaciones, tendinitis, reumatismo, neuralgias... Los estiramientos de los meridianos también liberan los nudos emocionales escondidos en los tejidos conjuntivos (fascias, aponeurosis...) a lo largo de sus recorridos.

Abrazar el árbol

- Póngase de pie, pies juntos; luego sepárelos a la anchura de los hombros manteniéndolos paralelos.
- Doble las rodillas de forma que se mantengan en la vertical respecto a la punta de los pies.
- Suba los brazos en círculo, acercando la mano derecha al hígado y la mano izquierda al bazo.
- Inspire haciendo llegar la energía a los *Loagong* (palmas de las manos); luego espire distribuyendo la energía emitida por las manos en el hígado y en el bazo.
- Haga varias respiraciones (de 5 a 15 minutos) de manera que los órganos se llenen de esta energía.
- Cuando haya terminado, vuelva a juntar los pies y ponga las manos encima del *Dantian* durante unos instantes.

Los beneficios de este ejercicio

Esta posición contribuye a estimular la energía del bazo y del hígado con nuestra propia energía vital, en caso de vacío de estos órganos y de deficiencia inmunológica.

El sonido *Rou* de la Tierra

- Póngase de pie, piernas juntas.
- Suba los brazos estirados encima de la cabeza, manos juntas, y separe las puntas de los pies lo más que pueda.
- Separe las palmas y gírelas hacia fuera, luego baje los brazos a los costados.
- Siga bajando los brazos inclinando las manos hacia la Tierra (como palas) para recoger su energía.
- Al mismo tiempo, doble las piernas aproximadamente un tercio. El busto debe permanecer bien recto.
- La energía que recoge entra en el estómago, en el páncreas y en el hígado colocando las manos encima del estómago y deslizándolas en los costados antes de volver al centro.
- De nuevo, las manos juntas, los dedos dirigidos hacia delante, las muñecas apoyadas sobre el *zhongwan* (el centro del abdomen), los codos abiertos.
- Manteniendo la presión sobre las muñecas, gire las manos tres veces en un sentido (arriba, derecha, abajo, izquierda), vuelva al centro, luego gírelas tres veces en el otro sentido (arriba, izquierda, abajo, derecha).
- Vuelva a subir sobre las piernas llevando de nuevo las manos juntas a la vertical encima de la cabeza.
- Haga el movimiento una segunda vez doblando más las piernas (muslos paralelos al suelo). Mantener los talones pegados al suelo. Si le falta flexibilidad para conseguirlo, puede separar los pies a la anchura de los hombros.
- Haga el movimiento una tercera vez bajando completamente las piernas, hasta que se encuentre en cuclillas con los talones pegados al suelo. El busto se mantiene recto o muy poco inclinado.
- Vuelva a subir replegando la punta de los pies y cruzando los dedos, los brazos estirados encima de la cabeza, palmas hacia el cielo.
- Separe las manos y baje lentamente los brazos hacia los costados emitiendo el sonido *Rou*. Debe sentirlo vibrar en el bazo.
- Cuando los brazos estén casi alineados con el cuerpo, deslice los pies para colocarlos de nuevo uno al lado del otro.

- Acabe el movimiento situando las manos encima del *Dantian*, primero la derecha, luego la izquierda encima de la derecha.

> **Los beneficios de este ejercicio**
> *Visualizando que capta la energía de la Tierra, debe esforzarse para sentir su densidad y atraerla con los movimientos y los masajes en los órganos del bazo, páncreas, estómago, para nutrirlos. El sonido* Rou, *propio de la Tierra, facilita la eliminación de las energías gastadas de los órganos de la Tierra y al mismo tiempo las estimula.*

Separar la Tierra y el Cielo

- Adopte la misma postura inicial que en el ejercicio anterior.
- Inspirando, lleve las manos bien paralelas con las palmas frente a frente, a la altura del estómago.
- Espirando, sepárelas: una sube encima de la cabeza, la palma hacia arriba, los dedos en la dirección del hombro opuesto; la otra baja, palma hacia abajo, y el brazo se estira sin rigidez.
- Inspirando, vuelva a colocar las manos a la altura del estómago, palmas siempre paralelas, y sepárelas espirando.
- Repita el mismo ejercicio cambiando de mano.
- Como si las manos empujaran una materia que resiste, sin estirar los músculos.
- Cuando las manos se separen, espirando, sienta en todo el cuerpo el movimiento ascendente de la energía del meridiano del bazo en el lado del brazo que sube, y el movimiento descendente de la energía del meridiano del estómago en el lado del brazo que baja.

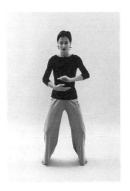 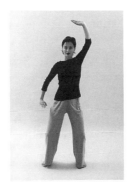 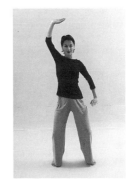

Los beneficios de este ejercicio

Armoniza los movimientos ascendentes de la energía del bazo y descendentes de la energía del estómago. Estos dos movimientos aportan una armonía en la asimilación, estimulan la digestión y todas las funciones digestivas.

El dragón y el tigre se mezclan

- Póngase de pie, pies paralelos, separados a la anchura de los hombros.
- Doble bien las piernas cuidando de que las rodillas se mantengan a la vertical respecto a los dedos del pie. Al mismo tiempo, coloque las manos delante del estómago como si cogieran una pelota pequeña. Los hombros y los brazos están estirados, las axilas abiertas.
- Inspirando, suba un poco las piernas separando las manos. Pare antes de tener los brazos completamente abiertos y las piernas completamente estiradas. En este momento, detenga la inspiración y empiece a espirar.
- Espirar mientras vuelve a acercar las manos y baje un poco sobre las piernas.

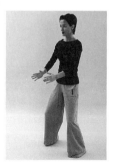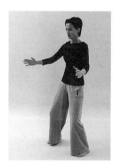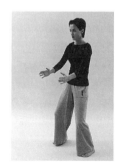

Concentración: mientras esté acercando las manos en la inspiración, sienta que está comprimiendo la energía, y al contrario en la espiración, sienta que está estirando la energía al separar las manos.

Los beneficios de este ejercicio

Puede concentrarse sólo en las manos. En este caso el ejercicio sirve para cargar las manos a efectos de curar con ellas. También puede concentrarse en el interior del abdomen para sentir un movimiento de expansión y de contracción que masajea los órganos de la digestión.

La respiración abdominal normal

- Siéntese en posición de loto, la columna vertebral recta, el mentón ligeramente para adentro, los ojos cerrados.
- Respire por el bajo vientre, espire por el *Dantian*.
- Luego, intente visualizar las paredes que rodean el globo: los músculos abdominales delanteros, lumbares y el sacro lumbar, los costados, abajo el perineo y arriba un techo imaginario en horizontal con el ombligo.
- Imagine entonces que el globo, al inflarse, empuja las paredes.
- Si lo desea, puede asociar otras visualizaciones a esta respiración.
- En todo caso, respire por la nariz de forma natural, sin forzar, simplemente intentando identificar lo que pasa en el interior de su cuerpo.
- Debe forzar un poco los músculos del abdomen para sentir mejor el proceso.
- Procure que los pulmones parezcan no participar en esta respiración: las costillas se apartan lo menos posible, las clavículas no suben.
- Cuando se sienta cómodo con este ciclo respiratorio entero, puede empezar a alargar su respiración pero no intente controlarla. Dedíquese sobre todo a integrarse con la respiración, como si fuera uno con ella.

La sonrisa interior en el órgano

- Siéntese en posición de loto o en el borde de una silla.
- Enderece la columna vertebral.
- La cabeza debe estar como suspendida por un hilo en el cielo.
- Cierre los ojos y calme la respiración; alargue la inspiración y la espiración.
- Delante de la frente, visualice su propia cara sonriente, clara y radiante. Si no lo consigue, simplemente visualice un sol.
- Inspirando, capte la sonrisa y el calor que emanan de este rostro.
- Espire sonriendo interiormente y mande esta sonrisa, esta luz y esta paz al interior del páncreas, del bazo y del estómago para llenarlos.
- Siga de este modo hasta que sienta que los órganos están llenos.
- Luego vuelva a una respiración normal antes de abrir los ojos.
- Repita este ejercicio pronunciando el sonido *Rou* o el sonido *Mê* en voz alta o mentalmente.

Los beneficios de este ejercicio
Refuerza el funcionamiento de los órganos de la digestión, el bazo y la inmunidad. Desarrolla la paz y la armonía, las virtudes de la Tierra en estos órganos.

ÉRASE UNA VEZ UN BUEY

Un buey bien plantado en la tierra, fuerte, apacible, que ocupa todo el espacio en nuestro interior. El buey nos vincula con el elemento TIERRA y con la nutrición, con la materia, con la consistencia, con el espesor, con lo carnal y lo carnoso.

El elemento TIERRA bajo la influencia de Saturno relaciona lo que crece en esta tierra con nuestra boca, con el tubo digestivo y con el páncreas.

El clima de la quinta estación que sigue al verano es templado y húmedo. El tiempo está como suspendido. Es el centro, lo neutro, el cruce del Yin y del Yang, el lugar donde se armoniza, donde se concilia; la TIERRA inspira la dulzura de vivir, la relajación, la despreocupación, la indolencia, la ociosidad, la pereza.

El símbolo del buey a veces se toma al pie de la letra, porque la energía de la TIERRA nos invita a saber estar receptivos, a no estar siempre en el querer, en el hacer, en la ambición, sino en salvaguardar este gran valor que se llama reposo; inmovilizarse, hacer pausas, cesar repentinamente toda agitación, estar a la escucha, meditar, vagar o simplemente dormir para recuperarse. Sepamos respetar la TIERRA en nosotros dándonos el reposo que necesitamos.

El elemento TIERRA es nuestro armazón. Vestigio de la madre generosa y nutritiva, que asegura nuestra subsistencia. Pone todos los relojes en hora y a través del pensamiento, de la reflexión que él rige, hace volver todos los pensamientos a la razón, equilibra el exceso de todas las energías, como un amortiguador, una plataforma sólida donde todo reencuentra el curso lento y tranquilo de las cosas después de los excesos, de las impetuosidades. Hay un lado protector en el elemento TIERRA, tanto maternal como paternal. La madre que lo entiende todo, que lo perdona todo; el padre, sólido y protector, bonachón, fuerte en su mansedumbre. Cuando cultivamos estas cualidades, fortalecemos la TIERRA en nosotros.

Nuestro elemento TIERRA está estimulado por el color amarillo, el sabor dulce, la carne de buey, por supuesto, y el maíz, el cereal amarillo. Da su energía al páncreas y al estómago, así como al bazo, al timo y al sistema linfático. La energía del bazo-páncreas rige la boca y los labios, la secreción salivar.

La hora del estómago es la hora del dragón, de 7 a 9 horas, mientras que la hora de marea del bazo-páncreas es la hora serpiente de 9 a 11 horas.

El bazo-páncreas y el estómago gobiernan la carne y el tacto: el mensaje del elemento TIERRA es la sensualidad, es amasar, masticar, esculpir, hacer cerámica; pero también es la reparación, el descanso, la reconstrucción de la integridad en nuestro propio cuerpo físico, en nuestra materia más íntima a través de las vir-

tudes del masaje y, más aún, de las caricias. No hay daño en hacerse bien, en mimarse, en dar lo mejor de uno mismo para proteger, reconfortar, ablandar la vida de nuestros semejantes a través del tacto atento, al cual nosotros mismos somos tan sensibles. Al sentir que nos tocan, regresamos, inconscientemente, al estado de bebé, cuando nos cuidaban. ¡El nursing en el estado adulto también vale la pena!

Los órganos graneros, el páncreas y el estómago, fabrican nuestra energía nutritiva. El elemento TIERRA nos inspira a preparar y cocer a fuego lento unos buenos platos, a festejar en la mesa, a organizar grandes banquetes, a saborear vinos y platos refinados, permitiéndonos ser sibaritas e incluso golosos, y también a crear un ambiente de buena convivencia. Por algo será que existen las comidas de negocios. En la mesa se comparte, uno entiende mejor al otro en un ambiente relajado donde una discusión tiene la posibilidad de transformarse en una negociación cordial.

La TIERRA nos conecta con el niño que todos hemos sido desde el seno materno y con el apego a las cosas buenas que nos preparaba nuestra madre.

La TIERRA es el gusto por el dulce, la leche y los quesos. También es el canto de los niños con la alegría de vivir en la edad de la despreocupación, es la risa inocente e inimitable del niño que nunca deberíamos haber perdido.

La expresión del bazo-páncreas que gobierna el diafragma es la sonrisa y la risa: por un lado, la sonrisa humorística, la sonrisa bonachona; y por otro lado, la sonrisa franca, las carcajadas, los chistes e incluso las bromas, las payasadas, la buena convivencia cuando nos reunimos para comer, beber, reír de todo corazón, para hartarnos de reír. «Una buena carcajada vale como un buen filete.»

Se dice que la risa «dilata» el bazo; en efecto, la risa pone cómodo el bazo, y armoniza todo el cuerpo, porque la misión del bazo es armonizar. Si no estamos de buen humor, no debemos dudar en salir, en encontrarnos con amigos y en reír, y si somos un jaranero de tipo TIERRA, no dudemos en hacer reír a los demás con nuestras payasadas y nuestras bufonadas; todos nos beneficiaremos con ello.

Una persona regida por la TIERRA no será muy emotiva, pero utilizará su sentido innato para percibir las cosas como los niños, y su facultad de razonar como el adulto. Cuando razonamos demasiado, a veces la TIERRA nos impide tomar de-

cisiones, permanecemos en la indecisión; pero seguimos dando buenos consejos, cuando, en realidad, necesitaríamos una «buena patada en el trasero».

Cuando las energías del bazo-páncreas y del estómago están perturbadas, habrá trastornos digestivos, dolores de estómago, colitis, náuseas, y quizá diarrea.

Cuando están en exceso, nos exponemos a la hipertensión, a la agitación y a excesos de comportamiento, a la diabetes, gota, y a todo tipo de enfermedades de plétora (congestión) y de atascamiento: dieta, dieta...

Cuando están en defecto, nos exponemos a la distracción, a dificultades de concentración, al ensimismamiento, a la depresión con ideas fijas y taciturnas, a la anemia, a la falta de defensas, al cansancio y a trastornos digestivos crónicos.

El final del verano en particular, o el final de cada estación, es el mejor momento para cuidar el páncreas y el estómago. La clave, cuando estos órganos están perturbados, es una alimentación sana, la dietética.

La Tierra, la madre naturaleza, nos ofrece generosamente sus tesoros. Plantas como la agrimonia, la bardana, la dulcamara, la fumaria, el enebro, el maíz, la melisa, el olivo, la verbena; aceites esenciales como el limón, el geranio, el cedro, la verbena; elixires florales de agrimonia, brotes de castaño, roble, membrillero, maíz, diente de león, suavizan el bazo-páncreas y el estómago, drenan la piel, disminuyen la glucemia, y proporcionan una acción digestiva.

Plantas como la manzanilla, la canela, la alcaravea, la centaura, la genciana, la salvia; aceites esenciales de manzanilla, canela, alcaravea, cilantro, salvia y jara, y elixires de flores de esclerantus, pimiento, clemátide, calabaza, genciana, maíz, menta, mostaza, mora, zinnia, tonifican el bazo, el sistema linfático y la inmunidad; refuerzan la digestión y el apetito; devuelven el gusto de vivir y las ganas de trabajar para luchar contra la pereza, la inercia, el cansancio y la apatía.

Para armonizar la energía del bazo-páncreas y del estómago y sus meridianos, practicaremos la postura del oso, los estiramientos de sus meridianos, así como los ejercicios, sonidos y visualizaciones específicos. En Qi Gong, se utiliza el hecho de captar la energía de la TIERRA y de arraigamiento, bajando el centro de gravedad, para fortalecer las cualidades de la TIERRA en nosotros. Para quien practique el Qi Gong este efecto es ineludible.

*¡**Hagamos un resumen** de lo que es importante recordar para cuidar nuestro elemento Tierra; veamos, más allá de los símbolos, lo que la energía Tierra induce en nosotros y en nuestra vida cotidiana, para desarrollar nuestro elemento **Tierra**!*

Capítulo 10
EL METAL,
EL ELEMENTO DEL OTOÑO

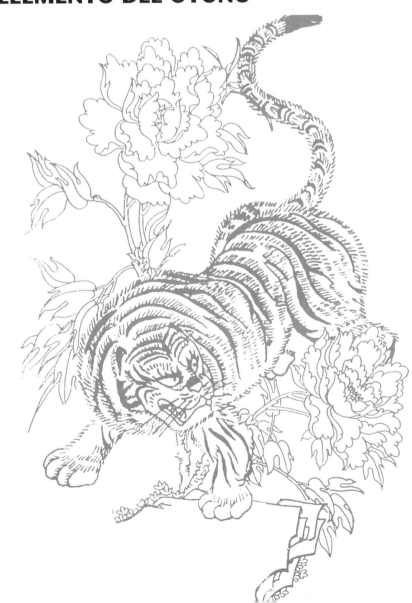

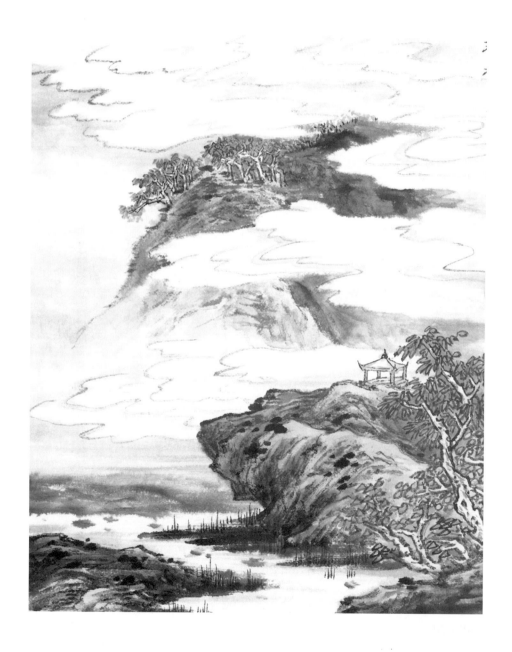

El otoño es la estación del elemento Metal, cuando la naturaleza inicia su recogimiento. Después de la culminación del Yang, del calor, de la maduración vegetal, viene el reflujo de la savia y el Yin empieza a crecer. Dos trigramas corresponden al Metal: el Lago y el Cielo.

El Lago del otoño

El trigrama que representa el Lago se denomina también la neblina o el regocijo. Se orienta hacia el oeste. En chino, se llama *Touei*.

El Lago

Se asocia con la niebla porque el otoño es el tiempo de las lluvias y de las primeras nieblas, después del corto período Tierra del final del verano. Durante esta época el lago se viste con jirones de niebla que se evaporan en su superficie.

Se denomina «El Regocijo» porque este trigrama produce placer. Es el placer de la satisfacción del deber consumado, de la recogida de los frutos después de meses de duro trabajo, cuando llega el momento de cosechar lo que se ha sembrado. En la antigua civilización china, esencialmente agraria, estas referencias no eran sólo simbólicas sino que revestían un sentido muy real. «El Regocijo origina las alegrías de la recolección», dice el *Yi King*. Por eso esta estación es la ocasión para numerosas fiestas, ya sea para honrar las cosechas, las vendimias o la apertura de la caza...

El Cielo del otoño

El Cielo se asocia con la idea de la dominación. Se coloca en la dirección del noroeste. Los chinos lo llaman *K'en*.

El Cielo

Durante el otoño, el sol tiene un brillo metálico comparable a la luz crepuscular. Este Cielo uniforme, duro, simbolizado por tres trazos Yang, es el que se observa en otoño en Pekín, es uniformemente azul y de un gris metálico. El trigrama del Cielo representa, por consiguiente, un estado de dureza y de combate semejante a la lucha eterna entre la luz y la oscuridad: «lo oscuro y lo luminoso se exaltan mutuamente».

Después de la realización viene la hora del balance. El otoño es la estación del rigor, cuando todo lo que se ha realizado debe manifestarse; también es el momento del juicio.

Los pensamientos vuelven de la Tierra al Cielo. La oscuridad predomina sobre la luz, las noches son más largas. La interiorización predomina sobre la exteriorización; la fuerza, la firmeza y la precisión, sobre la agitación y la dispersión. Por esta razón, el trigrama del Cielo está vinculado con la idea del padre, del creador. Está representado por el jade, que simboliza la pureza sin tacha, como la del Metal mismo. El Cielo representa el espacio grandioso de la bóveda celeste, de donde proviene su forma redonda: para los chinos, el Cielo es redondo y la Tierra es cuadrada.

Los animales del Metal

El animal principal que representa el Metal es el tigre y, más exactamente, el tigre blanco ya que es el color del Metal y de Venus. Este animal simboliza la energía. Y el pulmón, órgano del Metal, es el maestro de la energía.

En la alquimia interior, el dragón se opone al tigre, igual que el pequeño Yang-Este se opone al pequeño Yin-Oeste.

Otro animal que está asociado con el Metal es el pájaro, más concretamente la grulla. Gracias a sus alas y a su esternón, el pájaro posee una anatomía que favorece la apertura de la caja torácica y el funcionamiento de los pulmones, órganos del Metal; además, uno de los dos trigramas que representan el Metal es el Cielo. Por lo tanto, es natural que el elemento esté relacionado con el pájaro que vive en el cielo y domina el aire. Finalmente, el trigrama Cielo se compara a veces con el caballo, salvaje o doméstico, joven o viejo, que de nuevo simboliza la fuerza, la dureza, la firmeza.

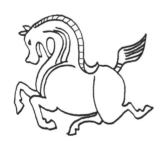

El planeta del Metal: Venus

El planeta que corresponde al Metal es el blanco Venus. Este planeta es un símbolo de muerte y renacimiento, es un mensajero del Sol, un intercesor entre los hombres y los dioses. En astrología, Venus encarna los sentimientos, la atracción entre dos seres, el amor y la armonía; es la fuente del placer y de la sensualidad.

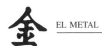

Venus, la noche y el ocaso...

Los dos trigramas que representan el Metal, *Touei* y *K'en,* constituyen el decorado del otoño. La energía climática es la sequía, ya que la naturaleza entra en un período de desecación; los frutos maduros caen y se pudren en el suelo, las hojas se marchitan, se secan y caen, el tiempo refresca. «Las hojas muertas se recogen con una pala», dice una canción francesa...

El Metal también se corresponde con el ocaso del día: el atardecer. Y, en

Dirección del espacio	. . . . .Oeste
Planeta	. . . . .Venus
Fase del día	. . . . .Atardecer
Evolución	. . . . .Decadencia
Denominación	. . . . .Soporte fijo
Cualidad de la energía	. . . . . .Refrescante
Clima	. . . . .Frescor vivo
Mandato	. . . . .Sequedad
Elaboración	. . . . .Endurecer retrayendo
Oficio	. . . . .Rigor energético

relación con la vida del hombre, está vinculado con la entrada en la vejez, el principio de la decadencia. Su oficio es el rigor enérgico y su elaboración es el endurecimiento con retracción.

La sequedad del otoño

La sequedad del otoño, de hecho, es una retracción bajo el efecto del enfriamiento exterior; los vegetales pierden el agua, las sustancias orgánicas desaparecen de las hojas y de los frutos. Es el período en que la savia empieza su movimiento descendente. La naturaleza se repliega, en posición de protección, para afrontar los rigores del invierno que se anuncia. Por esta razón, los textos de medicina china hablan de la «sequedad del frío», o del «frío seco», para designar la energía del otoño.

El otoño a lo largo de los meses...

El frescor del otoño invita al recogimiento. Después del período alegre de las cosechas, hay que afrontar la dureza del invierno y el recogimiento de una vida que se vuelve sedentaria y mucho menos activa. Como lo expresa el trigrama del Cielo, el otoño es propicio al juicio, al combate entre la luz y la oscuridad. Psicológicamente, nos preparamos para mirar de frente la parte más oscura de nosotros mismos, la cara escondida de nuestra personalidad, la que emerge cuando nos encontramos cara a cara con nosotros mismos. Este trabajo nos permite aceptar mejor la parte de sombra que se presenta en cada uno de nuestros semblantes. Después del apogeo de la energía Yang en nuestro cuerpo, nos vienen ganas de limitar nuestras actividades, de acostarnos más temprano.

Sentimos en la atmósfera un ambiente nostálgico, los clamores del verano se han acallado. La nueva sequedad de la naturaleza contrasta con la magnificencia estival. El humor se torna suavemente hacia la melancolía.

En el *Su Wen*, podemos leer: «*Los tres meses del otoño evocan una antesala. Como las gallinas, nos acostamos temprano y nos levantamos temprano. Uno se vuelve de un humor sedentario para paliar los rigores del otoño. Se recogen los espíritus para apaciguar el soplo del otoño. Nos abstenemos de pensamientos irracionales a fin de que el soplo del pulmón permanezca puro. El Tao que corresponde a este período es el cuidado de la cosecha*».

El otoño de la vida...

El lenguaje poético utiliza la imagen del otoño o del atardecer para evocar el principio de la vejez. De hecho, en «el otoño de la vida», nuestra piel empieza a marchitarse, a arrugarse. Iniciamos el balance de nuestra existencia, y durante este tiempo que nos queda de vida, procuramos dar prioridad a lo esencial, de forma decidida, comedida, prudente y sabia. Comenzamos también a sentir que la energía y las facultades se ralentizan.

Tendemos más a la interiorización: buscamos extraer las lecciones de las buenas y de las malas experiencias: ¿Qué nos quedará de lo que hemos vivido al término de esta existencia? ¿Qué sentido habrá tenido? ¿Qué nos queda por hacer para mejorar nuestra coherencia interior, nuestra relación con nosotros mismos? La vida nos parece tan corta que, a veces, nos hundimos en una cierta tristeza, una forma de desaliento de la cual sólo nos puede sacar una apertura hacia una dimensión espiritual que nos distancia de los límites físicos de nuestra existencia.

Si consideramos el fin de esta vida como una pérdida, nos encogemos, nos encerramos en nosotros mismos, y poco a poco nos volvemos taciturnos, desapacibles, maníacos, nostálgicos; pero si consideramos el fin de la vida como una apertura hacia otra dimensión, como el término de una existencia que abre la puerta hacia otra fase, nos resulta más fácil desarrollar una sabiduría valiente y serena.

El Metal en la naturaleza

Entre todos los metales, el cobre es el que está directamente relacionado con el elemento Metal y también la carne de caballo, la avena, el arroz, el melocotón...

Metal	Cobre
Carne	Caballo
Cereal	Avena-arroz
Fruta	Melocotón
Olor	Chamuscado
Sabor	Picante
Color	Blanco
Cifra	9
Nota china	Shang (Sol)

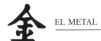

El olor asociado al Metal es el olor a chamuscado y el sabor es el picante o agrio (mostaza, pimienta, menta, rábano...)

El color del elemento Metal, el blanco, se utiliza en cromoterapia o en decoración para estimular la energía de este elemento.

La cifra que corresponde al Metal es el 9 y los ejercicios de *Qi* Gong para regular la energía del Metal se practican, pues, 9, 18, 27... veces.

Finalmente, el sonido del Metal es la segunda nota en la escala china, *Shang*, que corresponde a nuestro sol.

El Metal en el cuerpo

El elemento Metal, la energía de Venus, la dirección oeste, el otoño... se arraigan en el cuerpo en un órgano específico: el pulmón. La víscera que está relacionada con él es el intestino grueso.

Las dos vísceras dirigen la fisiología del olfato y de su órgano sensorial, la nariz, y también el funcionamiento de la piel. Así, cuando la energía del pulmón está desequilibrada, se manifiesta a menudo por medio de síntomas cutáneos.

Órgano	.Pulmón
Entraña	.Intestino grueso
Orificio	.Nariz
Sentido	.Olfato
Tejidos	.Piel
Sector	.Pelo
Trastorno	.Tos
Secreción	.Esputo
Síntoma	.Desecación
Sonido	.Llanto
Expresión	.Tos
Emoción	.Tristeza

Según el *Nei Jing Su Wen*, los desequilibrios del pulmón también se manifiestan con la expectoración, la tos, las señales de desecación, el llanto. La emoción del Metal es la tristeza.

Los poderes del pulmón: el maestro de la energía

El pulmón gobierna la respiración y el Qi

«El pulmón es el ministro del Estado. Tiene la función de administrador», dice el *Nei Jing*. El pulmón regula el flujo de la energía por los meridianos.

Está localizado en la parte superior del cuerpo, en el pecho, y controla la energía ascendente. Se dice que es el «techo» de todos los órganos y, en este sentido, toca el Cielo. Así pues, la energía extraída del aire por medio de la respiración es justamente la energía del Cielo, el *Qi* celeste, que es de na-

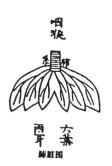

Representación antigua del pulmón

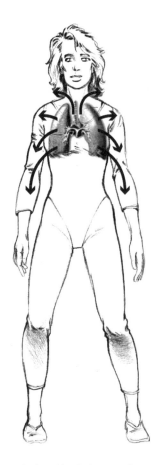

**Inducción de la energía
de los pulmones
en el cuerpo**

turaleza Yang. El pulmón también recibe energía de los alimentos que, después de haber sido extraída a través del bazo, sube hacia el pulmón para ser purificada y distribuida.

Juntas, estas dos energías forman la energía *Zong Qi*, que reside en el centro del pecho y es el motor energético de la respiración (pulmón) y de la circulación (corazón). *Zong Qi* empuja la sangre en los vasos, *Zong Qi* empuja la energía en los meridianos.

Una respiración regular es la señal de un pulmón sano: el diafragma realiza su función de subida y bajada, la energía circula con regularidad y fluidez por los meridianos.

Pero si los pulmones están débiles u obstruidos, las funciones de bajada y de distribución se alteran con rapidez. Esto se manifiesta en la sofocación (o asma), una sensación de bloqueo en el pecho, una alteración de la voz. En los casos más serios, estos síntomas van acompañados de una intensa tristeza, llanto, espasmos en la garganta, espasmos en el diafragma, y, por supuesto, una gran fatiga: cuando la energía del pulmón está desequilibrada, toda la energía del individuo se resiente.

La energía y la sangre mantienen relaciones estrechas. La sangre, puesta en circulación por el corazón, tiene como función la nutrición de la energía y, a su vez, esta energía, propulsada por la respiración en los meridianos, hace circular la sangre. Es un funcionamiento en cadena. Gracias a él, en el *Qi* Gong se consigue hacer fluir la energía hacia una parte del cuerpo con el control de la respiración, y este flujo está obligatoriamente acompañado por un flujo sanguíneo. De esta forma, la temperatura de la palma de la mano puede aumentar 5°, concentrándose en un punto del *Laogong*. Este aumento de la temperatura es la consecuencia de la vasodilatación y del flujo sanguíneo.

Algunos textos clásicos chinos llegan a afirmar que el pulmón controla los vasos sanguíneos tanto como el corazón. El punto de tonificación de la energía del pulmón, que se encuentra en la muñeca, se considera en acupuntura como el punto que actúa directamente sobre los vasos sanguíneos.

En resumen: una desarmonía de la energía del pulmón puede acarrear un vacío o un estancamiento de la energía en cualquier parte del cuerpo y, a la inver-

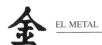

sa, si trabajamos con el aliento para volverlo más lento, fluido y armonioso, facilitamos la circulación de la energía en el cuerpo y disolvemos los bloqueos y los estancamientos. Debemos añadir a esto que las emociones demasiado violentas o demasiado repetitivas pueden provocar bloqueos en el diafragma. Por esto se corta el aliento por el miedo o la alegría. Y este bloqueo, que afecta a la capacidad respiratoria, repercute de manera rápida en todo el organismo.

El pulmón posee una segunda función que es igualmente importante: la de constituir un escudo, una defensa contra las agresiones externas: los microbios, la polución... Debido a que se abre de modo directo hacia el exterior, es un verdadero lugar de intercambios. Por consiguiente es especialmente frágil y vulnerable; es el primer órgano que alcanzan los agentes patógenos. Por esta razón los chinos lo llaman «el órgano delicado».

Aliento y Qi

En chino, el término Qi, *que quiere decir «energía», también significa «aire». Por eso en la tradición china se habla de «aliento» para designar las energías dinámicas del cuerpo. Así, la respiración, la asimilación del aire y la buena vitalidad de la energía son uno. Y la palabra única que describe este conjunto es el* Qi.

El pulmón tiene una función descendente y de difusión

Esta función concierne a la energía nutricia, a la energía defensiva y a los líquidos orgánicos. La energía nutricia *Yong*, vinculada a la Tierra, se extrae de los alimentos a través del bazo, y llega al pulmón, que la purifica y la distribuye a los meridianos principales. La energía defensiva *Wei*, vinculada al Agua, se fabrica en los riñones y alcanza el pulmón, que la purifica y la distribuye a la superficie de la piel y a los músculos. Los líquidos orgánicos puros, sintetizados por los riñones, llegan a los pulmones, que los distribuyen hacia la piel, los músculos, las articulaciones... Por consiguiente, el pulmón constituye una verdadera plataforma de distribución energética.

El pulmón gobierna la vía de las aguas

Existen relaciones privilegiadas entre el pulmón y el riñón. El pulmón hace descender los líquidos orgánicos para que el riñón elimine la parte impura, y el riñón hace subir la fracción pura extraída de los líquidos para que el pulmón la distribuya.

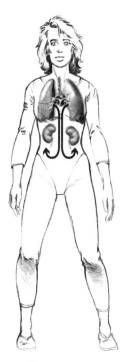

**Descenso por
«la vía de las aguas»**

Si este circuito no se desarrolla correctamente, la energía acaba estancándose o se invierte, lo que provoca ahogo, transpiración, acumulación de mucosidad en los bronquios, edemas... Por esta razón, la medicina china concibe los movimientos del agua por el cuerpo de manera dinámica.

Se dice de los pulmones que son «el origen superior del agua»: como ocurre en la naturaleza, el agua sube por el cuerpo en forma de vapor para ser distribuida, y vuelve a bajar en forma de lluvia para ser eliminada. Una fase tradicional de la medicina china sintetiza muy bien esta concepción: «El agua del cuerpo: arriba es como el vapor del agua, en medio como una ebullición, y abajo como una corriente».

El pulmón gobierna la superficie del cuerpo

El *Nei Jing* afirma que «el brillo de los pulmones se manifiesta en el pelo». La función de difusión de los líquidos orgánicos y de la energía de defensa *Wei* asegura la apertura y el cierre de los poros, lo cual constituye un sistema de defensa frente a las agresiones externas. Si la energía del pulmón es débil, el desequilibrio puede manifestarse en exceso de transpiración, piel seca, y un vello y cabellos frágiles. También se manifiesta en una sensibilidad excesiva a los microbios. En este caso hace falta fortalecer la energía del pulmón para restablecer la inmunidad y eliminar los síntomas cutáneos.

Algunos autores chinos modernos han querido ver en el funcionamiento del pulmón y el bazo (que se asocian para formar el gran meridiano *Tai Yin*) el soporte energético del sistema linfático y del sistema inmunológico cuya eficacia depende de este funcionamiento. De hecho, un vacío en la energía del pulmón, así como un vacío en la energía del bazo, se manifiesta en una debilidad del sistema inmunológico y en una posible disminución de los glóbulos blancos.

El pulmón se abre en la nariz y en la garganta y se manifiesta en el pelo

La nariz permite el acceso del aire al sistema respiratorio, es «la puerta de los pulmones y de las cuerdas vocales». Si la energía del pulmón es débil, la nariz sufre inmediatamente (nariz seca o tapada, rinitis, derrame nasal, pérdida de olfato...). La fuerza y la tonalidad de la voz son el eco de la energía de los pulmones: unas cuerdas vocales débiles, una voz ronca, débil, apagada, disfonía, afonía... son señales del desequilibrio energético de ese órgano. Las personas que utilizan mucho la voz, que la fuerzan, vacían de este modo la energía del

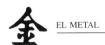

pulmón, y a la inversa, trabajar la voz, aprender a modularla, fortalece retroactivamente el pulmón.

El último punto del meridiano del intestino grueso se llama «el receptáculo de los perfumes». Gracias a la energía del Metal podemos distinguir los cinco olores básicos: el rancio, el quemado, el perfumado, el ahumado y el podrido. El mensaje olfativo alcanza directamente una zona arcaica del cerebro llamada rinoencefálica, sin tener la necesidad de ser descifrado por el córtex asociativo. Esto hace del olfato nuestro sentido más primario, el más independiente de los procesos intelectuales. Los perfumes son capaces de hacer emerger bruscamente recuerdos muy antiguos. El olfato es, además, el sentido más perfeccionado en el momento de nacer, razón por la cual el olor de la madre constituye una referencia tan fuerte en el niño pequeño. Lo mismo ocurre con los olores asociados con la sexualidad (feromonas). Cuando la energía de los pulmones está alterada, esto puede manifestarse en una deformación o una pérdida del olfato.

La reflexoterapia nasal

Encima y alrededor de la nariz, se encuentra un número importante de puntos de reflexología que pueden tratarse con acupuntura, con masaje o que se pueden estimular por medio del calor o de la luz. Los cinco órganos se proyectan allí. La punta de la nariz corresponde al bazo. Esta zona se enrojece cuando el sujeto exagera el consumo de alcohol (calor-humedad del bazo y del estómago). También es el lugar que los chinos del Imperio del Medio designan y tocan con el índice para decir: «Yo». Se cuenta también que el beso chino consiste en frotarse mutuamente la nariz, punta contra punta.

La función del intestino grueso: el transformador

Los textos chinos no son pródigos en explicaciones sobre el intestino grueso; de hecho, tampoco lo son con el resto de las vísceras. Se dice que el intestino grueso «tiene una función de tránsito, pero que participa también en las transformaciones».

En la fisiología occidental, la principal actividad del colon es la absorción activa del agua y la deshidratación de las materias fecales. Como en acupuntura, el intestino grueso forma parte del foco inferior, está bajo el control de los riñones y de la vejiga. Por consiguiente se puede considerar como una vía descendente del agua que participa activamente en la transformación y en la recepción.

Si el colon es demasiado largo o demasiado ancho, la reabsorción del agua es demasiado grande, el tránsito se ralentiza, las heces se vuelven duras o demasiado compactas, lo que provoca el estreñimiento.

Cuando la energía del intestino grueso está en estado de vacío, se constata pereza intestinal que puede acabar en estreñimiento por simple desaparición de las ganas de ir de vientre.

Las emociones del Metal

La emoción asociada con el Metal es la tristeza. Los textos tradicionales afirman que el exceso de tristeza perjudica al pulmón y, a la inversa, cuando la energía del pulmón es débil, el sujeto está triste. No podemos evitar pensar en la época del romanticismo, cuando la tuberculosis hacía estragos y la emoción dominante era la tristeza y melancolía. En esa época, Laennec, el inventor del estetoscopio, llamaba a la tuberculosis la «enfermedad de las pasiones tristes».

La tristeza del otoño no es la de la desesperación, sino la del desencanto. Imaginamos que lo más bello, lo mejor, queda atrás y que nada nos permitirá regocijarnos en un eventual futuro. Más allá de la tristeza, el pesimismo colorea el estado de ánimo vinculado con el Metal.

Como el frescor del otoño, el pulmón induce un carácter frío y taciturno. Igual que el otoño retrae y reseca, el pulmón incita al recogimiento hacia uno mismo, a la prudencia, a la circunspección. Los sujetos de tipo Metal afrontan el combate entre la claridad y la oscuridad con tacto y con mesura, juzgan con rigor, y gustosamente dictan sentencias sin apelación. Este rigor aplicado a ellos mismos se manifiesta como un gran sentido del deber, del sacrificio, y un gran coraje.

Cuando la energía del pulmón está equilibrada, e incluso en ligero estado de exceso, los sujetos desarrollan un gran sentido de la justicia, de la objetividad, de la serenidad. Su entorno los califica de «filósofos», a causa de su humor prudente, su actitud reservada, su falta de ostentación y ausencia de dureza.

El estado de vacío de la energía del pulmón se relaciona más con el trigrama del Cielo; en cambio, su equilibrio evoca más el del Lago.

El alma vegetativa del pulmón: el *Po*

El *Po* se considera como el alma vegetativa del pulmón.

«La vida y lo inmaterial vinculados a la forma constituyen el *Po*», afirma la tradición. Éste empieza a existir desde la formación biológica del feto. El *Po* es la parte escondida de nosotros mismos, asegura nuestra supervivencia sin que lo sepamos y nuestra autonomía como personas físicas; se aproxima a lo que llamamos en occidente «el instinto de conservación»: una pulsión de vida, una

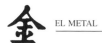

inteligencia formidable que nos dice lo que es bueno para nosotros y lo que no lo es. Gracias a él, durante toda nuestra vida, seguimos respirando y alimentándonos. Los textos dicen que «el *Po* entra y sale con el *Qi* de la Tierra y del Cielo», y que «entra por la boca y sale por el ano».

En el plano fisiológico, el *Po* está relacionado con la sangre. En la sangre reside el fluido vital personal, que nos distingue de todos los otros seres y hace que seamos individuos. Quizá en esto se encuentre el origen de la norma religiosa común a varias grandes religiones del mundo y según la cual sólo se puede consumir la carne únicamente si el animal ha sido sangrado, vaciado de su sangre.

El Po y los sentimientos

Lo que es válido en el plano biológico, también lo es en el plano psicológico, ya sea consciente o inconsciente. Confucio escribía: «Los sentimientos del hombre son siete: la alegría, el descontento, la pena, el deseo, el miedo, el amor y el odio. Todos podemos sentirlos naturalmente, sin haberlos aprendido jamás. Los deseos y las aversiones están escondidos en el fondo del corazón del hombre. No se pueden explorar ni medir». Ahora bien, el *Po* regula este mecanismo de atracción y aversión. ¡Otra forma, ésta más psíquica, de conservar lo que es bueno dentro de uno y de rechazar lo que no lo es! Todo esto ocurre como si, en el plano psicológico, el principio de supervivencia biológica del individuo animara este principio de atracción/aversión que Freud, el padre del psicoanálisis, describió en términos de placer/ displacer, oponiendo Eros a Thanatos, el amor a la muerte.

El budismo por su parte describe este mismo mecanismo con tres animales símbolo: la serpiente, el gallo y el cerdo. Los tres se encuentran en la rueda de la existencia. La serpiente simboliza la atracción, el gallo la repulsión y el cerdo la indiferencia.

La medicina china nos invita a tomar conciencia de este mecanismo íntimo que internamente nos transmite una valoración sobre todo lo que vivimos, todo lo que nos rodea: «esto me agrada o me desagrada»; «me gusta, no me gusta»...

El Po y el egoísmo

Cuando el *Po* está bajo el control excesivo del pulmón, sobrepasa sus funciones en el plano psicológico, y el egoísmo e incluso el egocentrismo ganan terreno. Los textos tradicionales dicen que el *Po* es capaz de astucia y de engaño, no tiene escrúpulos, se dirige hacia su meta, sin preocuparse por los métodos que emplea. El psicólogo Gaston Berger dice: «El trasfondo de la codicia es la voluntad de ser, de ser lo más posible y de perseverar en el ser. Es la necesidad de afirmarse como individuo separado de los demás, dueño de una interioridad propia, un centro autónomo alrededor del cual se organiza y se jerarquiza el resto del mundo». Esto es propio de un *Po* desequilibrado por un vacío en la energía del pulmón: la persona acaba encerrándose en su rigidez, víctima de su egocentrismo, de su avaricia. Sin embargo, a veces este estado de vacío energético puede manifestarse con comportamientos opuestos: la persona no está centrada, le falta estructura, es apática, inconsistente e influenciable. En casos extremos, este estado puede ser el germen de verdaderas disociaciones de la personalidad, incluso de ataques de esquizofrenia.

Los sueños del Metal

Cuando el pulmón está en su plenitud, soñamos que volamos. Cuando el Yin del pulmón está en exceso, soñamos con la pena, las lágrimas, el llanto, con el miedo, con el terror... A veces soñamos que nos elevamos volando. Cuando la energía del pulmón está en vacío, soñamos con objetos y seres blancos, o con fantasmas y a veces con ejecuciones capitales muy sangrientas. Generalmente, los sueños del otoño son sueños de guerra y de combate.

El Po *después de la vida*

¿Qué ocurre con el *Po* después de nuestra muerte? Según Maspero[1], el sinólogo francés, los taoístas consideran que cuando se produce la muerte, el *Po* permanece cerca del cuerpo, en la cámara mortuoria. Se disuelve progresivamente, de ahí la práctica, presente en casi todas las religiones y tradiciones, que consiste en velar a los muertos durante varios días. ¡Hasta cuarenta y nueve en el budismo tibetano! En las leyendas chinas, se dice que un *Po* demasiado ávido puede negarse a desapegarse de sus bienes terrestres. En este caso se queda, ronda y aparece en los lugares..., de ahí vienen las numerosas historias chinas sobre fantasmas.

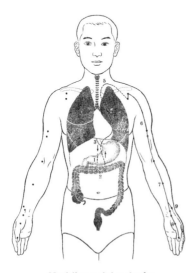

Meridiano del pulmón

Los meridianos del Metal

El meridiano del pulmón

En la medicina energética china, el pulmón está relacionado con el pecho, el cuello, las cuerdas vocales, la voz, la faringe, la cabeza, el pelo, la nariz, los senos frontales, el hombro, el brazo y el antebrazo, el pulgar, el lado externo del radio, la piel y el colon.

Algunas personas que padecen asma o bronquitis crónica tienen dolores crónicos en el hombro o reuma en el pulgar. El recorrido del meridiano del pulmón lo explica. Lo mismo ocurre con los bloqueos respiratorios a menudo asociados con artrosis cervical.

---

1. En *Le taoïsme et les religions chinoises*, ed. Gallimard, 1971.

El meridiano del intestino grueso

En el sistema energético chino, el meridiano del intestino grueso está relacionado con el índice, el antebrazo y el brazo, el hombro, el cuello, el maxilar superior, la nariz, el tórax, el pulmón, el colon y la piel.

El recorrido de este meridiano explica el dolor o las deformaciones de los huesos o de la uña del índice, las tendinitis del codo, las periartritis rebeldes en el hombro, las rinitis, asociadas con disfunciones del colon. ¡En español estar resfriado se dice estar «constipado», término que también significa estar estreñido! A veces, una misma persona puede tener problemas, aparentemente sin ninguna relación entre sí, en todo el recorrido del meridiano: los dientes, el hombro, el codo, los senos frontales...

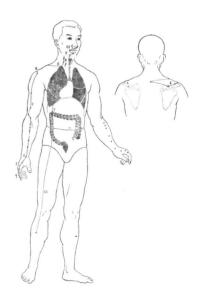

Meridiano del intestino grueso

Las horas de marea de los meridianos

*E*l meridiano del pulmón *alcanza su máximo energético entre las 3 y las 5 horas de la mañana (lo que por otra parte explica el recrudecimiento de las crisis en ese momento). Es la hora durante la cual se debería tonificar el meridiano, con acupuntura, pero también con los ejercicios de* Qi Gong *o los ejercicios respiratorios. Esta hora corresponde a la hora del tigre.*

El meridiano del intestino grueso *alcanza su máximo energético entre las 5 y las 7 horas de la mañana. Es la mejor hora para tonificar el meridiano; corresponde a la hora del gato o del conejo.*

Las enfermedades del Metal

Distinguiremos dos tipos de trastornos, según si el meridiano del pulmón está en estado de exceso o de vacío.

Las enfermedades por exceso de energía del pulmón

Un exceso de energía del pulmón puede tener varias causas: un vacío de energía Yin, una mala alimentación o una agresión climática.

Aquí se encuentran las manifestaciones principales:

- Tos seca e irritativa.
- Tos asociada con secreciones pegajosas.
- Sinusitis frontal, etmoidal o maxilar.
- Caparrosa.
- Ciertas gingivitis purulentas.
- Caries dentales agravadas por el consumo de azúcar, de bebidas azucaradas, de alcohol.
- Periartritis del hombro.
- Epicondilitis.
- Reumatismo en la muñeca.
- Bronquitis aguda o crónica, con fiebre y fuerte sed.
- Acné.

- Abscesos cutáneos.
- Furúnculos.
- Dermatosis agravada por excesos alimenticios (sobre todo grasas, azúcar, alcohol y alimentos calientes y picantes).
- Hipertensión arterial.
- Angina de pecho.
- Accidentes cardíacos.
- Colitis seca e irritativa.
- Estreñimiento.
- Gastritis.
- Úlceras.
- Cistitis por colibacilos, agudas con fiebre.
- Diabetes.

Las enfermedades por vacío de energía del pulmón

- Tos.
- Voz débil.
- Fatiga.
- Ahogo.
- Transpiración espontánea.
- Anginas.
- Rinofaringitis.
- Resfriados.
- Gripes.
- Laringitis.
- Inflamación de la traquearteria.
- Sinusitis (por frío).
- Rinitis crónicas.
- Bronquitis.
- Asma crónico agravado en otoño y en invierno.
- Bronquitis crónica.
- Tuberculosis.

- Acné.
- Eczemas.
- Psoriasis.
- Colitis aguda o crónica.
- Estreñimiento crónico.
- Recto-colitis hemorrágica.
- Pérdidas blancas, trastornos del período.
- Ausencia de período.
- Hipotiroides.
- Reumatismos deformantes.
- Poliartritis reumatoide.
- Reumatismos graves y crónicos que empeoran en otoño y en invierno.
- Inflamación de ganglios.
- Esplenomegalia.
- Disminución de glóbulos blancos.

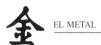

- Fragilidad inmunológica.
- Insomnio.
- Pesimismo.
- Depresión con tristeza.
- Nostalgia.
- Obsesión.

- Miedo o ganas de perjudicar.
- Miedo o ganas de sufrir.
- Egocentrismo.
- Disociación de la personalidad, estados esquizoides.

LOS PASOS A SEGUIR...

¿Usted se reconoce en alguno de estos síntomas?

En este caso, debe cuidar la buena circulación de su energía Metal, sobre todo en otoño, gracias a las técnicas que vamos a proponerle a continuación.

Para aliviar ciertos trastornos específicos relacionados con el desequilibrio del Metal y de la energía del pulmón, podrá inspirarse en los siguientes consejos a fin de mejorar los resultados de otras terapias, ya sea acupuntura, homeopatía o alopatía. Los masajes, la dietética, las plantas y el *Qi* Gong son excelentes herramientas complementarias. Sin embargo, en casos complejos o en caso de duda, es aconsejable buscar el asesoramiento de los especialistas en cada disciplina y beneficiarse de su técnica más precisa y mejor adaptada a cada caso.

ENFERMEDADES YANG

por exceso

ENFERMEDADES YIN

por defecto

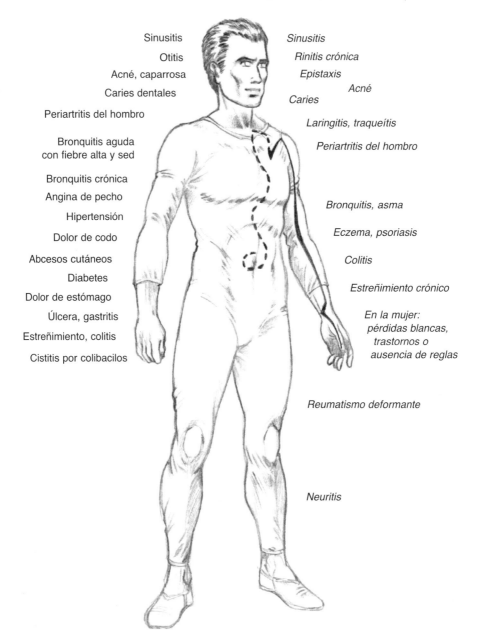

Insomnio, depresión,
pesimismo, obsesión

Sinusitis

Otitis

Acné, caparrosa

Caries dentales

Periartritis del hombro

Bronquitis aguda
con fiebre alta y sed

Bronquitis crónica

Angina de pecho

Hipertensión

Dolor de codo

Abcesos cutáneos

Diabetes

Dolor de estómago

Úlcera, gastritis

Estreñimiento, colitis

Cistitis por colibacilos

Sinusitis

Rinitis crónica

Epistaxis

Acné

Caries

Laringitis, traqueítis

Periartritis del hombro

Bronquitis, asma

Eczema, psoriasis

Colitis

Estreñimiento crónico

En la mujer:
pérdidas blancas,
trastornos o
ausencia de reglas

Reumatismo deformante

Neuritis

Capítulo 11
PARA ESTAR BIEN EN SU ELEMENTO METAL

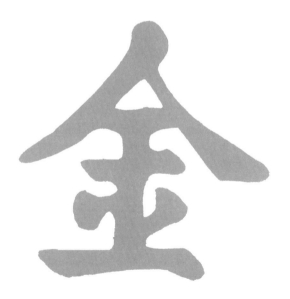

La acupuntura del Metal

Toda la patología articular reacciona bien a la acupuntura: la tendinitis o el reumatismo en la muñeca, la epicondilitis o la periartritis en el hombro. Esta terapia también ejerce un efecto calmante sobre las poliartritis crónicas.

La acupuntura es igualmente muy indicada para la sinusitis. Constatamos numerosas curaciones sin reincidencia, incluso después de muchos años.

Las rinitis y la pérdida del olfato reaccionan a la perfección cuando son recientes.

Las colitis y el estreñimiento mejoran, con algunos casos de curación completa.

La hipertensión reacciona bien, pero con una estrategia global: asociando, según los casos, plantas, ejercicios de *Qi* Gong y tratamientos clásicos. También es el caso del asma.

Asimismo, se utiliza para las laringitis, la traqueítis, la afonía y la estimulación de la voz en el caso de los cantantes líricos.

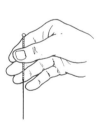

En las enfermedades de la piel, la acupuntura es el tratamiento complementario de la fitoterapia y de métodos clásicos. Finalmente, los deprimidos, los cansados de «fin de trimestre», los niños linfáticos y gruñones, las personas con insomnio, reaccionan bien a la acupuntura.

Los masajes de los puntos y las moxas del Metal

La acupuntura no se presta de ningún modo a la automedicación, pero usted puede estimular ciertos puntos situados en los meridianos de energía con la ayuda de masajes o de moxas, sin tener que recurrir a un terapeuta.

Los puntos *Shu* y *Mu* permiten regular la energía del Metal.

Para masajear los puntos

Proceda con un dedo, preferiblemente el pulgar, presionando bastante fuerte, hasta sentir un ligero dolor o adormecimiento. Mantenga la presión unos segun-

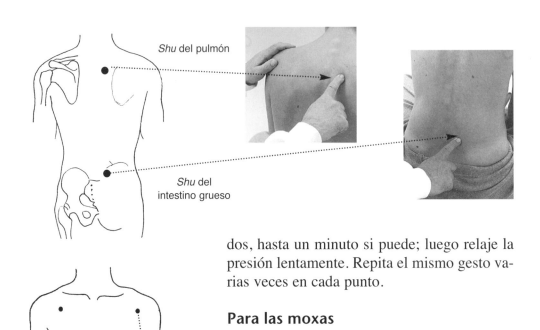

Shu del pulmón

Shu del
intestino grueso

Mu del
pulmón

Mu del in-
testino
grueso

dos, hasta un minuto si puede; luego relaje la presión lentamente. Repita el mismo gesto varias veces en cada punto.

Para las moxas

Utilice una barra de artemisa, encendida como un cigarrillo; acérquela a 3 o 4 centímetros de la piel, alejándola si la sensación de calor es demasiado fuerte; manténgala hasta que el punto esté rojo y caliente.

LOS MASAJES TAOÍSTAS DEL METAL

Ciertos ejercicios respiratorios prolongados, practicados regularmente, ayudan a la energía del pulmón a encontrar su equilibrio. Usted puede colocar las manos encima del órgano; en este caso, la caja torácica.

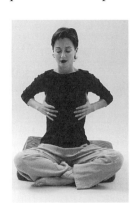

A continuación imagínese una corriente de energía saliendo de las manos que penetra en el interior del cuerpo hacia el mismo órgano. Después de unos segundos, invierta el proceso: vi-

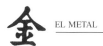

sualice el órgano captando la energía curativa para regenerarse. Sentirá el calor o, al contrario, el frescor en la zona indicada.

El masaje de la nariz

Un masaje enérgico del borde y de las aletas de la nariz cuando aparecen los primeros estornudos se consigue a veces parar un principio de resfriado.

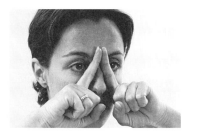 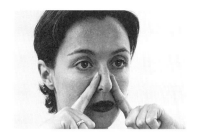

La dietética del Metal

A las personas de constitución Metal generalmente les encantan la leche, los productos lácteos y los quesos. Muchos adultos todavía beben medio litro de leche al día, cuando los estudios epidemiológicos han demostrado la incidencia negativa de esta práctica alimenticia en las enfermedades cardíacas. Debemos reconocer que la actual obsesión por la osteoporosis y la carencia cálcica mantiene esos errores de la alimentación; además sin razón, ya que los grandes bebedores de leche no tienen menos carencias minerales que los demás, al contrario: los productos lácteos consumidos en exceso aportan una energía demasiado fría y húmeda, que perjudica a los intestinos (colitis), los senos frontales, los pulmones (catarros, sinusitis) y los huesos (reuma).

En general a los sujetos de tipo Metal les gustan los dulces y la repostería (pasteles), y prefieren el té o las infusiones al café. El sabor indicado en dietética china para apoyar a la energía Metal es el sabor picante: humedece los pulmones demasiado secos y estimula la función de difusión.

Concretamente, el sabor picante se recomienda en casos de bronquitis, ya sea por exceso de humedad o frío.

Los alimentos picantes son la cebada, la avena, la carne de caballo, los puerros, los nabos, los rabanitos, el rábano, el cebollino, el coriandro, el tomillo, la pimienta, la pimienta de Cayena, la menta, la cebolla, la mostaza, el jengibre y el melocotón.

Entre ellos, debemos distinguir los picantes calientes como el jengibre y la pimienta, de los picantes fríos como el rabanito, el rábano, los nabos y los melocotones. Los primeros se aplican en infecciones frías y en caso de vacío del órgano; los otros, en infecciones calientes y cuando hay exceso de energía.

LAS PLANTAS DEL METAL

El uso de las plantas constituye, sin duda, la medicina más antigua del mundo. Le proponemos aquí una selección de plantas inocuas, que puede utilizar solas o en asociación para beneficiarse de su efecto sinérgico.

Para elegir «sus» plantas, siga las referencias terapéuticas. En efecto, si usted padece una de las dolencias mencionadas, puede recurrir a estas plantas a fin de mejorar su estado. Si tiene buena salud y desea simplemente dinamizar su energía para fomentar su bienestar y mantenerse en forma, elija las plantas en función de las enfermedades que constituyen un riesgo para usted, o simplemente para relajar, fortalecer, drenar los pulmones y el intestino grueso, así como la piel. Procederá de la misma forma en cuanto a la elección de los aceites esenciales. Manténgase a la escucha de sus sentimientos, de sus emociones, de sus estados de ánimo para elegir los elixires florales que le convengan en cada momento.

Las plantas Yin del Metal

Las plantas Yin del Metal frecuentemente son de sabor agrio y amargo, o dulce y refrescante. Ayudan a refrescar el pulmón inflamado en caso de tos seca e irritante; hidratan el colon y tratan el estreñimiento y las infecciones cutáneas. Algunas son sudoríferas, permitiendo la eliminación de infecciones por la transpiración. Por último, estas plantas pueden tener efectos hipoglucemiantes, hipotensores y antidiarreicos.

Hemos elegido las diez plantas más comunes y más eficaces.

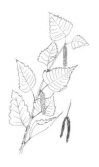

Abedul

- EL ABEDUL *(Betula alba)*
  Sus hojas y su corteza tienen un sabor amargo y acre refrescante. El abedul tiene una acción depurativa.
  Indicaciones principales: *exceso de urea y de ácido úrico, exceso de colesterol, arteriosclerosis.*

- EL ARÁNDANO *(Vaccinium myrtillus)*
  Esta planta posee un sabor ácido, dulce y fresco.
  Indicaciones principales: *diabetes, colitis, artritis.*

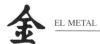

- **LA BORRAJA** *(Borrago officinalis)*
  En árabe, su nombre significa «el padre del sudor». Es una planta sudorífera dulce y salada.
  Indicaciones principales: *bronconeumopatías, abscesos del pulmón, erupción cutánea, enfermedades eruptivas: sarampión, rubéola, escarlatina.*

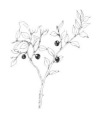

Arándano

- **LA DULCAMARA** *(Solanum dulcamara)*
  De sabor dulce y amargo, refrescante, combate el exceso de calor y de humedad en los pulmones.
  Indicaciones principales: *bronquitis crónicas, micosis pulmonares.*

- **EL EUCALIPTO** *(Eucalyptus globulus)*
  Amargo y acre, refrescante, es un antiséptico de las vías respiratorias, ligeramente hipoglucemiante e hipotensor.
  Indicaciones principales: *bronconeumonía aguda, complicación del sarampión, diabetes, hipertensión, arteriosclerosis.*

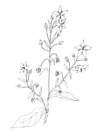

Borraja

- **EL MALVAVISCO** *(Althaea officinalis)*
  Esta planta dulce y refrescante es sedante en casos de agitación psíquica y de insomnio, sobre todo en los niños.
  Indicaciones principales: *dolores dentales, gingivitis, abscesos dentales, estreñimiento, síndromes disentéricos agudos, bronconeumopatía con tos seca e irritante, faringitis, laringitis.*

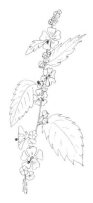

- **EL MARRUBIO BLANCO** *(Marrubium vulgare)*
  Tiene un sabor amargo y acre, refrescante.
  Indicaciones principales: *infecciones respiratorias, bronconeumonía aguda, traqueítis, fiebre.*

Malvavisco

- **LA PULMONARIA** *(Pulmonaria officinalis)*
  Dulce y refrescante, es sudorífera, pectoral y diurética; es una «borragínea» como la borraja.
  Indicaciones principales: *bronquitis agudas debido al exceso de calor, palpitaciones, miedo.*

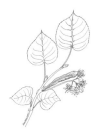

Tilo

- EL TILO (*Tilia europea*)

  Dulce y refrescante, el tilo es emoliente. Trata las infecciones causadas por el calor.

  Indicaciones principales: *tos seca, fiebre, insomnio, envejecimiento prematuro de los vasos (arteriosclerosis), exceso de colesterol, de urea y de ácido úrico.*

- LA VINCAPERVINCA (*Vinca minor*)

  Amarga y ácida, refrescante, es simpaticolítica, vagolítica, espasmolítica, vasodilatadora, hemostática. Estimula la FSH, una hormona que aumenta progresivamente la secreción de foliculina. También es antigaláctoga e hipoglucemiante. Contiene un alcaloide amargo, la vincamina, que tiene un efecto hipotensor.

  Indicaciones principales: *hipertensión, epistaxis, hemoptisis, diabetes, anginas causadas por exceso de calor.*

Las plantas Yang del Metal

Las plantas Yang del Metal generalmente tienen un sabor amargo o acre y caliente. Ayudan a tonificar la energía del pulmón y a luchar contra las infecciones causadas por el frío. Refuerzan la energía del pulmón, estimulan el tránsito del colon, purifican la piel, tonifican el pelo, fortalecen el sistema linfático y la inmunidad.

Hemos seleccionado siete.

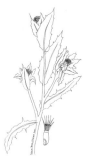

Cardo bendito

- EL CARDO BENDITO *(Cnicus benedictus)*

  De sabor muy amargo y caliente, el cardo bendito reseca la humedad. Tiene buenos efectos sobre el psiquismo del Metal.

  Indicaciones principales: *reumatismos severos, artrosis crónica, poliartritis, anorexia, depresión, insomnio, melancolía, obsesión.*

- EL JENGIBRE *(Zingiber officinale)*

  De sabor picante y caliente, esta planta es muy común en la farmacopea china. Calienta el pulmón en los golpes de frío.

  Indicaciones principales: *congestiones pulmonares, infecciones respiratorias, bronquitis, anorexia, leucopenia (bajada de glóbulos blancos), déficits inmunológicos.*

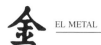

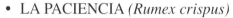

- LA MALVA *(Malva officinalis o Malva rotondifolia)*
Es de sabor caliente, y sobre todo dulce gracias a los numerosos mucílagos que contiene.
Indicaciones principales: *estreñimiento, infecciones respiratorias debidas al frío, bronquitis crónica, diarrea debida al frío, dermatosis y vaginitis (uso externo).*

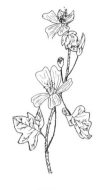

Malva

- LA PACIENCIA *(Rumex crispus)*
De sabor amargo y acre caliente, es tónica, depurativa y remineralizante ya que contiene hierro.
Indicaciones principales: *traqueítis, afonía, anemia, reuma.*

- EL RUIBARBO *(Rheum rhaphonticum)*
Es de sabor dulce y amargo, de energía templada.
Indicaciones principales: *estreñimiento (utilícese con prudencia), hipotiroidismo.*

- EL SASAFRÁS *(Sassafras officinalis)*
De sabor acre y caliente, ayuda al pulmón a luchar contra los golpes de frío. Es un estimulante general e intelectual.
Indicaciones principales: *trastornos pulmonares debidos al frío, fatiga psíquica, ataque de linfatismo, fatiga a final de la tarde y por la noche.*

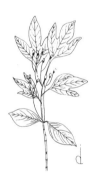

Sasafrás

- EL SERPOL *(Thymus serpyllum)*
De sabor amargo y acre, de energía caliente, dispersa la energía del sistema nervioso parasimpático. Es un acelerador general del organismo.
Indicaciones principales: *resfriado, bronquitis aguda, gripe, enfisema, leucopenia, déficit inmunológico, inapetencia sexual.*

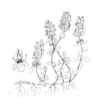

Serpol

LOS ACEITES ESENCIALES DEL METAL

Los aceites esenciales se pueden utilizar solos por sus propias virtudes. Sin embargo, preferimos asociarlos con las plantas, ya que el efecto sinérgico de las plantas y de los aceites esenciales asociados asegura una mejor penetración del vegetal dentro del cuerpo energético, y reequilibra profundamente el terreno neuro-endocrino.

Los aceites esenciales Yin del Metal

Hemos escogido seis aceites esenciales, por su acción antiinfecciosa. Actúan en perfecta sinergia con las plantas citadas anteriormente.

- *ARTEMISIA DRACUNCULUS* (Estragón)
    - Colitis espasmódica
    - Alergia respiratoria
    - Espasmos digestivos
    - Hipo

- *CANANGA ODORATA* (Ylang-ylang)
    - Hipertensión arterial
    - Taquicardia, palpitaciones
    - Bronquitis aguda
    - Diabetes

- *EUCALYPTUS CITRIODORA* (Eucalipto alimonado)
    - Estados inflamatorios
    - Reumatismos agudos
    - Tendinitis
    - Hipertensión
    - Enfermedades coronarias

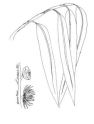

Eucaliptus

- *EUCALYPTUS GLOBULUS* (Eucalipto)
    - Rinofaringitis
    - Laringitis
    - Bronquitis aguda
    - Eczema infeccioso
    - Abscesos cutáneos
    - Erupciones micóticas

- *MELALEUCA QUINQUINERVIA CINEOLIFERA* (Niaouli)
    - Angina de pecho
    - Secuelas de infarto
    - Hipertensión
    - Varices

- Hemorroides
- Gastritis
- Úlceras duodenales
- Eczemas
- Furúnculos
- Psoriasis debida a un exceso de calor

- *PINUS PINASTER* (Pino marítimo-trementina)
  - Bronquitis agudas
  - Sinusitis
  - Reumatismos agudos

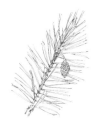

Pino

Los aceites esenciales Yang del Metal

Hemos elegido siete por su acción antiinfecciosa y equilibradora del terreno neuro-endocrino. También actúan en perfecta sinergia con las plantas mencionadas anteriormente y poseen asimismo un fuerte poder de penetración en el cuerpo físico y en el cuerpo energético.

- *EUCALYPTUS RADIATA* (Eucalipto oficinal)
  - Bronquitis
  - Gripes
  - Sinusitis
  - Rinofaringitis
  - Traqueítis
  - Rinitis
  - Leucorrea
  - Acné
  - Cansancio acompañado de frío

- *MELALEUCA CAJUPUTII* (Cayeputi)
  - Bronquitis
  - Laringitis
  - Faringitis
  - Asma
  - Enteritis causada por el frío
  - Reumatismos crónicos
  - Eczemas
  - Psoriasis

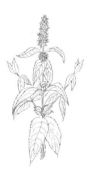

Menta

- *MENTHA PIPERITA* (Menta)
  - Rinitis
  - Laringitis
  - Sinusitis
  - Digestión lenta
  - Úlceras gastro-duodenales
  - Colitis

- *MYRTUS COMMUNIS* (Mirto)
  - Bronquitis agudas
  - Bronquitis con humor viscoso
  - Rinitis de líquido claro
  - Rinitis crónicas
  - Leucorrea
  - Eczema
  - Psoriasis
  - Hipotiroidismo
  - Fatiga
  - Estados febriles
  - Insomnio

- *RAVENSARA AROMATICA* (Ravensara aromática)
  - Rinofaringitis
  - Bronquitis
  - Traqueítis
  - Sinusitis
  - Gripes
  - Mononucleosis infecciosa

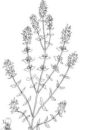

Tomillo

- *THYMUS SATUREIOIDES* (Tomillo turco)
  - Rinofaringitis
  - Bronquitis
  - Fatiga general
  - Astenia sexual
  - Acné
  - Enfermedades autoinmunes
  - Sinusitis
  - Tuberculosis

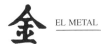

- *THYMUS SERPYLLUM* (Serpol)
  - Gripes
  - Bronquitis
  - Rinofaringitis
  - Asma
  - Tuberculosis
  - Fatiga
  - Linfatismo
  - Depresión, melancolía
  - Colitis
  - Enterocolitis
  - Infecciones cutáneas
  - Eczemas, psoriasis

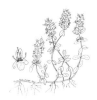

Serpol

LOS ELIXIRES FLORALES DEL METAL

De uso más sutil, los elixires florales corrigen los desequilibrios emocionales. Actúan sobre nuestros estados de ánimo, los cuales pueden ser también de origen energético. Por lo tanto se asocian a la perfección con las plantas y los aceites esenciales.

Los elixires florales Yin del Metal

Junto con las plantas y los aceites esenciales, son útiles para regular los excesos de humor y el comportamiento demasiado metódico de las personas propensas a un exceso de energía Yang del Metal. Son personas en las que la razón prevalece sobre los sentimientos.

- LA AGRIMONIA (Agrimony – *Agrimonia eupatoria*)
  Este elixir ayuda a los que, a pesar de su apariencia tranquila y serena, no se aceptan realmente como son. Esconden su ansiedad y sus tormentos detrás de un aire plácido y relajado.

- LA EPICEA (Picea abies)
  Ayuda a adoptar una actitud más flexible frente a la vida. Es para las personas rígidas y difíciles de convencer, que son reacias a hacer concesiones porque temen comprometerse.

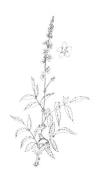

Agrimonia

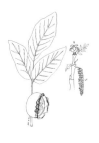

Nogal

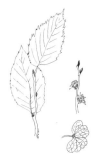

Olmo

- EL HAYA (Beech – *Fagus silvatica*)
  Este elixir ayuda a desarrollar la tolerancia en individuos que tienen un sentido crítico demasiado agudo. Es útil para las personas arrogantes que carecen de capacidad de escuchar y de sensibilidad.

- EL NOGAL (Walnut – *Juglans regia*)
  Ayuda a deshacerse de los viejos esquemas, de las antiguas «cantinelas». Permite volver a empezar, innovar, dar el paso, atreverse a romper unas barreras de protección demasiado rígidas.

- EL OLMO (Elm – *Ulmus procera*)
  Este elixir es bueno para las personas perfeccionistas, para los que piensan que nada está suficientemente bien hecho.

- EL ROBLE (Oak – *Quercus robus*)
  Este elixir permite relajarse y tomar las cosas de la vida menos en serio. De este modo ayuda a los que luchan sin descanso y se obstinan hasta el agotamiento.

Los elixires florales Yang del Metal

Junto con las plantas y los aceites esenciales, son útiles para regular el exceso de tristeza y de nostalgia, el ensimismamiento o, al contrario, la tendencia a juzgar todo continuamente.

- EL AGUA DE ROCA (Rock water)
  Conviene a las personas disciplinadas y amantes del rigor, exageradamente estrictas y rígidas. Estas personas están atrapadas por su propia moral y una tendencia al perfeccionismo puntilloso que les acaba castigando, restringiendo, encerrándolas en un universo estrecho.

- EL AMARANTO (*Amarantus hypochondriacus*)
  Para los antiguos griegos, esta planta simbolizaba la inmortalidad. El elixir de su flor es famoso por su acción reguladora sobre la inmunidad y el psiquismo. Estimula el timo y ayuda a luchar contra las infecciones bacterianas y virales. Ayuda a las personas que ven todas sus noches perturbadas por sueños dolorosos y agotadores.

- LA CAPUCHINA (*Tropaeolum majus*)
  Esta planta, importante para tonificar el pulmón y el pelo, ofrece sus flores en elixires para estimular la vitalidad de los que trabajan demasiado intelectualmente y abandonan su cuerpo. Letargia, estrechez de espíritu y tendencia obsesiva son las indicaciones de este elixir, así como ciertas enfermedades físicas causadas por el frío, como la gripe.

- LA EPICEA *(Picea abies)*
  Este elixir ayuda a desarrollar el amor y la comprensión para flexibilizar los corazones endurecidos. Templa la frialdad, la rigidez, la austeridad, el perfeccionismo de aquellos que están endurecidos o muy cerrados.

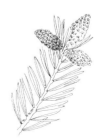

Epicea

- EL HAYA (Beech – *Fagus silvatica*)
  Este elixir conviene a las personas quisquillosas, que «hilan muy fino» y manifiestan intolerancia, incluso cinismo. Suaviza el comportamiento de los amantes de la perfección que siempre ven el lado negativo de las cosas.

- EL MANZANO SILVESTRE (Crab apple – *Pirus malus pumila*)
  Este elixir conviene a las personas que se sienten impuras, incluso que se repugnan a sí mismas. Ayuda a los maniáticos de la limpieza y a los obsesionados que persiguen la imperfección más pequeña y la menor impureza, que temen las intoxicaciones y los envenenamientos.

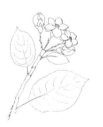

Manzano silvestre

- EL MÍMULO VISCOSO (Sticky monkey flower – *Mimulus aurientiacus*)
  Este elixir ayuda a reencontrar una sexualidad abierta. Calma las tendencias sadomasoquistas así como el rechazo de la sexualidad por considerarla sucia. Permite liberarse de los conflictos, los miedos y las obsesiones que este estado genera. Une el sexo con lo sagrado. Este elixir no es específico para el desequilibrio energético del pulmón, pero es muy útil cada vez que se tienen que tratar problemas de este tipo.

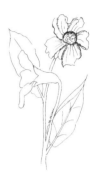

Mímulo viscoso

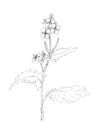

Mostaza

- LA MOSTAZA (Mustard – *Sinapis arvensis*)
  Este elixir da fe y coraje para superar la apatía y la fatiga, el desaliento, la depresión, la tristeza y la melancolía.

- EL RODODENDRO (Rododendro ferruginoso – *Rhododendron ferrugineum*)
  Libera la energía del pulmón de las personas que se sienten oprimidas por la tristeza. Conviene a los melancólicos, continuamente presas del desaliento y de la nostalgia. También es útil contra los resfriados: bronquitis, gripes...

LA CURA DE FITOTERAPIA

Usted puede utilizar todas estas plantas, solas o asociadas, cuando se sienta presa de perturbaciones, ya sean de orden físico, energético o emocional. Si estas perturbaciones son pasajeras, recurrirá a la ayuda de la fitoterapia por un tiempo limitado. Pero si no desaparecen, es útil prolongar su uso más tiempo. Aunque tenga buena salud, también puede hacer una cura de plantas para optimizar su equilibrio energético. El otoño es la estación más aconsejable para este tipo de cura para los pulmones, para la piel, para el estreñimiento, ya que en otoño el pulmón es más vulnerable pero al mismo tiempo más receptivo.

Uno de los períodos favorables para hacer una cura de otoño es el mes lunar del equinoccio de otoño (20 de septiembre). Las fechas de este mes lunar cambian cada año, se tiene que consultar el calendario para conocerlas. Un ejemplo: en el año 2000, el primer día de este ciclo lunar se situó en el 27 de septiembre; una cura dura 28 días; en el 2000 se terminó el 26 de octubre.

Este período conviene en concreto a las personas con buena salud, que simplemente quieren equilibrar sus energías y armonizar el funcionamiento orgánico general. Pero si tiene un problema particular, si se siente cansado o experimenta la sensación de «no sentirse bien en su piel», puede empezar esta cura de otoño cuando aparezca cualquiera de estos problemas con el cambio de estación y prolongarla tanto tiempo como duren.

EL *QI GONG* DEL METAL

Numerosas posturas permiten armonizar el elemento Metal. Se practican, por supuesto, sobre todo en otoño.

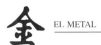

La postura y el caminar de la grulla

El animal símbolo del Metal es el pájaro y más concretamente la grulla. Esta ave es venerada en China, considerada por los taoístas como uno de los tres animales de la longevidad. En el palacio de la Ciudad Prohibida, en Pekín, numerosos frescos, cuadros y decoraciones ponen a esta ave en escena.

Según un maestro chino de *Qi Gong*, esta admiración tiene tres razones: en primer lugar, este pájaro posee patas robustas ya que puede sostener el peso de todo su cuerpo sobre una sola pata y dormirse así (¡lo que, de paso, muestra su gran facultad de equilibrio!); sus robustos miembros inferiores indican una buena solidez de los riñones y una buena fuerza vital; por otro lado, la grulla vuela muy alto, lo que da una idea de la fuerza de sus alas y de su capacidad torácica, por lo tanto de la energía vital de su pulmón; finalmente, grita muy fuerte y se la puede oír cuando pasa, por muy alta que esté en el cielo, otro elemento que muestra la fuerza de sus pulmones.

Postura estática

- Póngase de pie, pies juntos.
- Abra las manos y pase los dedos cerca de la cintura para abrir el meridiano de la cintura, el *Daimai*.
- Levante la pierna izquierda hasta que el muslo esté casi a la horizontal, con el pie cerca de la rodilla.
- Al mismo tiempo, levante el brazo izquierdo ligeramente redondeado, por encima de la cabeza, sin alcanzar la vertical.
- El otro brazo permanece estirado hacia abajo, ligeramente redondeado, en la base de la cadera.
- Sus brazos son como dos alas, las puntas de los dedos simulan las plumas.
- Haga la respiración invertida, entrando el vientre en la inspiración.
- Ponga el pie en el suelo mientras avanza un paso, y levantando la pierna derecha, pase a la posición simétrica.
- Concéntrese en el *Dantian mediano* y en el *Dantian superior*, es decir, el centro del pecho y la región del tercer ojo.

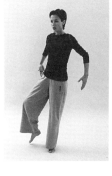
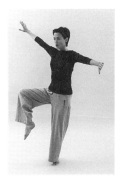
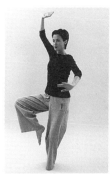

Los beneficios del ejercicio

El ejercicio de Qi Gong *que consiste en imitar a la grulla desarrolla la energía del riñón y del pulmón. También permite aprovecharse de las cualidades de este pájaro: el equilibrio físico y moral, la moderación, la rectitud, el rigor, la dignidad y el coraje. Practicar la grulla ayuda a los pulmones, cuando están debilitados, a recobrar su salud. La postura estática mejora el equilibrio, estimula el aparato respiratorio, desarrolla el coraje y la firmeza.*

El caminar dinámico: la grulla blanca despliega sus alas

- Adopte la misma posición inicial que en el ejercicio anterior.
- Cuando las manos alcancen el nivel de la cintura, gire las palmas hacia el cielo, subiéndolas lateralmente hasta la altura de los hombros (los dedos apuntan hacia el exterior).
- Luego, gire las manos con las palmas hacia el suelo, apoye el peso sobre la pierna derecha y estire los codos hacia atrás inspirando.
- Levante la pierna izquierda, cierre de nuevo los brazos dejando ondular la espalda.
- Enderece la espalda, estire los codos hacia atrás, y deslice el pie izquierdo hacia delante para apoyarse sobre la pierna izquierda terminando de abrir los brazos.
- Para que el ejercicio resulte eficaz, el 90 % del peso debe recaer sobre una sola pierna.
- Concéntrese en el *Dantian mediano* y en el *Dantian superior*, el pecho y el tercer ojo.
- Haga una respiración invertida.

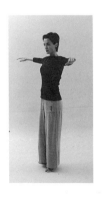 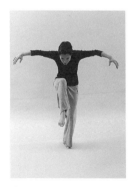 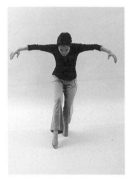 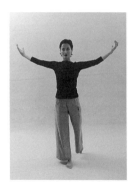

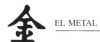

El estiramiento de los meridianos del pulmón y del intestino grueso

- Póngase de pie, con los pies separados a la anchura de la pelvis, las puntas de los dedos del pie ligeramente hacia dentro.
- Tranquilice su respiración.
- Alinee los tres *Dantian*.
- Estire lentamente la espalda hundiendo sus «raíces» en la tierra.

El estiramiento del meridiano del pulmón
- Abra los brazos 180°, las palmas de las manos hacia el cielo; estire los pulgares hacia atrás y luego hacia abajo.
- Lleve los brazos redondeados delante del pecho, conectando los puntos situados en la extremidad del meridiano del pulmón.

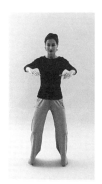 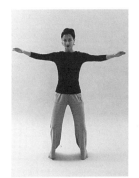 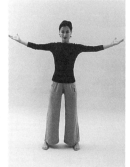 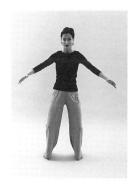

El estiramiento del intestino grueso
- Con los brazos estirados delante del pecho, las palmas hacia el cielo, juntando el pulgar con el índice.

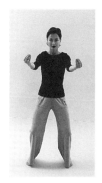 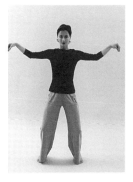 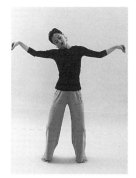 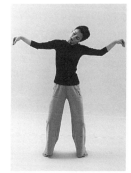

- Pase al meridiano *Daimai*, el meridiano cintura.
- Luego levante los brazos por los costados.
- Tres veces, incline la cabeza hacia la derecha y hacia la izquierda para estirar el cuello, a la vez que estira el brazo opuesto.
- Relaje los brazos y colóquelos en la posición inicial.

Los beneficios de estos ejercicios

Estirar los meridianos del pulmón y del intestino grueso libera los músculos, los tendones, las articulaciones de la parte superior de la espalda y de los brazos; desobstruye los meridianos y reequilibra la energía de los órganos del pulmón y del intestino grueso, libera las emociones atrapadas en las fascias.

Postura estática para fortalecer el pecho

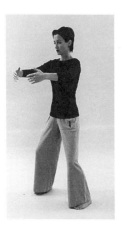

- Póngase de pie, con los pies juntos.
- Abra el pie izquierdo a la anchura de los hombros.
- Flexione las rodillas, con las puntas de los pies en línea con las rodillas.
- Redondee los brazos a la altura del pecho, como si quisiera «abrazar un árbol», las palmas de las manos giradas hacia el pecho.
- Inspirando, cargue las manos de energía y luego, espirando, mande esta energía hacia el pecho.
- Concéntrese en esta energía que entra en el centro del pecho para fortalecer la energía de los pulmones.

Los beneficios de este ejercicio

Fortalece los pulmones y aumenta la vitalidad en caso de fatiga.

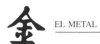

Inclinarse delante del templo dorado

- Póngase de pie, pies juntos, y ábralos a la anchura de los hombros.
- Luego, inspire subiendo las manos a la altura del ombligo, palmas giradas hacia el cielo.
- Abra las manos siguiendo el *Daimai* (meridiano cintura) hacia los lados, luego separe los brazos y lleve las manos hacia atrás.
- Describiendo un gran círculo, coloque de nuevo las manos delante: las palmas se encuentran naturalmente dirigidas hacia el suelo, a la altura del pecho, y las puntas de los dedos frente a frente, sin tocarse. Los brazos están en posición horizontal, las axilas bien abiertas.
- Espirando, separe las manos que bajan manteniendo las palmas frente a frente, como si dibujase un globo grande en el espacio; de este modo, las manos describen un gran círculo que acaba a la altura del *Dantian*; las palmas continúan acercándose.
- Mientras tanto, flexione lentamente las rodillas enderezando la combadura lumbar.
- Cuando las palmas se encuentran a unos diez centímetros la una de la otra, inspirando, vuelva a colocar las puntas de los dedos frente a frente, palmas hacia el suelo, y suba de nuevo las manos a la altura del pecho.

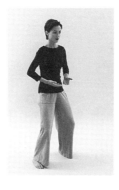 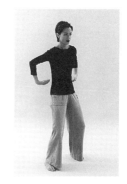

- Al mismo tiempo, enderece las piernas nuevamente sin estirarlas del todo.
- Vuelva a hacer este movimiento varias veces concentrándose en la punta de los dedos durante la inspiración, y en el centro de las palmas *(Laogong)* durante la espiración.

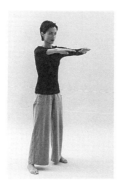 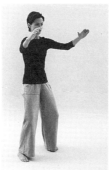 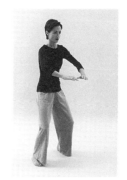

Los beneficios de este ejercicio

Hace subir la energía de la Tierra por todo el organismo para nutrir la energía de los pulmones durante la fase de inspiración. Luego, durante la fase de espiración, permite evacuar la energía usada. Por lo tanto tiene un efecto muy beneficioso sobre el conjunto del sistema respiratorio: regula la circulación de energía y el flujo sanguíneo en los pulmones y la tráquea; previene el asma y mejora el estado de los asmáticos crónicos.

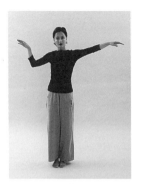

La serpiente y la grulla conciertan un acuerdo

- Póngase de pie, pies juntos, y abra los brazos estirados formando una línea horizontal con los hombros.
- Levante el omóplato izquierdo, entrándolo con una ligera flexión del codo. Este movimiento arrastra la muñeca y hace bajar el omóplato. La muñeca estira el omóplato hacia la izquierda, luego el codo vuelve a estirarse. Se produce una ondulación parecida a la de una serpiente que avanza, o a cuando se hace restallar un látigo.
- Mientras el omóplato izquierdo empieza su movimiento de bajada, el derecho comienza a subir. Es como si la ondulación de la serpiente se desplazase desde la izquierda hacia la derecha.
- Haga 9 o 18 ondulaciones.
- Luego las manos se transforman en un pico de grulla uniendo el pulgar, índice y dedo de en medio. Siga el pico formado por la mano derecha con la mirada, doble

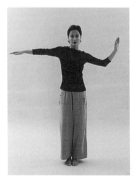

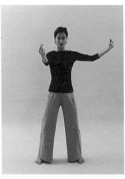
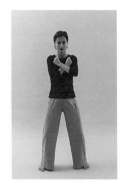
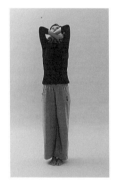
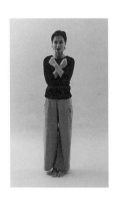

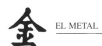

el codo de manera que el pico se coloque encima del *Zong Fu*, en la raíz del hombro, a la izquierda.

- Luego siga el pico formado por la mano izquierda con la mirada y colóquelo sobre el *Zong Fu* en la raíz del hombro derecho.
- Cuando los brazos estén así cruzados, suba los codos inspirando profundamente, y pronuncie el sonido ZZZ haciendo vibrar la consonante en la boca de modo que comunique esta vibración a los pulmones.

Los beneficios de este ejercicio.

Haciendo trabajar los omóplatos y el pecho, este ejercicio estimula el Zong Qi, *la energía ancestral y los pulmones. Presionar sobre los puntos* Zong Fu *actúa sobre el pulmón durante la emisión del sonido* ZZZ, *facilita a la vez la eliminación de la energía usada del pulmón y el fortalecimiento de su* Qi.

La sonrisa interior con el sonido *Ni*

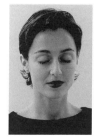

- Siéntese en posición de loto sobre un cojín o en el borde de una silla. La columna vertebral debe estar muy recta.
- Cierre los ojos y respire tranquilamente.
- Imagínese una fuente de luz y de serenidad delante de la frente.
- Inspirando, capte esta luz a nivel de la cabeza. Luego, espirando, mándela a los pulmones.
- Repita este ejercicio 9 veces (o 18, o 27...) hasta que sienta los pulmones ligeros y sanos.
- Siga el ejercicio pronunciando el sonido *Ni*. Mantenga la vocal mucho tiempo. Puede decirla en voz alta o en silencio.

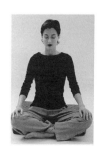

Los beneficios de este ejercicio

Purifica la energía de los pulmones, estimula en profundidad el órgano y aumenta la intensidad vibratoria de su energía, para eliminar las energías y emociones negativas.

ÉRASE UNA VEZ UN TIGRE

Hay un tigre escondido en nuestro interior, al acecho; no es cualquier tigre, es un tigre blanco, del color del cielo en el otoño, del color de Venus, del color del elemento METAL, del dinero.

La energía del elemento METAL, del otoño, del oeste, de Venus, se encarna en el pulmón. El tigre lo representa, blanco porque es puro e íntegro, símbolo de la rectitud y del coraje.

El pulmón es el maestro de la energía, mide la energía y dirige su caudal en los meridianos. Así responde a la energía del otoño que representa una pausa, un momento de recogimiento en la naturaleza, simplemente porque la savia desciende. El pulmón hace lo mismo en el cuerpo, impulsa un movimiento de descenso de la energía hacia la parte inferior del cuerpo. Decimos que la energía del otoño endurece y retrae, esto puede verse en la vegetación; su acción dispersa y refresca.

Por medio del pulmón, el elemento METAL se expresará del mismo modo. Hace bajar la energía, la refresca para enseñarnos el sentido de la moderación, del rigor. El pulmón induce el sentido de la realidad, a ser razonable, a abandonar la anarquía y el desorden para ceñirse a las reglas, a un método, a una lógica, para actuar con perseverancia y llegar más lejos.

Los chinos dicen que el elemento METAL se relaciona con la tristeza. Es verdad si analizamos esta emoción como el freno, la fuente de todo retraso en nuestros proyectos, y como una ducha fría que «refresca» el exceso de entusiasmo del cual nosotros, o bien nuestro entorno, somos víctimas.

Pero el METAL corresponde al combate entre la oscuridad y la luz para que salga la verdad; es digno e inspira coraje. Paralelamente, el pulmón suscita la alegría, pero no de cualquier clase, sino la que proporciona la satisfacción del deber consumado. Recordemos que el Qi del otoño tiene la cualidad de «purificar».

Estimulamos el elemento METAL en nosotros con el color blanco, el sabor picante, la carne de caballo, la avena. Da su energía al pulmón, pero también al intestino grueso, a la piel, al pelo. El pulmón gobierna la nariz, el olfato y la voz.

La hora tigre del pulmón es desde las 3 hasta las 5 horas, y la hora gato del intestino grueso es desde las 5 hasta las 7 horas.

El pulmón está en el centro de un triángulo, entre el olfato, la interiorización y la voz que abren varias posibilidades de desarrollo.

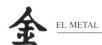

Podemos desarrollar el elemento METAL con los perfumes, siendo más sensibles a los olores, sabiendo discriminar cada aroma, cada esencia de un plato, de un perfume, de un té o de una salsa con especias. Gracias a la interiorización y a la voz, podemos reproducir sonidos, melodías, ritmos: cualidades que nos pueden convertir en buenos músicos. Finalmente, podemos aprender a educar nuestra voz para hablar y para cantar.

Todo lo que hagamos en esta dirección (oler perfumes, aprender música y ritmos, desarrollar la voz, cantar...) nos servirá para fortalecer el METAL. Además, cuando el pulmón está en vacío, la voz es débil, se cansa, no se puede forzar; razón de más para trabajarla y fortalecer el órgano.

Las matemáticas, los ejercicios de lógica, los crucigramas, las cuentas fortalecen el METAL en nuestro interior. Y todas las veces que tomamos grandes decisiones (y también las pequeñas), que nos organizamos de forma metódica para estructurar nuestra vida, cada vez que ponemos orden en nuestros armarios, en nuestro ropero, en nuestra biblioteca, en nuestros papeles, respondemos favorablemente a la petición de nuestro elemento METAL y le aportamos energía. Cuando lo más difícil está hecho y todo está en orden, «respiramos». La satisfacción del trabajo bien hecho, el afán del orden nutren nuestro elemento METAL, al cual también le gustan la precisión, la disciplina, el rigor, la fuerza moral.

Una persona determinada por el elemento METAL no es muy emotiva, tiene sangre fría, se contiene, controla sus actos y sus palabras.

La persona METAL ahorra su energía y también economiza el metálico «contante y sonante».

Prefiere el método a la improvisación, la disciplina a la anarquía, la objetividad al exceso de emociones subjetivas: se preocupa por cultivar la serenidad, el rigor, y obedece a su sentido del deber. La ley es la ley. El elemento METAL nos obliga a respetar el orden establecido y desempeña el papel de barrera y de carril de seguridad contra nuestros desbordamientos y nuestros excesos.

Plantas como la borraja, el malvavisco, el eucalipto, el marrubio blanco, la vincapervinca, el tilo, el abedul, el arándano; aceites esenciales como el estra-

gón, la albahaca, el eucalipto; elixires florales como la agrimonia, el roble, la epicea, el haya, el olmo, el nogal, ayudan a refrescar el pulmón, a disminuir el exceso de energía, a favorecer la circulación, a flexibilizar el carácter. Plantas como el cardo bendito, el jengibre, la malva, la paciencia, el ruibarbo, el sasafrás, el serpol; aceites esenciales como el cayeputi, la menta, el arándano, el tomillo, el serpol; elixires florales como la capuchina, la epicea, el manzano silvestre, la mostaza, el rododendro, estimularán el pulmón, el tránsito en el colon, la vitalidad, la piel, la voz y el ánimo.

Para armonizar la energía del METAL y de sus meridianos, practicaremos «la grulla», los estiramientos de los meridianos del pulmón y del intestino grueso, y los ejercicios, sonidos y visualizaciones específicos para este elemento.

*¡**Hagamos un resumen** de lo que es importante recordar para cuidar nuestro elemento Metal; veamos, más allá de los símbolos, lo que la energía del Metal induce en nosotros y qué podemos hacer, en nuestra vida cotidiana, para desarrollar plenamente nuestro elemento **Metal**!*

Capítulo 12
EL AGUA, EL ELEMENTO DEL INVIERNO

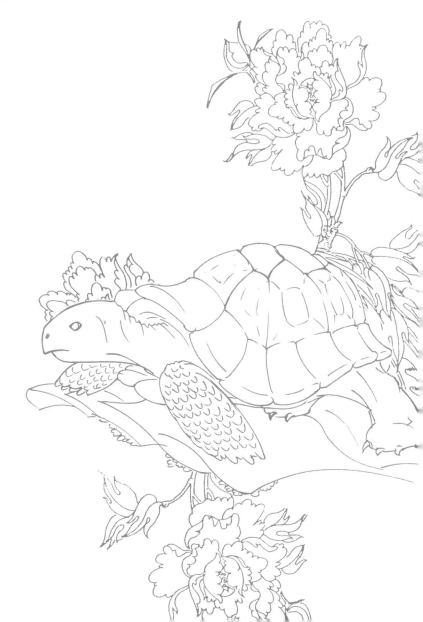

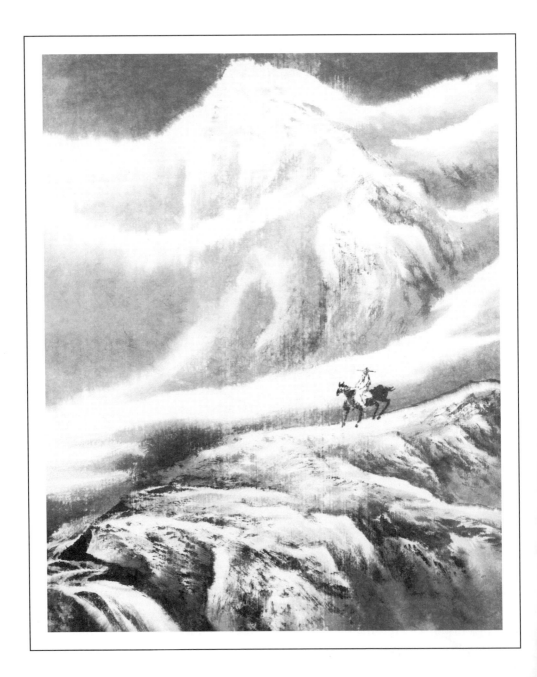

El invierno es la estación del elemento Agua. Corresponde a la culminación del Yin, es el momento del año en que las noches son más largas que los días. El sol sale tan tarde que nos levantamos de la cama antes de que amanezca, y aunque el frío nos obliga a volver temprano, el astro rey ya está «acostado» cuando regresamos al hogar. Nos instalamos en nuestro cuartel general de invierno como los animales que hibernan. En la naturaleza, todo está en reposo: la savia refluye, las hojas ya cayeron y los árboles están «desnudos».

El trigrama que corresponde al elemento Agua y al invierno es precisamente el trigrama que representa el agua: *K'an*.

El frío y la angustia del invierno

El agua

K'an no representa el agua de los ríos que corre alegremente entre las piedras de los torrentes. Este trigrama evoca más bien el agua que se observa en el hueco de los barrancos cuando uno se asoma para ver el fondo. El barranco conlleva una sensación de vacío, de vértigo, de angustia, de miedo.

Este trigrama también se llama «Lo Insondable», como lo es el fondo del barranco profundo y oscuro. Está asociado con el color negro: inquieta como instintivamente nos inquieta este color.

El agua también representa la realización del trabajo penoso, el esfuerzo. En todas las antiguas sociedades agrarias, al principio del invierno se llenaban los graneros para poder esperar la reaparición de la primavera. Una labor difícil a causa del tiempo gris y del frío que empezaba a caer sobre el campo. Este trigrama está relacionado con la noción de peligro, con las trampas. «Lo Insondable» está vinculado al oído porque es el sentido que se pone en alerta cuando nos sentimos en peligro.

El Agua del invierno es la que se inmiscuye, se infiltra y desborda. Podemos compararla con el ladrón que penetra a escondidas en nuestro hogar para violar nuestro territorio. También se asocia a veces con la penetración sexual: el trazo lleno representa el pene y los dos trazos abiertos que lo rodean, la vulva.

Por último, el trigrama de «Lo Insondable» está asociado con el humor del invierno: gris y sombrío, muy interiorizado.

Los animales del Agua

Uno de los animales que simboliza el Agua es el cerdo que vive en el fango. Pero el más importante es la
tortuga. En la civilización china la tortuga representa
la base, el pilar. El sabio y creador Nin Gua contó las
patas de una tortuga para establecer las cuatro direcciones del espacio, los cuatro polos de la creación. En

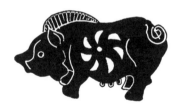

las tumbas de los emperadores, cada pilar reposa sobre una tortuga. La tortuga está
muy presente en la Ciudad Prohibida en forma de estatuas o de pinturas.

Está asociada con la Luna y con la fertilidad en numerosas civilizaciones tradicionales, por ejemplo, los mayas. El caparazón de la tortuga representa la tierra firme que sale de las aguas después del diluvio para asentar los continentes
y permitir la vida del hombre.

En el taoísmo, la tortuga es uno de los tres animales de la longevidad. Su sangre fría, su lentitud, su capacidad de ocultar las patas y la cabeza y de cerrar sus
sentidos al mundo; todo esto la asemeja al sabio que se aleja de las ilusiones, de
las actitudes y de los combates ficticios donde se pierden la calma, la razón, las
fuerzas y finalmente la vida. En la tradición chamánica, la longevidad de la tor-

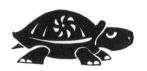

tuga se explica por el balanceo permanente de su cabeza que estimula su eje nervioso central. Por esta razón,
existen ejercicios de *Qi Gong* que imitan la tortuga,
para aumentar la longevidad.

Mercurio, la Luna, la noche y la muerte...

El elemento Agua está asociado con el norte y la plena noche. Las 12 de la noche es su hora y su evolución está cercana al estancamiento y a la muerte como
portadora del germen de una nueva vida. Esta muerte no se asocia con la idea
del final, sino con la de un nuevo principio. La denominación de este elemento
es la «docilidad tranquila». Su energía es glacial y su clima es, naturalmente, la
helada. El mandato del Agua es el frío y su oficio, el flujo continuo.

Los planetas del Agua: Mercurio y la Luna

*El planeta asociado con el agua es Mercurio, pero este elemento también está vincula-
do a la imagen de la Luna. Mercurio se considera como agente de unión, el maestro de
los intercambios, de los movimientos y de la adaptación. En astrología, este planeta está
considerado como el hijo de la Luna y del Sol, el mediador. En cuanto a la Luna, representa la madre. Es el principio femenino, símbolo de la periodicidad y de la renovación. Está vinculado a la sombra, ya que no tiene luz propia y sólo refleja la del Sol.*

En la medicina china, la Luna es el primer símbolo del elemento Agua. Simboliza el Yin extremo, como el Fuego del Sol representa el Yang extremo. Por consiguiente, la Luna se asocia con todo lo que es Yin dentro de nosotros, concretamente el Agua del cuerpo y los movimientos que se asemejan a los de las mareas. Los antiguos médicos taoístas otorgaban un lugar importante a las fases de la Luna para diagnosticar las enfermedades y para curarlas. La Luna también está relacionada con la sexualidad. La energía sexual es de naturaleza Yin: escondida, profunda y valiosa. Así, los monjes y monjas taoístas se esfuerzan en captar la energía de la Luna durante su meditación para fortalecer el Yin del cuerpo y la energía sexual, que después se transmuta. En el Qi Gong numerosos ejercicios utilizan asimismo la energía de la Luna. Aunque la energía lunar sea simbólicamente más cercana a la energía sexual femenina, los dos sexos pueden emplear el astro para fortalecer su vitalidad.

El frío del invierno

El frío desciende sobre la Tierra en invierno, invadiéndolo todo. Es el tiempo de la nieve, del hielo, de las lluvias frías, del granizo. El agua se transforma en hielo, por eso se dice que el frío endurece. En el exterior, los animales también están helados, encogidos, sus músculos se contraen y tiemblan. En nuestro cuerpo el frío opera del mismo modo: sobre todo endurece los riñones, que son los órganos del Agua.

Dirección del espacio	Norte
Planeta	Mercurio/Luna
Fase del día	Medianoche
Evolución	Estancamiento, muerte, vida nueva
Denominación	Docilidad
Cualidad de la energía	Tranquilidad glacial
Clima	Heladas fuertes
Mandato	Frío
Elaboración	Endurecimiento por frío
Oficio	Flujo continuo

El invierno a lo largo de los meses...

Para los antiguos chinos, un pueblo agrario, el invierno era la estación del reposo: se comportaban entonces como la naturaleza, la vegetación y los animales. En el *Su Wen*, podemos leer: «*Los tres meses del invierno evocan una reclusión. El agua hiela, la tierra se agrieta, uno se abstiene de trabajar fuera, se acuesta temprano, se levanta tarde, no antes del día. Uno se mantiene como escondido con la idea de permanecer en casa sin tener ganas de salir. Se rehúye el frío, se busca el calor evitando las transpiraciones que agotan el soplo Yang. El Tao correspondiente es "vivir recluido"*».

Desgraciadamente, en la práctica, nuestra civilización ya no nos permite respetar este ritmo natural. Sin embargo, acoger el invierno es darle la bienvenida a la estación del reposo, de la meditación. Es permitirse la posibilidad de reponer las reservas. Deberíamos mentalmente acoger el invierno como acogemos la noche, acostados, relajados, dejando que venga el sueño. Es el momento de soltar.

El invierno de la vida

En el transcurso de una existencia, el Agua representa la vejez extrema, los tiempos que preceden a la muerte. Bienaventurados los que han podido alcanzar estas edades respetables, más allá de los ochenta años, cuando se ha acumulado una experiencia tan larga que obliga al respeto. En China, la palabra *Lao*, que significa «viejo», también quiere decir «venerable»; de modo que todo anciano debe ser respetado por el hecho de serlo.

Las personas que alcanzan estas edades se preparan para la muerte, sin inquietud; algunos incluso desean su llegada.

En la medicina china, la estación del Agua, el invierno, precede a la Madera, a la primavera. Así, los riñones, órganos del Agua, son la madre del hígado, órgano de la Madera. El lazo está cerrado, el ciclo puede continuar. La idea de la muerte entonces no es la de un final definitivo, de un desenlace en sí. Es el final de un ciclo que precede al principio del ciclo siguiente. Por esto, en el Tao, la muerte no se considera como una derrota, como una pérdida; en él se habla de nuestro viaje sobre la Tierra como de ida y vuelta. Los taoístas llaman a la muerte «el retorno».

El Agua en la naturaleza

El metal relacionado con el Agua es, por supuesto, el mercurio. Es interesante observar que la intoxicación por mercurio afecta en primer lugar a los riñones. Y las anginas, trastorno asociado, según la medicina china, con la energía del riñón, en la medicina homeopática, se tratan con disoluciones de sales de mercurio.

Metal	Mercurio
Carne	Cerdo
Cereal	Haba negra
Fruta	Castaña
Olor	Putrefacto
Sabor	Salado
Color	Negro
Cifra	6
Nota china	Yu (Re)

La carne de cerdo, el haba negra y la castaña también son de naturaleza Agua. El olor de este elemento es putrefacto, como el agua estancada; su sabor es salado. Se dice que es evacuante y purgativa, que reblandece el corazón y el riñón. Por consiguiente, este órgano necesita el sabor salado cuando es «endurecido» por el frío, bajo el efecto glacial del invierno.

El color del Agua es evidentemente el negro de los abismos, de los precipicios, de los barrancos, de las largas noches de invierno. Su cifra es el 6. Los ejercicios del *Qi Gong* para armonizar la energía del riñón se practican por lo tanto 6, 12, 18... veces.

Por último, el sonido del Agua es el *Yu*, la quinta nota de la gama china, que corresponde a nuestro Re.

El Agua en nuestro cuerpo

El elemento Agua, la energía de Mercurio, el norte, el invierno se enraízan en nuestro cuerpo en dos órganos: el riñón y su entraña, la vejiga.

Aquí la función del riñón no concierne sólo al órgano mismo. Engloba las glándulas suprarrenales, así como todo el aparato genital (ovarios, útero, vagina en la mujer, pene y testículos en el hombre). Además, en chino, los testículos se llaman literalmente los «riñones externos». Estas dos vísceras, riñón y vejiga, rigen la fisiología de un órgano de los sentidos, el oído, y por

Órgano	Riñón
Entraña	Vejiga
Orificio	Oreja
Sentido	Audición
Tejidos	Hueso y médula
Sector	Dientes
Trastorno	Bloqueo de la energía
Secreción	Orina
Síntoma	Edemas
Sonido	Suspiro
Expresión	Temblor
Emoción	Miedo

consiguiente la audición. También gobiernan los huesos y la médula de los huesos, la médula espinal y el cerebro. Y bajo el control del riñón están los dientes y todo lo que se encuentra relacionado con ellos.

En el *Nei Jing Su Wen*, aprendemos que los desequilibrios de la energía del riñón se manifiestan con bloqueos de energía, temblores y edemas. La secreción específica del riñón es la orina, por supuesto, y su emoción fundamental es el miedo.

El poder del riñón: la raíz de la vida

El riñón almacena el Jing

El *Jing* representa la energía seminal y la energía esencial de vida heredada de nuestros padres en el momento de la concepción. Es la energía del cuerpo. Este *Jing* se considera como una sustancia de naturaleza Yin, aunque no tenga sustrato orgánico.

El *Jing* está almacenado en nuestros riñones como la semilla que espera, en la noche cálida de la tierra, la germinación de la primavera. Este *Jing*, sembrado por nuestros padres la noche antes de

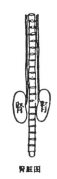

Representación antigua de los riñones

nuestro nacimiento, contiene en sí todo nuestro porvenir: nuestro desarrollo y también nuestra evolución y nuestra desaparición.

De este modo, para los antiguos chinos, nuestros padres no sólo nos transmiten una estructura material a través de la unión del óvulo y del espermatozoide, sino también una energía vital, un programa de vitalidad. El pueblo chino sigue estando hoy muy atento a esta energía porque de ella depende la vitalidad de todo individuo.

Por esta razón, en la China antigua, existían ejercicios específicos para el joven hombre y la joven mujer en edad de procrear, con el fin de aumentar la potencia y la calidad de su *Jing* con vistas a la fecundación. Estos ejercicios forman parte del *Qi Gong* preventivo, asociados a consejos dietéticos y preparados con plantas.

Gracias al *Jing*, el desarrollo de la vida se consuma: primero se desarrolla el feto, luego se realiza el crecimiento y desarrollo del adulto, y por último, cuando el *Jing* decrece, llegan la menopausia, la andropausia, la vejez y la muerte.

Como energía esencial, el *Jing* dirige todo este proceso y, como energía seminal, el *Jing* lo transmite. Poseer un *Jing* equilibrado permite tener una función sexual satisfactoria y una aptitud correcta para procrear. Para los chinos, la concepción es posible gracias a la «potencia del *Jing*» de cada uno de los padres.

Como el *Jing* está almacenado en el riñón, toda insuficiencia de esta energía acarreará una perturbación de la energía del riñón. Del mismo modo, cuando la energía del riñón está deteriorada, el *Jing* rápidamente disminuye.

En concreto, el *Jing* está almacenado en el espacio entre los dos riñones llamado *Mingmen*. De allí, se moviliza según las necesidades del cuerpo, y se transporta a través de una red de meridianos llamados los «meridianos curiosos». Transportan el *Jing* hacia la médula ósea, los huesos, la médula espinal, el cerebro, el útero, los testículos y los vasos sanguíneos.

Practicando *Qi Gong*, se puede fortalecer el *Jing* concentrándose en el *Dantian*, lugar donde el *Jing* se recoge para ser «cultivado». Es una zona localizada debajo del ombligo, a un tercio de la distancia entre el ombligo y el pubis, en el interior del vientre; corresponde al centro de gravedad. Literalmente, *Dantian* significa «campo donde se cultiva el elixir».

El riñón gobierna los huesos y las médulas

El *Jing* almacenado en los riñones nutre los huesos y la médula ósea, asegurando una buena calcificación y un nivel satisfactorio de glóbulos rojos en la sangre.

Si el *Jing* falla, esto puede manifestarse en una desmineralización ósea, en un envejecimiento prematuro de los huesos, en una anemia, así como en caries dentales o descarnaduras, puesto que los dientes en medicina china se llaman el «excedente de los huesos».

Se dice también que una energía de riñón sólida asegura la solidez de la región lumbar. Cuando esta energía es débil, el sujeto sufre dolores de riñón, de lumbalgias reincidentes o crónicas, y difícilmente soporta la posición vertical prolongada, una señal que se encuentra frecuentemente en la mujer durante la menstruación o al final del embarazo y que manifiesta una falta de *Jing*.

Cuando el *Jing* está débil, uno vacila y no siente sus piernas seguras porque la energía del riñón gobierna la fuerza de las rodillas y de las piernas. De hecho, hay un proverbio chino que dice: «¡El hombre empieza a envejecer por las piernas!». Otra señal de vacío del *Jing* es tener frío, sentir el frío hasta el interior de los huesos.

La fragilidad ósea debida a la falta de *Jing* puede manifestarse temprano (mal cierre de la fontanela, raquitismo infantil...) o aparecer con los años (artrosis, fracturas espontáneas, osteoporosis post-menopáusica...). En todas estas afecciones, conviene tonificar la energía del riñón.

En la medicina china, la médula engloba toda la médula espinal y el cerebro. Por lo tanto este conjunto y todas las funciones están relacionados y se benefician de una circulación armoniosa del *Jing*: los reflejos, la conciencia, la memoria, la concentración, la vigilia y el sueño, y también las secreciones endocrinas dirigidas por la hipófisis y el hipotálamo. Asimismo, en este mismo sentido, el *Jing* influye sobre el *Shen*, la conciencia. Corazón y riñones se ayudan mutuamente en un matrimonio feliz entre el Agua y el Fuego.

Cuando el *Jing* deja de nutrir suficientemente al cerebro, se constatan pérdidas de memoria, dificultad para la concentración, vértigos, una sensación de «debilidad cerebral», mal sueño y mal funcionamiento de la psicomotricidad. Pero cuando el *Jing* es demasiado fuerte, ocurre lo contrario: insomnio, agitación cerebral, incluso convulsiones o epilepsia.

El riñón gobierna el crecimiento y el desarrollo

El *Jing* almacenado en los riñones dirige las diferentes etapas del crecimiento, del desarrollo, de la reproducción y de la vejez. Estas etapas se reparten en ciclos de ocho años en el hombre y de siete años en la mujer.

Si el *Jing* transmitido por los padres es insuficiente pueden surgir problemas desde el desarrollo embrionario o durante los primeros años de vida. Más adelante, la maduración sexual puede estar perturbada en la adolescencia, o la función genital en la adultez (disminución de la libido, impotencia, frigidez, eyaculación precoz, esterilidad, abortos espontáneos, partos difíciles...).

Si el *Jing* falla en los primeros momentos de la vejez, durante el período de decrecimiento, las señales habituales de agotamiento del *Jing* se aceleran: encanecimiento y caída del pelo, caída de los dientes, sordera, dificultad para mantenerse de pie y para caminar, memoria débil.

El riñón está en la base del Yin y del Yang

Aunque el *Jing* se considera de naturaleza Yin, esta *energía* está en la base de toda la energía del cuerpo, sea de naturaleza Yin o Yang. Por consiguiente el *Jing* mismo puede dividirse en dos polaridades, Yin y Yang. Puesto que el riñón almacena el *Jing*, él es la base del equilibrio entre el Yin y el Yang en el cuerpo.

La base Yin del *Jing* engendra las actividades Yin de cada órgano. Además, entra en la composición de la sangre, del óvulo y del esperma. ¡El esperma es el *Jing* puro!

Por último «humedece» la médula, los huesos, el cerebro...

La base Yang del *Jing* calienta el cuerpo, especialmente el estómago y el bazo. A continuación ayuda al bazo a «vaporizar» la energía de la nutrición hacia los pulmones, participando de este modo en la elaboración de la energía alimenticia, *Yong*. El estómago sintetiza una parte del nuevo *Jing* desde los alimentos, que viene a reemplazar el *Jing* gastado durante el día. Según el modo de vida (alimentación, estrés, polución...), este gasto puede estar más o menos compensado por el *Jing* obtenido a través de la nutrición. Toda carencia a este nivel acarrea una aceleración del envejecimiento.

La base Yang del *Jing*, por último, colabora con la energía de defensa *Wei Qi* en la protección del cuerpo contra los ataques externos (microbios, virus, variaciones climáticas). De este modo, el *Jing* participa en la inmunología. Si hay una debilidad constitucional del *Jing*, o si se gasta a diestro y siniestro, a veces se constatan deficiencias inmunológicas que son el nido de infecciones microbiológicas, virales o micóticas.

El Jing *es la base material del metabolismo*

Como es la base de todo el funcionamiento metabólico, el *Jing* participa en la producción, en la transformación y en el transporte tanto de la energía en su conjunto como de todos los líquidos orgánicos.

Para los médicos de la China antigua, el simple hecho de vivir, de mantener el desarrollo de la vida dentro de nosotros, implica la actividad de todo el metabolismo y por consiguiente el deterioro progresivo del *Jing*. Es una extinción natural del *Jing* la que provoca la muerte por vejez, cuando ésta no es debida a un accidente o a una enfermedad grave hacia el final de la vida.

A la inversa, el *Jing* se encarga de la reparación del cuerpo en caso de enfermedad infecciosa, de enfermedades degenerativas, de cáncer o de secuelas de accidentes. Él dirige el formidable potencial de «auto-reparación» del organismo. Y la fase de convalecencia, cuando uno se siente curado pero débil, corresponde al tiempo que el *Jing* necesita a fin de reconstituirse después de haber sido utilizado en exceso para «reparar» el organismo enfermo. Por esta razón los niños y las personas jóvenes se recuperan más rápidamente del cansancio o de la enfermedad, puesto que tienen más *Jing*.

El riñón gobierna el Agua del cuerpo

El riñón propiamente dicho es Yin, y es de la naturaleza del elemento Agua. Por eso gobierna el agua del cuerpo, es la fuente de los líquidos orgánicos y recibe los líquidos urinarios licuados por los pulmones antes de bajar hacia él. La raíz Yang del riñón extrae entonces de estos líquidos lo que todavía puede ser reciclado y vuelve a subir hasta el pulmón, ayudando de paso al bazo a hacer lo mismo con la primera selección de los alimentos sólidos. Mientras tanto su raíz Yin elimina la orina por la vejiga.

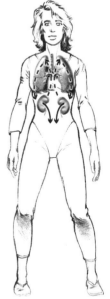

Si esta función está perturbada, pueden manifestarse trastornos asociados con un exceso de orina (poliuria, polaquiuria) o, al contrario, con una insuficiencia en la micción (oliguria, anuria, edemas, sofocación, ahogo...).

Recordemos que los riñones reciclan el agua del cuerpo filtrando la totalidad de la sangre cincuenta veces al día. ¡Esto representa el paso de aproximadamente ciento ochenta litros de líquido por el filtro renal cada veinticuatro horas!

**Inducción de la
energía de los riñones
en el cuerpo**

El riñón gobierna la recepción del Qi

El pulmón envía simultáneamente los líquidos y la energía hacia la parte inferior del cuerpo. El riñón asiste al pulmón en su tarea ayudando en el proceso respiratorio. Si la respiración es amplia y armoniosa, el aire penetra a fondo. Se dice entonces que el riñón ayuda a la recepción del *Qi*. De este modo, se convierte en la «raíz del *Qi*», mientras que el pulmón constituye «la base del *Qi*». Una perturbación de esta función del riñón puede alterar la respiración y provocar el asma crónica.

La práctica regular de una respiración amplia y profunda contribuye a fortalecer esta función, lo que mejora el funcionamiento renal y previene las crisis de asma.

El riñón se abre en los oídos y se manifiesta en el cabello

El órgano de los sentidos relacionado con el elemento Agua es el oído. El riñón gobierna la audición. Con la edad, a medida que el *Jing* se agota, la audición disminuye, razón por la cual las personas mayores oyen menos.

De hecho, el riñón gobierna sobre todo los huesos del oído: el martillo, el estribo y el yunque, que se calcifican con la edad, lo que acarrea una disminución de la audición (otospongiosis). De la misma manera, la hipersensibilidad a los ruidos está relacionada con una falta de armonía de la energía del riñón.

«La energía del riñón viene a florecer en el pabellón de la oreja», dice la tradición china. Esto explica la eficacia de la auriculoterapia, que consiste en estimular puntos situados en el pabellón de la oreja, donde se encuentra un mapa que refleja el cuerpo entero.

La buena tonicidad del cabello y su solidez dependen tanto del riñón como del pulmón. Se dice que el riñón produce la médula y que el excedente de esta médula se manifiesta en el cabello. Un pelo bonito indica el buen vigor del riñón. Al contrario, el cabello seco o prematuramente blanco que pierde espesor y se cae indica una debilidad de la energía del riñón y, algunas veces, enfermedades del sistema nervioso central.

El riñón gobierna las dos aperturas Yin en la parte inferior del cuerpo

El riñón, el órgano más Yin, gobierna los dos orificios Yin de la parte inferior del cuerpo: el ano y la apertura genito-urinaria. Si la energía del riñón es deficiente, pueden manifestarse trastornos de la micción: enuresis, incontinencia de orina, retención, bloqueo..., así como perturbaciones de la defecación: incontinencia anal, diarrea... La diarrea relacionada con el riñón es característica porque es líquida y matinal (antes del desayuno); a menudo está acompañada de un fuerte borborigmo. La recto-colitis hemorrágica, una enfermedad provocada por vacío de la energía del riñón, se diferencia de otras dolencias que presentan diarreas matinales por un flujo de sangre y pus en las heces.

El orificio genital de la mujer (vulva e infundíbulo) y del hombre (canal de la uretra) también está bajo el control de la energía del riñón.

El Jing gobierna la sexualidad

El *Jing* aparece como la energía más preciada del cuerpo, la más profunda y la más noble: mantiene la vida y también permite que ésta pueda transmitirse. Por esta razón los chinos de la Antigüedad la consideraban como uno de los tres tesoros del hombre, junto con el *Qi* y el *Shen*. La comparaban con el jade, una piedra preciosa; pero pesada y de naturaleza fría.

Por lo tanto se trata de economizar este *Jing* precioso. Y uno de los medios para conseguirlo es domar su sexualidad. La tradición china adquirió la maestría en esta materia.

Puesto que el *Jing* es la energía seminal, los testículos contienen el jade: el esperma. El pene se llama el «tallo de jade» y el sexo femenino, la «puerta de jade».

Como todos los órganos sensoriales, «el tallo y la puerta de jade» tienen zonas conectadas con cada uno de los cinco elementos. En el hombre, la base del pene y los testículos representan el riñón propiamente dicho. Los otros cuatro clementos se suceden a lo largo del pene hasta la punta del glande, que está conectado con el corazón.

En la mujer, la apertura (labios inferiores y superiores, ninfas e infundíbulo) representa el riñón. Masajear esta zona estimula el *Jing* y la energía del riñón. Los otros elementos se suceden hasta el cuello del útero, que está relacionado con el corazón.

En el *Sou Nu Jing*, uno de los principales tratados tradicionales dedicado a la sexualidad, en realidad no se predica la abstinencia sexual. Sin coito, el *Shen* no puede desarrollarse y el sistema Yin Yang permanece bloqueado.

Durante el coito, al hombre se le aconseja domar su respiración y controlar la circulación de la energía en el interior de su cuerpo como se hace durante la práctica del *Qi Gong*. «*Si el tallo de jade no se agita, morirá. Por lo tanto conviene aplicarle el método* Dao Yin, *que consiste en actuar sin dar*», en otras palabras, hacer el amor sin eyacular. Este método permite prolongar la vida. También denominado «el retorno de la simiente», propone «hacer ascender» el esperma hacia la parte superior del cuerpo para nutrir el cerebro.

Se aconseja al hombre que, tan a menudo como sea posible, refrene su eyaculación. La mujer, al contrario, debe gozar y dejarse ir.

«*La finalidad del coito es equilibrar las energías, apaciguar el* corazón *y fortalecer el* Zhi *(la voluntad). Es lo que permite la emergencia del* Shen Ming *(la claridad del espíritu): el sujeto siente un bienestar profundo, no tiene ni frío ni calor, ni hambre, ni sed... Su cuerpo está en paz y goza de sí mismo. Si el hombre consigue guardar su semilla, su vida será eterna.*»

¿Por qué esta diferencia entre el hombre y la mujer? La medicina china enseña que el hombre pierde su *Jing* a través de la eyaculación, mientras que la mujer lo pierde en el momento de la menstruación, durante los embarazos y durante el parto. Por lo tanto se invita al hombre a economizar su *Jing*, tanto más al avanzar en edad o cuando se siente debilitado por el cansancio o por la enfermedad.

En el *Sou Nu Jing*, también aprendemos que un hombre de quince años con buena salud puede eyacular varias veces al día. Pero si tiene una salud mediocre, una vez por día es suficiente. A los veinte años, un hombre en forma todavía puede eyacular varias veces al día, pero a los treinta, aun con perfecta salud, no debe superar una vez por día. Y así sucesivamente... A los cincuenta años, un hombre con mediana salud no ha de ir dando su semilla más que una vez cada diez días, como máximo. ¡Y pasados los sesenta años, es aconsejable no eyacular más!

Pero esta abstinencia eyaculatoria está asociada con una práctica regular del acto amoroso: mínimo dos veces por semana con veinte años, una vez por semana con treinta, una vez cada quince días a los cuarenta, una vez cada tres semanas con cincuenta..., aunque el exceso se acepta e incluso se recomienda encarecidamente; sin embargo, jamás se debe forzar la unión.

De estas enseñanzas taoístas y médicas acerca del sexo, podemos concluir que es bueno para la salud tener relaciones sexuales frecuentes, pero sin forzar nunca; y que algunas de estas relaciones deben acabar sin eyaculación.

¿Cómo hacer para que vuelva a subir el esperma para nutrir el cerebro? Cuando se acerca la eyaculación, hay que detener los movimientos hasta cesarlos, inspirar profundamente, levantar el perineo y concentrarse en la coronilla. Los sexólogos americanos Master y Johnson, y luego sus sucesores Barbara Keesling y Michael Riskin, tomaron prestada esta técnica originalmente china. Esto dio nacimiento a la moda americana actual del «orgasmo múltiple».

A la mujer se le aconseja acompañar a su pareja en estas olas sucesivas reteniendo, como él, el orgasmo o, al contrario, gozando de éste lo más a menudo posible. La abstinencia de eyaculación acaba provocando en el hombre un estado de éxtasis, asociado con visiones luminosas. Es la luz del *Shen* que se manifiesta, el *Shen Ming* del cual habla el texto. Este estado aparece de forma espontánea en la mujer después de cierto número de orgasmos. Las mujeres lo saben perfectamente, puesto que por lo general conocen mejor que el hombre su cuerpo y su placer.

Más tarde los chinos desarrollaron un arte refinado que consiste en adoptar ciertas posturas durante el amor, tanto para aumentar el placer como para curar debilidades orgánicas. En este caso, dicen los chinos con humor «el dormitorio se convierte en farmacia».

El Tao dice: «El poder sexual de la mujer es mil veces más fuerte que el del hombre». Por consiguiente, el hombre debe amaestrar su ímpetu, su ritmo, su excitación, para pasar el umbral de los primeros minutos y controlar su eyaculación. «Es la cosa más difícil que se le pueda pedir a un hombre —dicen los taoístas—. Tanto como para la mujer es controlar los celos», añaden, maliciosamente. Pero, cumpliendo esta condición, el hombre puede regenerarse y «rejuvenecer» haciendo el amor.

Las funciones del ministro vejiga

Se dice tradicionalmente que la vejiga desempeña el papel subalterno de ministro de los líquidos. Su función es pasiva: recibe los líquidos impuros reunidos por el riñón, los hace transitar y los expulsa. Cuando la energía del riñón y la de la vejiga están débiles, puede haber dificultades para retener la orina, ganas urgentes de orinar sobre todo en invierno o por la noche, llegando incluso a la incontinencia.

Las emociones del riñón

El riñón se relaciona con el miedo y con su contrario, la temeridad. También es portador de la emoción de la desesperación.

El miedo

El trigrama del Agua, «Lo Insondable», evoca el barranco, los abismos, los precipicios, las trampas, el peligro. Representa lo que da miedo, lo que inquieta. Este miedo puede ser repentino y de efecto muy traumático, o crónico y devastador.

Es el miedo a ser agredido, a los accidentes de tráfico, a los terremotos, a los incendios, a la guerra, a ahogarse. Se manifiesta en el acto con una pérdida brutal del *Jing* y con un vacío de la energía del riñón: todos los miembros tiemblan, los dientes castañetean, es como si uno no tuviera piernas... Cuando uno siente «el miedo en el vientre», puede incluso «relajarse» y tener incontinencias. Al ser la energía del riñón tan brutalmente estimulada por el miedo, los orificios Yin gobernados por el riñón se sueltan.

Después de un trauma, se observan señales de vacío del *Jing*: agotamiento total, depresión, insomnio, vértigos, confusión, frío (hasta los huesos), caída del pelo, disminución o pérdida de la libido, amenorrea... Debido a la relación que existe en la energética china entre el riñón y el páncreas, a veces se manifiesta un brote de diabetes insípido, insulino-dependiente, durante las semanas o los meses siguientes al trauma.

Este *Jing* agotado tarda en reconstituirse. En acupuntura, se dice que, más allá del vacío energético puntual, la emoción grabada en el cuerpo bloquea la producción y la circulación de la energía, retardando su reconstitución.

El miedo crónico, por su parte, se manifiesta por una inquietud latente. A la larga, este estado también debilita el riñón y agota el *Jing*. El estrés cotidiano de la vida moderna en un medio urbano deteriora la parte Yin del *Jing*, lo que provoca al mismo tiempo la inquietud y la agitación. Es el estado crónico de las personas estresadas.

Otras inquietudes más profundas y objetivas (el estado de salud de un ser querido, empleo amenazado...) también acaban agotando el *Qi* del riñón. Algunos miedos de naturaleza obsesiva (miedo a la oscuridad, miedo a los animales...) tienen las mismas consecuencias.

Oculto detrás de todos estos espantos, se perfila el miedo supremo: el miedo a la muerte. Los textos médicos antiguos afirman que un déficit del *Jing* también puede impedir que las personas muy mayores se enfrenten a la muerte con serenidad.

Todas las tradiciones, todas las religiones proponen prepararse para este último viaje. Oraciones y meditaciones se utilizan con esta finalidad. Familiarizándose de este modo con la idea de la muerte, eliminando o disminuyendo este miedo ancestral, se favorece de forma retroactiva la energía del riñón. Cuanto menos miedo se tenga a la muerte, menos miedo se tiene a la vida, y una vida sin miedo preserva el *Jing*.

La temeridad

Es el sentimiento inverso asociado a la raíz Yang del riñón. Si esta energía Yang está en exceso, sea por constitución o debido a las drogas, uno puede experimentar una temeridad inaudita, uno goza con el desafío. La fascinación por el riesgo empuja a ciertas personas a «jugar» con la muerte para poner en marcha sus mecanismos de alerta y embriagarse con secreciones de adrenalina y de endorfinas.

Todo el mundo puede reaccionar con temeridad frente a un peligro repentino o para salvar la vida de alguien. En estos momentos agudos no pensamos, una fuerza sobrehumana y desconocida nos anima y nos empuja al acto heroico. Es el *Yuan Qi*, la energía original que se desencadena y se libera en nuestro interior.

La desesperación

El sentimiento de desesperación aparece cuando la vida ha perdido su sentido, cuando se pierde el gusto por la existencia. Este sentimiento es familiar para algunos ancianos que sufren en soledad, o para los que atraviesan graves crisis de desilusión, de fracaso o de duelo. De repente todo se vuelve absurdo. Este sentimiento de lo absurdo de la existencia, a veces también de la injusticia, caracteriza la desesperación. Entonces surgen inexplicables deseos de morir, incluso la tentación de suicidarse. En medicina china, esta desesperación se atribuye al agotamiento del *Jing* y del *Yuan Qi*, la energía del estímulo vital.

En algunas ocasiones, una crisis moral profunda y repentina puede aprisionar esta energía, y también el desgaste producido por una larga enfermedad puede destruirla lentamente. Conviene abrir compuertas a la energía bloqueada y estimular el *Qi* de los riñones.

El alma vegetativa del riñón: el *Zhi*

El *Zhi* (pronuncie *Djeu*) es la expresión de la voluntad, una voluntad de vivir de acuerdo con la vitalidad de la energía del riñón y de las energías *Jing* (esencial) y *Yuan* (primigenia). Esta voluntad explica supervivencias o curaciones espectaculares en personas condenadas por una enfermedad incurable o asimismo que otras sometidas a condiciones accidentales insuperables salgan adelante. El *Zhi* también es la voluntad de transmitir, y por esta razón se asocia con la creación y la procreación. Por supuesto, si la energía del riñón es débil, las funciones del *Zhi* son deficientes. A la inversa, si está equilibrado, el *Zhi* es vigoroso.

En el plano psicológico, el *Zhi* sostiene los comportamientos voluntarios, la voluntad. Las personas obstinadas y decididas a tener éxito tienen un *Zhi* poderoso, como Churchill, cuya fórmula era: «Donde hay voluntad, hay un camino».

Un *Zhi* equilibrado también es un factor de poder y de autoridad. Asegura poder e influencia sobre los demás. Esto explica el formidable gusto por el poder que manifiestan algunas personas cuando el *Zhi* está en exceso.

La persona que tiene una energía de riñón fuerte poseerá todas estas aptitudes, pero cuando la energía del riñón es débil le faltará voluntad, autoridad, el gusto por el poder. No obstante, ¡cuidado con fiarse demasiado de las apariencias!, porque el riñón también gobierna la autoridad, el poder y la voluntad ejercidos de forma oculta e indirecta. ¡Hay que desconfiar del Agua que duerme!

Los sueños del Agua

Cuando los riñones *están con exceso de Yin y el Agua desborda, podemos soñar que cruzamos una extensión de agua espantosa. Cuando el Yin en la parte baja del cuerpo está en exceso, soñamos que los riñones y la espalda se encuentran separados, como deshuesados, y que han perdido su cohesión. El vacío del* Qi *del* riñón *provoca sueños de ahogo. Cuando el Yang del riñón está agotado, soñamos que caminamos cerca de un barranco, de un abismo, y que nos zambullimos en el fondo del agua.*

Los meridianos del Agua

El meridiano del riñón

El meridiano del riñón empieza en la planta del pie y acaba en el pecho. La anatomía del pie (hueco o plano) está íntimamente relacionada con el funcionamiento del meridiano del riñón, porque debajo del pie se encuentra un sistema de bombeo que extrae la energía de la Tierra y la hace subir por el cuerpo. Los problemas de talón y de tobillo (tendinitis, espolones de calcáneo) también están energéticamente relacionados con este meridiano. La herida en el calcañar habla de un modo simbólico: el talón y el tobillo son lugares por donde el hombre se enraíza en la Tierra, relacionados con la raíz de la vida, el riñón.

El trayecto del meridiano del riñón explica la fatiga lumbar, las lumbalgias, las hernias discales, las cistitis y las infecciones urinarias.

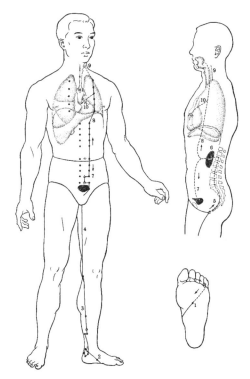

Meridiano del riñón

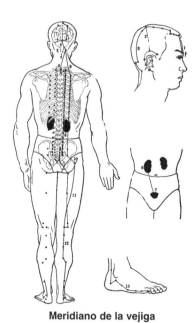

Meridiano de la vejiga

El meridiano del riñón sube hasta el pulmón y las amígdalas, justificando la relación riñón-pulmón en el asma. La relación amígdala-riñón también explica la predilección de ciertos microbios, como el estreptococo, tanto por las amígdalas como por el riñón.

El meridiano de la vejiga

El meridiano de la vejiga empieza en la parte interna del ojo y acaba en la extremidad del dedo pequeño del pie.

El trayecto de este meridiano explica la agitación, los problemas con el sueño, la epilepsia, los problemas de atención y de concentración, la somnolencia, los vértigos, pero también las cefaleas en la parte superior de la cabeza, la tortícolis aguda, el lumbago y la ciática.

Las horas de marea de los meridianos

El meridiano del riñón *alcanza su máximo energético entre las 17 y las 19 horas. Es la hora durante la cual se debería tonificar el* riñón, *con acupuntura, pero también con psicoterapia. Esta hora es la del gallo.*

El meridiano de la vejiga precede al del riñón *en la circulación de los doce meridianos: alcanza su energía máxima entre las 15 y las 17 horas. Es el momento en el cual se debería tonificar el meridiano cuando está en vacío de energía. Esta hora es la del mono.*

Las enfermedades del Agua

Los trastornos se manifiestan de forma distinta según si estamos en presencia de un exceso energético (Fuego de *Mingmen*) o un vacío de *Jing*.

Enfermedades por exceso (Fuego de **Mingmen**)

En el plano teórico, el riñón nunca puede estar en estado de exceso energético. Sin embargo, el meridiano del riñón, como el de la vejiga, tiene un punto de dispersión que se debe estimular para evacuar el excedente energético. Es la prueba de que los antiguos chinos habían pensado en esta eventualidad. He aquí las principales manifestaciones:

Enfermedades por vacío de energía Jing

El caso más frecuente de desequilibrio de la energía de los riñones es un vacío de *Jing*, ya sea en su base Yin, o bien en su totalidad.

Aquí están sus principales manifestaciones:

- Taquicardia.
- Hipertensión.
- Riesgos de infarto.
- Sofocos.
- Sed y boca seca.
- Agitación psíquica.
- Insomnio.
- Agresividad.
- Histeria.
- Manifestaciones paranoicas y megalomanía.
- Convulsiones.
- Epilepsia.
- Sofocaciones delirantes.
- Torticolis.
- Migrañas.
- Hepistaxis.
- Lumbago.
- Tortícolis.
- Rigidez de la columna vertebral.
- Ciática.
- Cólicos nefríticos.
- Cálculos renales.
- Infecciones del riñón.
- Orquitis.
- Ovaritis agudas.
- Sobreexcitación sexual.
- Flebitis.
- Hemorroides agudas.
- Glaucoma.

Las enfermedades arriba mencionadas pueden ser precedidas por señales de un vacío de Yin:

- Lumbalgias.
- Debilidad en las rodillas.
- Debilidad sexual.
- Pérdida del deseo (inapetencia).
- Impotencia.
- Pérdidas espontáneas de esperma por la noche.
- Amenorrea.
- Esterilidad.
- Frío hasta en los huesos.
- Disminución de la memoria.
- Vértigos.
- Zumbidos en los oídos.
- Ahogo.
- Tos.
- Asma.
- Pericarditis.
- Pleuresía.
- Anginas blancas.
- Otitis supuradas.
- Mastoiditis.
- Sordera de la edad.
- Edemas de párpados.
- Anemia.
- Agotamiento.
- Hipotensión arterial.

- Síncopes.
- Edemas.
- Enuresias.
- Cálculos renales.
- Glomérulo-nefritis.
- Cistitis repetidas.
- Albuminuria.
- Insuficiencia renal.
- Eyaculación precoz.
- Frigidez.
- Estreñimiento o diarreas.
- Recto-colitis hemorrágicas.
- Ciáticas crónicas.
- Reumatismo con desmineralización.
- Abscesos cutáneos.
- Acné surinfectado.
- Seborrea o caída del pelo.
- Caries dentales.
- Descarnadura dental.
- Depresión.
- Melancolía.
- Enfermedades degenerativas del sistema nervioso central.
- Enfermedades degenerativas de la inmunidad.

En caso de agotamiento total del *Jing* se habla de vacío del Yang del riñón. Aquí están las principales manifestaciones:

- Lumbalgias.
- Debilidad en las rodillas.
- Debilidad sexual.
- Pérdida del deseo.
- Impotencia.
- Frigidez.
- Emisión de esperma durante la noche sin sueños eróticos.
- Amenorrea.
- Esterilidad.
- Frío en los huesos.
- Envejecimiento precoz.
- Disminución progresiva de la memoria.
- Vértigos, mareos, zumbido en los oídos.

LOS PASOS A SEGUIR...

¿Se reconoce usted en alguno de estos síntomas? En ese caso, sobre todo en invierno, debe cuidar la buena circulación de su energía Agua, con la ayuda de los consejos que vamos a proponerle a continuación.

Para aliviar ciertos trastornos específicos relacionados con el desequilibrio del Agua y de la energía del riñón, podrá inspirarse en estos consejos a fin de mejorar los resultados de otras terapias, ya se trate de acupuntura, homeopatía o incluso alopatía. Los masajes, la dietética, las plantas y el *Qi Gong* son excelentes herramientas complementarias. En casos complejos, es aconsejable buscar el asesoramiento de especialistas en cada disciplina y beneficiarse de su técnica más precisa y mejor adaptada a cada caso.

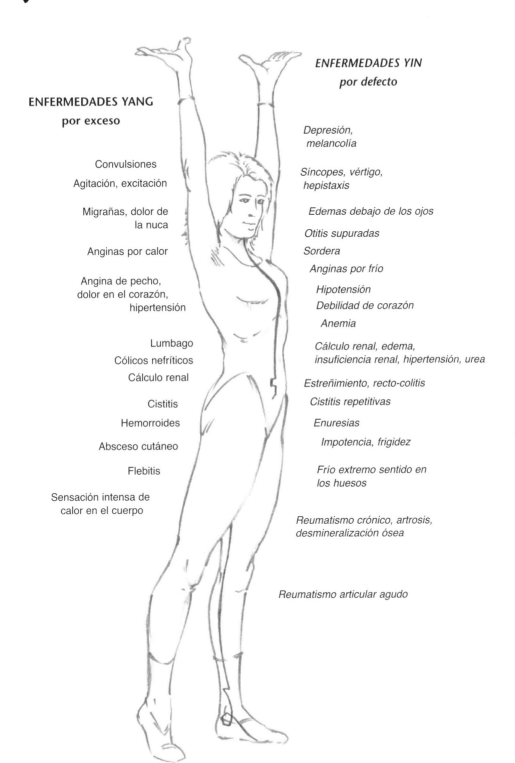

ENFERMEDADES YANG

por exceso

Convulsiones

Agitación, excitación

Migrañas, dolor de
la nuca

Anginas por calor

Angina de pecho,
dolor en el corazón,
hipertensión

Lumbago

Cólicos nefríticos

Cálculo renal

Cistitis

Hemorroides

Absceso cutáneo

Flebitis

Sensación intensa de
calor en el cuerpo

ENFERMEDADES YIN

por defecto

*Depresión,
melancolía*

*Síncopes, vértigo,
hepistaxis*

Edemas debajo de los ojos

Otitis supuradas

Sordera

Anginas por frío

Hipotensión

Debilidad de corazón

Anemia

*Cálculo renal, edema,
insuficiencia renal, hipertensión, urea*

Estreñimiento, recto-colitis

Cistitis repetitivas

Enuresias

Impotencia, frigidez

*Frío extremo sentido en
los huesos*

*Reumatismo crónico, artrosis,
desmineralización ósea*

Reumatismo articular agudo

Capítulo 13
PARA ESTAR BIEN EN SU ELEMENTO AGUA

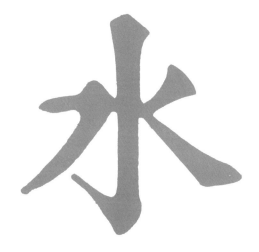

La acupuntura del Agua

La acupuntura da buenos resultados en los trastornos causados por un exceso de energía del riñón, el Fuego de *Mingmen*, como en el caso de cólicos nefríticos, cistitis agudas, hemorroides, insomnio, ciertos estados de agitación psíquica y lumbagos. La hipertensión arterial reacciona bien cuando el tratamiento asocia la acupuntura con otros tratamientos complementarios.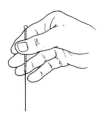

La acupuntura es muy recomendable para los trastornos causados por un estado de vacío de la energía del riñón. No es nada sorprendente cuando se sabe en qué grado la energía *Jing*, almacenada en los riñones, es importante para la medicina china. Podemos imaginar el arte y el ingenio que este pueblo desarrolló en el curso de milenios para cuidar esta energía vital insustituible.

La acupuntura permite en primer lugar tonificar los riñones. Una aplicación más específica posibilita tratar eficazmente las anginas, las cistitis repetitivas, la disminución de la inmunidad, el estreñimiento, el reuma, los trastornos de la libido, la fatiga e incluso el agotamiento y la depresión. Hasta en las recto-colitis hemorrágicas, la acupuntura resulta eficaz; aunque no es suficiente, por sí sola, para solucionar este delicado problema.

Y por último habría que pensar en la acupuntura y en las plantas para estimular las glándulas suprarrenales en enfermos cuyo estado necesita la toma de cortisona durante largo tiempo. También es un apoyo eficaz como tratamiento complementario después de una cortisoterapia masiva o prolongada, de una punción lumbar, de una zona grave, de una ciática aguda persistente... Todas estas circunstancias, lentamente, pero con toda seguridad, vacían el riñón de su energía, con riesgo de depresión.

Los masajes de los puntos y las moxas del Agua

Ciertos puntos de acupuntura, fácilmente localizados, pueden ser estimulados manualmente o con la ayuda de moxas.

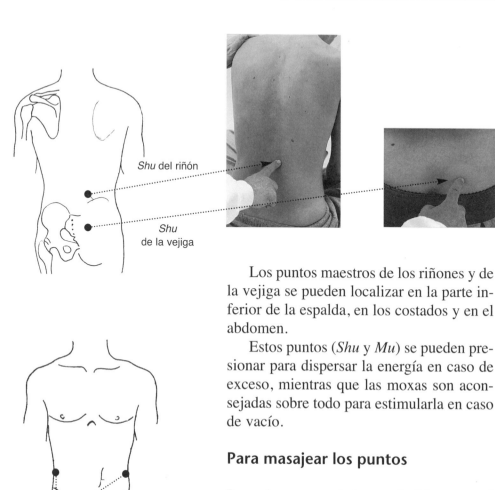

Shu del riñón

Shu
de la vejiga

Mu
del riñón

Mu de la
vejiga

Los puntos maestros de los riñones y de la vejiga se pueden localizar en la parte inferior de la espalda, en los costados y en el abdomen.

Estos puntos (*Shu* y *Mu*) se pueden presionar para dispersar la energía en caso de exceso, mientras que las moxas son aconsejadas sobre todo para estimularla en caso de vacío.

Para masajear los puntos

Proceda con un dedo, preferiblemente el pulgar, presionando bastante fuerte, hasta sentir un ligero dolor o adormecimiento. Mantenga la presión unos segundos, hasta un minuto si puede; luego relaje la presión lentamente. Repita el mismo gesto varias veces en cada punto.

Para las moxas

Utilice una barra de artemisa, encendida como un cigarrillo; acérquela a 3 o 4 centímetros de la piel, alejándola si la sensación de calor es demasiado fuerte; manténgala en esa posición hasta que el punto esté rojo y caliente.

LOS MASAJES TAOÍSTAS DEL AGUA

Masaje del *Mingmen* y del *Dantian*

Este auto-masaje permite estimular la valiosa energía *Jing*.

Con los puños cerrados, haga un masaje en círculo de la zona renal (aproximadamente 30 veces en un sentido, luego 30 veces en el otro). Después golpee ligeramente los riñones, siempre con sus puños (unas 50 veces).

Luego, con las manos planas, frote el bajo vientre alternando con una mano y con la otra (unas 30 veces), antes de golpear suavemente la zona con los puños (unas 50 veces).

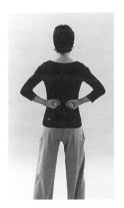 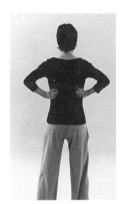 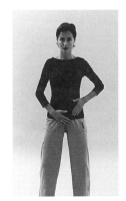 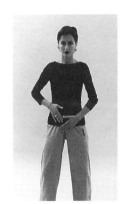

LOS MASAJES DE LAS OREJAS

Masaje de los pabellones

Este masaje permite estimular la audición, tonificar los riñones y también regular las funciones de todas las partes del cuerpo que se reflejan en el pabellón de la oreja.

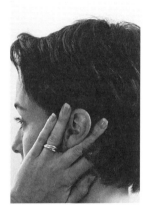

- Sujete el pabellón de la oreja entre el anular y el dedo de en medio, y haga un masaje de las dos caras al mismo tiempo (aproximadamente 30 veces).
- Luego frote las orejas con la parte inferior de la palma de la mano (cerca de la muñeca) alternando las dos caras del pabellón (aproximadamente 30 veces).

- A continuación, pellizque el pabellón de la oreja entre el pulgar, el índice y el dedo de en medio paseando por toda su superficie. Insista en los puntos dolorosos.
- Acabe introduciendo los índices en los agujeros de las orejas, tapándolos y destapándolos de un golpe seco.

El tambor celeste

Este masaje estimula el nervio auditivo y los huesos del oído interno que sirven para la conducción del sonido. También estimula la energía del riñón.

- Dé la vuelta a los pabellones de las orejas con las palmas de las manos y apoye bien para cerrar el orificio a los ruidos externos.
- Coloque los dedos completamente planos sobre el occipucio, los índices sobre los dedos de en medio. Luego, con un golpe seco, deslice los índices que van a chocar contra el cráneo produciendo el sonido hueco de un tambor (unas 30 veces).

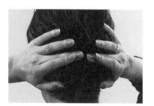 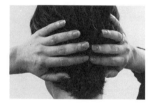

LA DIETÉTICA DEL AGUA

La dietética del riñón tiene dos objetivos: estimular el órgano mismo y armonizar la alimentación con la estación. Para esto debemos, por una parte, privilegiar el sabor de la estación: el salado; y, por otra parte, favorecer los alimentos que fortalecen la energía *Jing*.

El riñón necesita el sabor salado, sobre todo en invierno; pero no en grandes cantidades. Un poco de sal fortalece el riñón, pero una alimentación demasiado salada debilita el riñón y el corazón y endurece los vasos. Desgraciadamente a las personas de condición Agua les encanta el salado. A menudo salan exageradamente sus platos y tienen un gusto inmoderado por los embutidos, por la carne de cerdo y por el queso. Por lo tanto deben moderar esta atracción, sobre todo si sufren de hipertensión o si siguen un tratamiento a base de cortisona. Aparte de la sal, el sabor salado concierne a toda una categoría de alimentos que se recomiendan consumir en invierno: todas las leguminosas (alubias, lentejas, garbanzos, guisantes, habas), la soja, el trigo sarraceno, el sésamo negro. En este sabor salado, se clasifican también la carne de

EL AGUA PARA ESTAR BIEN EN SU ELEMENTO AGUA 317

cerdo, el jabalí y el pato, que se consumirán con moderación. También se encuentran los crustáceos, ciertos pescados y las algas (Kombu, ziki, wakame), así como las verduras raíces: zanahorias, patatas, nabos. Entre las frutas, mencionaremos las castañas y las nueces.

Para estimular la energía *Jing*

Sobre todo debemos consumir cereales y semillas germinadas. Los cereales y semillas representan el estado vegetal más concentrado, el más seco, el más adecuado para resistir al frío riguroso del invierno. En los cereales se concentra el *Jing* vegetal más puro y más poderoso, que contiene el potencial de crecimiento de toda la planta. Por esta razón la tradición china preconiza una alimentación basada en cereales, principalmente arroz en este caso. Pueden combinarse con un poco de carne o en una alimentación estrictamente vegetariana.

LAS PLANTAS DEL AGUA

Las plantas que le proponemos aquí no presentan ninguna toxicidad. Puede utilizarlas solas o asociadas para beneficiarse de su efecto sinérgico.

Para elegir «sus» plantas, siga las referencias terapéuticas. En efecto, si usted padece una de las dolencias mencionadas, puede recurrir a estas plantas a fin de mejorar su estado. Si tiene buena salud y desea simplemente dinamizar su energía para fomentar su bienestar y mantenerse en forma, elija las plantas en función de las enfermedades que constituyen un riesgo para usted, o simplemente para tonificar, fortalecer, drenar los riñones y la vejiga, las hormonas genitales y suprarrenales. Proceda de la misma manera para la elección de los aceites esenciales. Manténgase a la escucha de sus sentimientos, de sus emociones, de sus estados de ánimo para elegir los elixires florales que le convengan en cada momento.

Las plantas Yin del Agua

Las plantas Yin del Agua a menudo tienen un sabor salado y una energía refrescante. Por sus efectos astringentes y diuréticos, contribuyen a humedecer el estómago y el riñón, sobre todo en caso de inflamación o de infección. Ayudan a disolver los cálculos, concretamente los cálculos úricos. Por último, tienen un efecto calmante sobre el sistema nervioso simpático, lo que les permite tratar las enfermedades causadas por un exceso de calor o de Yang (dolores de cabeza, hipertensión...).

Hemos seleccionado cinco, de uso simple, que podrá asociar entre sí o tomar por separado según sus necesidades.

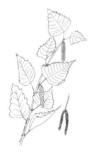

Abedul

- EL ABEDUL (*Betula alba*)

  Las hojas tienen un sabor ácido y amargo, y una energía refrescante.

  Indicaciones principales: el abedul dispersa la energía de los meridianos del riñón y de la vejiga, lo que le hace eficaz para luchar contra la oliguria, los edemas asociados con las insuficiencias renales, la litiasis renal, los cólicos nefríticos, los accesos de gota, la artritis, la hipertensión arterial.

- EL ENEBRO (*Juniperus communis*)

  Posee un sabor dulce y amargo, y una energía refrescante. Dispersa y regula los meridianos del riñón y de la vejiga, y ejerce una acción hipoglucemiante.

  Indicaciones principales: infecciones urinarias, cistitis, litiasis renal, glomerulo-nefritis, diabetes.

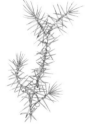

Enebro

- LA HIERBA CARNICERA (*Erigeron canadensis*)

  Esta planta posee un sabor ácido y dulce, y una energía refrescante. Dispersa y regula la energía de los meridianos del riñón y de la vejiga. Frena la actividad de las glándulas suprarrenales.

  Indicaciones principales: litiasis úrica, artritis, síndromes nefróticos, glomerulo-nefritis, proteinuria, diarreas crónicas, leucorrea, metrorragia, parasitosis intestinal.

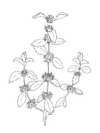

Marrubio

- EL MARRUBIO BLANCO (*Marrubium vulgare*)

  Es de sabor dulce, salado y acre; de energía refrescante.

  Indicaciones principales: oliguria, infecciones urinarias debidas a un exceso de calor, bloqueo de la menstruación.

- EL SAÚCO NEGRO (*Sambucus nigra*)

  Su sabor es salado y dulce; su energía, refrescante. Dispersa la energía de los meridianos del riñón y de la vejiga.

  Indicaciones principales: litiasis úrica, pielonefritis, cistitis, inflamación de los uréteres, retención de orina, hemorroides, epilepsia esencial, orzuelos, dermatosis, furúnculos, angina y reumatismo crónico.

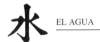

Las plantas Yang del Agua

Las plantas Yang del Agua generalmente tienen un sabor salado, amargo y acre. «Reblandecen» el riñón endurecido por el frío, lo calientan, estimulan el sistema nervioso simpático y las glándulas suprarrenales. Generalmente son plantas tónicas del sistema nervioso central y de la actividad sexual. Hemos seleccionado ocho, que puede fácilmente mezclar según sus necesidades.

- EL CARDO CORREDOR (*Eryngium campestre*)
  Posee un sabor salado y acre, una energía caliente. Tonifica el riñón en todas sus funciones: urinaria, sexual, endocrina.
  Indicaciones principales: *edemas, oliguria, ascitis, cólicos nefríticos, litiasis, glomerulo-nefritis crónicas, síndromes nefríticos, ictericia, amenorrea, frigidez, impotencia.*

- EL CLAVO (*Eugenia caryophyllata*)
  De sabor dulce y acre, de energía caliente, esta planta posee múltiples virtudes. Es un poco el ginseng de la farmacopea occidental, puesto que Paracelso la utilizaba para fabricar su elixir de longevidad.
  Indicaciones principales: *fatigas graves, agotamiento físico y psíquico, síncope, depresión, melancolía, deficiencias de la memoria, deficiencias inmunológicas, diarreas graves debidas a una deficiencia del* riñón, *recto-colitis hemorrágica, caries dentales, insuficiencia renal, edemas, pleuresía, impotencia, frigidez, sordera.*

Clavo

- EL GINSENG (*Panax ginseng*)
  Tiene el sabor dulce de energía fresca y a la vez amargo de energía caliente. El ginseng actúa como cortisol natural y ejerce un efecto tonificante sobre el sistema nervioso central. Es un estimulante general. Las investigaciones han permitido constatar, de forma experimental, su capacidad para evitar el temblor extrapiramidal en la enfermedad de Parkinson. Esta planta es una verdadera leyenda en la farmacopea china. Se utiliza por su acción revitalizante física, cerebral y sexual. El ginseng restaura el *Jing*. El ginseng entraba en la composición del elixir de la inmortalidad taoísta. En uso medicinal, se usa desde hace siglos para retrasar el envejecimiento en preparados para la longevidad.

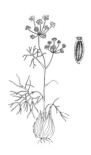

Hinojo

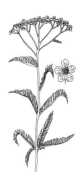

Milenrama

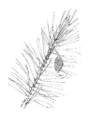

Pino

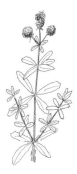

Rubia

Indicaciones principales: diabetes, hipotensión, fatiga física, fatiga intelectual, insuficiencia de la glándula suprarrenal, pérdida de deseo sexual, impotencia, temblores.

• EL HINOJO *(Foeniculum vulgare)*
Es de sabor dulce y de energía caliente.
Indicaciones principales: infecciones urinarias, oliguria, cálculos renales, impotencia, frigidez, amenorrea.

• LA MILENRAMA *(Achillea millefolium)*
Tiene un sabor amargo y caliente debido a su resina, la aquileina. La historia cuenta que Venus recomendó esta planta a Aquiles para su talón, para aliviar el dolor provocado por la herida de flechas enemigas. Los chinos utilizaban los tallos de milenrama para consultar el *Yi Jing* (El libro de las mutaciones).
Indicaciones principales: la enuresias, la amenorrea (sobre todo cuando está provocada por una conmoción emocional). También está indicada para la secreción de testosterona en las deficiencias inmunológicas y los ataques crónicos de los riñones: nefritis, síndrome nefrítico... Se emplea la milenrama después de un miedo grande.

• EL PINO *(Pinus sylvestris)*
De sabor amargo y acre, de energía caliente, el pino es una de las plantas más eficaces para estimular la actividad de los riñones y de las glándulas suprarrenales, así como de los pulmones.
Indicaciones principales: cistitis, prostatitis, pielonefritis, impotencia, infecciones respiratorias, laringitis, traqueítis, bronquitis, asma.

• LA RUBIA *(Rubia tinctorum)*
Esta planta es de sabor dulce y acre, de energía caliente. Tonifica los meridianos del riñón y de la vejiga.
Indicaciones principales: osteoporosis, desmineralización, oliguria, síndromes nefríticos, glomerulo-nefritis crónicas, insuficiencia renal crónica, litiasis renal.

• LA VARA DE ORO *(Solidago virga aureus)*
Posee un sabor ácido y salado y una energía caliente. Tonifica y regula la energía de los meridianos del riñón y de la vejiga.

Indicaciones principales: oliguria, urea, infecciones urinarias, glomeru-lo-nefritis, recto-colitis, furúnculos, eczema crónico, herpes.

LOS ACEITES ESENCIALES DEL AGUA

Los aceites esenciales pueden ser utilizados solos por sus propias virtudes. Sin embargo preferimos asociarlos con plantas, porque el efecto sinérgico de las plantas y de los aceites esenciales asegura una mejor penetración vegetal en el cuerpo energético, y una rearmonización profunda del terreno neuro-endocrino.

Los aceites esenciales Yin del Agua

- *CANANGA ODORATA* (Ylang-ylang)
  - Estados espasmódicos
  - Congestiones abdominales
  - Problemas sexuales
  - Trastornos de la libido
  - Hipertensión
  - Taquicardia

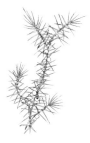

Enebro

- *JUNIPERUS COMMUNIS* (Enebro)
  - Infecciones urinarias
  - Cistitis
  - Litiasis renal
  - Glomerulo-nefritis
  - Acción hipoglucemiante
  - Infecciones agudas
  - Cistitis con fiebre
  - Quemaduras
  - Inflamaciones reumáticas

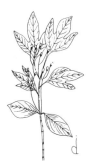

- *SASSAFRAS OFFICINALIS* (Sasafrás)
  - Gota
  - Cálculos urinarios
  - Exceso de ácido úrico

Sasafrás

Los aceites esenciales Yang del Agua

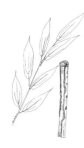

Canela

- *CINNAMOMUM CASSIA* (Canela de China)
  - Infecciones urinarias
  - Cistitis
  - Colibacilosis
  - Leucorrea
  - Vaginitis
  - Insuficiencia de la menstruación
  - Amenorrea
  - Impotencia
  - Fatiga
  - Agotamiento
  - Depresión, melancolía

- *EUGENIA CARYOPHILLATA* (Clavo)
  - Infecciones urinarias
  - Otitis
  - Cistitis
  - Salpingitis
  - Arteriosclerosis
  - Agotamiento físico
  - Hipotensión
  - Impotencia
  - Frigidez

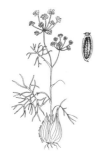

Hinojo

- *FOENICULUM VULGARE* (Hinojo)
  - Falta de estrógenos
  - Amenorrea
  - Menstruación insuficiente
  - Impotencia
  - Frigidez
  - Trastornos de la lactancia

- *PELARGONIUM ROSEUM* (Geranio rosado)
  - Fatiga severa
  - Insuficiencia de las glándulas suprarrenales
  - Esterilidad
  - Infecciones urinarias
  - Síndrome nefrótico

- *PICEA MARIANA* (Picea negra)
  - Prostatitis
  - Insuficiencia de las suprarrenales
  - Fatiga extrema
  - Insuficiencia inmunológica
  - Micosis intestinal

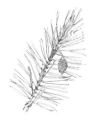

Pino

- *PINUS SILVESTRIS* (Pino silvestre)
  - Reumatismo crónico
  - Poliartritis reumatoide
  - Arteriosclerosis
  - Infecciones severas, necróticas, reincidentes o crónicas
  - Diabetes
  - Fatiga, agotamiento
  - Disminución del deseo sexual
  - Impotencia

- *ROSMARINUS OFFICINALIS CINEOLIFERUM*
  (Romero quimiotipo)
  - Otitis
  - Sinusitis
  - Bronquitis
  - Gripe
  - Arteriosclerosis
  - Enteritis crónica
  - Recto-colitis
  - Infecciones urinarias
  - Cistitis

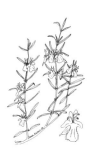

Romero

- *SATUREJA MONTANA* (Ajedrea de las montañas)
  - Bronquitis
  - Tuberculosis
  - Colitis, enterocolitis
  - Amebiasis intestinal
  - Hipotensión, linfatismo, adenitis, fatiga
  - Insuficiencia de la libido
  - Psoriasis
  - Acné
  - Poliartritis reumatoide

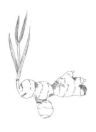

Jengibre

- *ZINGIBER OFFICINALE* (Jengibre)
  - Bronquitis crónica
  - Estreñimiento
  - Anorexia
  - Fatiga
  - Agotamiento
  - Reumatismos crónicos
  - Impotencia
  - Frigidez

LOS ELIXIRES FLORALES DEL AGUA

De uso más sutil, los elixires florales corrigen los desequilibrios emocionales. Actúan sobre nuestros estados de ánimo, los cuales pueden ser también de origen energético. Por lo tanto, se asocian a la perfección con las plantas y los aceites esenciales.

Los elixires florales Yin del Agua

Estos elixires son indicados para corregir los excesos en las personalidades de tipo Agua-Yang, o para ayudar a las personas que atraviesan un período de exceso de Yang del riñón.

- EL AGUA DE ROCA *(Rock water)*
  Este elixir ayuda a las personas que son extremadamente exigentes consigo mismas, que son capaces de llegar al sacrificio. Es conveniente para los que se controlan sin cesar, para los que se reprimen y no aceptan ir en contra de las normas muy estrictas que ellos mismos se han forjado.

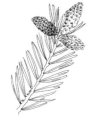

Epicea

- LA EPICEA *(Picea abies)*
  Este elixir es para los que tienen un aspecto austero, frío, glacial; para esas personas de carácter rígido, que se aferran a sus convicciones, rehúsan todo compromiso y son incapaces de cuestionarse a sí mismas. Este elixir les permite abrirse a más dulzura y armonía.

- **EL LIRIO MARTAGÓN** (*Lilium martagon*)
Este elixir suaviza los caracteres dominantes, agresivos y autoritarios. Conviene a los que trabajan en solitario, porque son incapaces de integrarse en un grupo. Por otra parte, este elixir se recomienda para los que tienen bloqueos de orden sexual, miedos o inhibiciones. También se puede tomar en el momento de la menopausia para ayudar a atravesar esta etapa, a veces delicada.

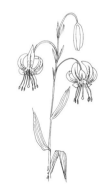

Lirio martagón

- **LA VERBENA** (Vervain – *Verbena officinalis*)
Suaviza el carácter y el comportamiento de los que están siempre activos, hasta el límite de sus fuerzas. Estas personas, debido al exceso de actividad, viven en continua tensión, son incapaces de relajarse y sufren de insomnio; energéticas y autoritarias, tienen opiniones fijas y, lejos de desear cambiarlas, intentan convencer a las personas que tienen a su alrededor.

- **LA VID** (Vine – *Vitis vinifera*)
Este elixir calma a los que están dominados por el deseo de poder; ayuda a las personas que siempre quieren dominar, hacerse obedecer ignorando las opiniones de los demás; es para los líderes devorados por el orgullo, les ayudará dejar espacio a los demás sin temer por su posición.

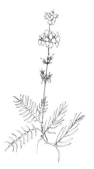

- **LA VIOLETA DE AGUA** (Water violet – *Hottonia palustris*)
Éste es el elixir de los superdotados solitarios. Es para personas altivas tan orgullosas de sus capacidades fuera de lo común, que llegan a volverse distantes y condescendientes. Esta rigidez mental crea tensión y rigidez física; si bien saben soportar su tristeza en silencio.

Violeta de agua

Los elixires florales Yang del Agua

Estos elixires son indicados para corregir los excesos y las carencias en las personas dc tipo Agua-Yin; su lado demasiado sentimental es señal de una falta de energía del riñón, sea por exceso de Yang, sea por agotamiento del *Jing*.

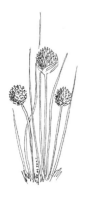

Ajo

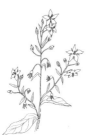
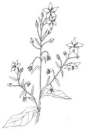

Borraja

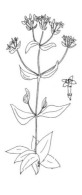

Centaura

- EL AJO SALVAJE *(Allium sativum)*
Este elixir ayuda a superar los miedos ocultos en el inconsciente; permite luchar contra el sentimiento de soledad y de
abandono, contra el miedo a la oscuridad, y contrarrestando
estas emociones que agotan la energía *Jing*. Al mismo tiempo es de gran ayuda en los casos de insuficiencia inmunológica que provocan infecciones reincidentes o crónicas.

- LA AULAGA *(Cytisus scoparius)*
Este elixir ayuda a las personas que, presas de la desesperación, no esperan nada más de la vida; han tirado la toalla y
proyectan este sentimiento en su existencia, que acaba colo-
reándose de esta desesperanza insuperable.

- LA BORRAJA *(Borrago officinalis)*
Ayuda a los individuos que siempre están abrumados, tristes,
desalentados a superar las pruebas difíciles de la vida; les da
coraje cuando están paralizados por el miedo y por el sentimiento de peligro inminente. También conviene a los deprimidos crónicos.

- EL BOTÓN DE ORO *(Ranunculus acris)*
Ayuda a las personas que se desprecian, que se infravaloran
y piensan que no son «buenos para nada». Conviene a los tímidos, a las personas reservadas, a los que no se atreven
nunca porque siempre tienen la impresión de que van a fra-
casar; les ayuda a recuperar la confianza y a percibir de nuevo lo que es único y valioso en su interior.

- EL CASTAÑO (Sweet chestnut – *Castanea sativa*)
Este elixir ayuda a los que se sienten al límite extremo del agotamiento, angustiados y atormentados por la idea de que van a
hundirse definitivamente; conviene a los que se encuentran en
una soledad moral completa, presas de la desesperación, como
si estuvieran encerrados en un túnel sin salida.

- LA CENTAURA (Centaury – *Centaurium umbellatum*)
Este elixir ayuda a las personas que se dejan influenciar por
las convenciones y por la opinión de otros, a las que obedecen
sin atreverse a discutir y que no saben decir no; fortalece su

fuerza de voluntad. Cuando se quedan apegadas a su familia y no se deciden a vivir solas, les ayuda a despegarse.

- **EL ESCARAMUJO** (Wild rose – *Rosa canina*)
Conviene a las personas que siempre están cansadas y resignadas, que no reaccionan delante de nada, no se enfrentan a la monotonía de un trabajo sin interés o de una vida de pareja aburrida; ni siquiera reaccionan ante la enfermedad; no se dan cuenta de que ellos crean ese estado y que contribuyen a alimentarlo.

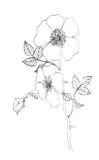

Escaramujo

- **LA MALVA** *(Malva sylvestris)*
Este elixir es para los que se recogen en sí mismos, ya sea por timidez o por inseguridad, y que, al mismo tiempo, sufren de un exceso de rigidez y de orgullo, y les cuesta mucho establecer relaciones duraderas. El elixir floral de malva también reconforta a los que tienen miedo a envejecer, en particular a las mujeres durante el período de la menopausia.

- **EL MÍMULO** (Mimulus – *Mimulus guttatus*)
Ayuda a superar los miedos obsesivos y que se repiten: miedo a hablar en público, miedo a enfermar, miedo a sufrir, miedo a los accidentes, miedo a la oscuridad, al frío, a la gente o a los animales, miedo a la muerte..., e incluso esos miedos íntimos y secretos de los que uno no se atreve a hablar.

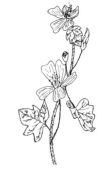

Malva

- **LA MOSTAZA** (Mustard – *Sinapis arvensis*)
Este elixir es el de la tristeza repentina, cuando la añoranza aparece sin razón objetiva, hundiendo a la persona en la melancolía, incluso en una depresión pasajera.

- **EL OLIVO** (Olive – *Olea europaea*)
Este elixir es uno de los más eficaces para recobrar la fuerza vital, el *Jing*, cuando las situaciones físicas o morales lo han agotado; para cuando nos sentimos cansados, al borde del agotamiento; para cuando no quedan fuerzas, el más mínimo esfuerzo se vuelve un suplicio y no se puede experimentar la menor alegría con actividad alguna.

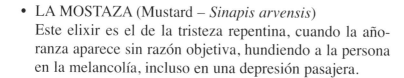

Mostaza

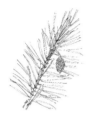

Pino

- EL PINO SILVESTRE (Pine – *Pinus sylvestris*)

  Este elixir elimina el exceso de sentimiento de culpabilidad; conviene a las personas que siempre se sienten culpables, que incluso se culpan de los fallos de los demás, a los hiperconcienzudos y a los perfeccionistas que nunca están satisfechos con lo que hacen; también ayuda a los que se avergüenzan de sí mismos.

LA CURA DE FITOTERAPIA

Puede emplear todas estas plantas, solas o asociadas, cuando se sienta presa de estas perturbaciones, ya sean de orden físico, energético o emocional. Si estas perturbaciones son pasajeras, recurrirá a la ayuda de la fitoterapia por un tiempo limitado; pero si son duraderas, es mejor seguir utilizándolas más tiempo para equilibrar la energía del riñón y de la vejiga y, por supuesto, el *Jing*.

Aun teniendo buena salud, puede hacer una cura de plantas para optimizar su equilibrio energético. Este tipo de cura se recomienda en invierno, ya que en invierno el riñón es más frágil.

Uno de los períodos más favorables para hacer una cura de invierno es el mes lunar que engloba el solsticio de invierno (el 20 de diciembre). Las fechas de este mes lunar cambian cada año; tiene que consultar el calendario para saberlas. Un ejemplo: en el año 2000, el primer día del ciclo lunar se situó el 25 de noviembre; esta cura dura 28 días; en el 2000, terminó el 24 de diciembre.

Este período conviene sobre todo a las personas con buena salud, que simplemente desean equilibrar sus energías y armonizar su funcionamiento orgánico general. Pero si usted tiene un problema particular, puede empezar su cura de invierno en función de la aparición de los trastornos, y seguir adelante mientras duren.

EL *QI GONG* DEL AGUA

¡Si existe un elemento para el cual el *Qi Gong* es eficaz, éste es el Agua! Esto es debido a que el objetivo global de esta práctica es fortalecer la energía vital, el *Jing*, que se asienta en los riñones, órganos del Agua. Por esta razón se llama «la gimnasia de la longevidad»: al fortalecer el *Jing*, ayuda a envejecer en las mejores condiciones.

Todos los ejercicios de *Qi Gong*, en mayor o menor grado, están vinculados al elemento Agua y al fortalecimiento del *Jing* y son más aconsejables durante el invierno.

La postura y el caminar del mono

El animal del Agua es el mono. Es ágil, astuto e inteligente; pero también es temeroso. Los riñones se estimulan sobre todo imitando su actitud física y su forma de desplazarse.

La postura estática del mono

- Colóquese de pie, con los pies juntos, los brazos a los costados, y haga el vacío interior.
- Separe al máximo las puntas de los pies manteniendo los talones bien juntos.
- Abra las manos desde el interior, para ir a tocar ligeramente el *Daimai*, el meridiano cintura.
- Luego flexione las rodillas y coloque las manos delante de los hombros, con las muñecas dobladas, los dedos relajados (otras posiciones son posibles: manos giradas hacia el cielo, los dedos meñiques pegados y los otros dedos separados o con las manos encima de los riñones).

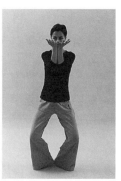
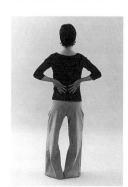

- Permanezca en esta posición de dos a tres minutos al principio, y luego intente aumentar progresivamente hasta unos diez minutos.
- Seguidamente, vuelva a colocar los brazos en círculo y coloque las manos encima del *Dantian* antes de acercar las puntas de los pies.

El mono inquieto salta hacia delante

- Póngase en la misma posición inicial del ejercicio anterior.
- Cuando las manos lleguen a la altura de la cintura, levante los brazos hacia delante, los antebrazos a la vertical, las muñecas relajadas, las manos a la altura del rostro. Las rodillas están flexionadas, la espalda redondeada, la cabeza encajada en los hombros.

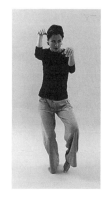

- Luego dé un salto hacia delante: lance el pie izquierdo y apóyese sobre la picrna izquierda; el pie derecho toca el suelo con el *Yongquan* y viene a colocarse detrás del pie izquierdo formando un ángulo de 90°.

- La mano izquierda sube a la altura de la sien y la mano derecha baja al nivel de la cintura.
- Mire hacia la derecha.
- Luego, prepare el salto siguiente: dirija la mirada hacia la izquierda y lance su pie derecho.
- Y así sucesivamente...
- La mente se concentra en el *Dantian*, *Mingmen*; *Laogong*, *Yongquan*.
- La mirada es temerosa o relajada; imite al mono, intente ponerse en su piel: es travieso y rápido.
- Haga una respiración invertida; salte en la inspiración.

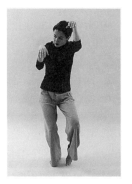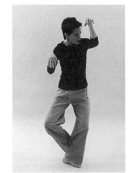

Los beneficios de los ejercicios
A través de la respiración, de la concentración y de los movimientos, los riñones se estimulan, al mismo tiempo que la agilidad del espíritu y de la voluntad.

El estiramiento de los meridianos del riñón y de la vejiga

El estiramiento del meridiano de la vejiga

- Coloque un pie delante apoyado sobre el talón; la pierna de atrás con la rodilla ligeramente flexionada.
- Entrelace los dedos y estire los brazos hacia el cielo (estiramiento del busto, recorrido del riñón); separe las manos y vuelva a colocarlas sobre la cadera.
- Inclínese ligeramente hacia delante haciendo la cabeza de tortuga: la cabeza hace una rotación

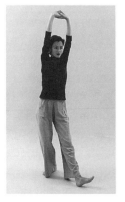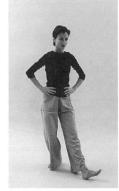

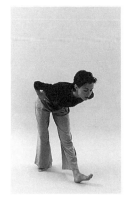 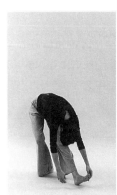

hacia atrás describiendo círculos. Repita tres veces aumentando el tamaño del círculo.

- Enrosque la espalda bajando los brazos hacia delante, las manos tocando los pies, y lleve la frente hacia la rodilla de la pierna de delante. Para volver a subir, desenrosque la espalda, con los brazos relajados.

El estiramiento del meridiano del riñón

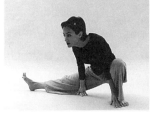

- Colóquese en la posición del «jinete», baje en apertura lateral, el pie de la pierna estirada se apoya sobre el talón, los dedos de los pies están separados y estirados hacia la tibia para abrir el *Yongquan*. Haga el movimiento de la «cabeza de tortuga» (es decir, tres círculos empezando con la cabeza hacia atrás) tres veces.
- Las manos se colocan en el suelo a la altura de la rodilla estirada y del pie de la pierna flexionada.
- Vuelva a la posición del jinete, después inclínese hacia el otro lado.

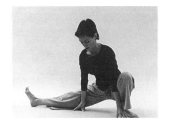 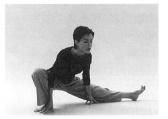 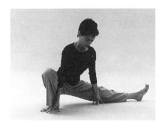

Los beneficios de estos ejercicios
Estirar el meridiano de la vejiga flexibiliza la columna vertebral y fortalece las terminaciones nerviosas simpáticas entre las vértebras. Al mismo tiempo, el cerebro está más vascularizado. Estirar el meridiano del riñón actúa sobre la bomba cráneo-sacral por el intermedio de los movimientos

de la cabeza, activa el líquido cefalorraquídeo y la circulación de la ener-
gía en la médula espinal y en el cerebro, que están así mejor nutridos.
Estos dos ejercicios estiran los músculos, desatascan estos meridianos li-
berando los nudos de energía y las emociones.

Los cuatro elefantes

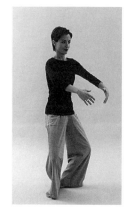

- En posición de pie, con los pies juntos.
- Separe las puntas de los pies, los talones siguen juntos, para formar una línea recta. Las rodillas se fle-
  xionan y se separan.
- Coloque los brazos en círculo delante del pecho,
  como si quisiera abrazar un árbol, las manos a la altura del abdomen, los codos y las muñecas relajados
  formando un círculo; imagínese que sus manos sostienen una bola de energía.
- Concentre la energía en la región lumbar.
- Mantenga esta postura unos minutos antes de volver a la posición inicial.

Los beneficios de este ejercicio
Esta posición fortalece la energía Yang y los riñones, abre el meridiano del
riñón y el Mingmen. *Indicada en casos de impotencia y debilidad general.*

Apuntar a un águila a lo lejos

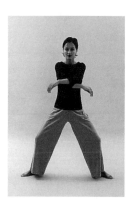

- Póngase de pie, pies juntos.
- Apóyese sobre el pie derecho y separe ampliamente
  el pie izquierdo para adoptar «la posición del jinete»: las rodillas ligeramente flexionadas, el busto erguido, el sacro vertical, los pies un poco abiertos.
- Inspire subiendo lentamente sus brazos hacia delante,
  cruzándolos sobre el pecho, el brazo derecho hacia
  fuera, la mano izquierda a la altura del pezón derecho.

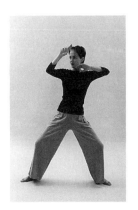

- Espire desplegando el brazo izquierdo como para coger un arco con el extremo del brazo. El índice está extendido; los otros dedos, replegados y relajados.
- Gire la cabeza hacia la izquierda para mirar la diana «como si estuviera apuntando a un águila».
- Al mismo tiempo, el puño derecho se cierra como para coger la cuerda y estirarla hasta el hombro derecho, el codo a la horizontal. Las rodillas deben de estar flexionadas, sin sobrepasar la punta de los dedos del pie.
- Vuelva al centro, los brazos cruzados; pero esta vez el brazo izquierdo está hacia el exterior.

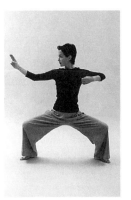

- Al mismo tiempo, enderécese de nuevo hasta que las rodillas estén casi estiradas.
- Vuelva a empezar el movimiento en el otro lado.
- Prosiga con los movimientos varias veces.
- Durante la espiración, concéntrese en el *Mingmen* y en la punta del índice estirado.
- Cuidado: en caso de hipertensión, concéntrese en la planta de los pies durante la espiración, imaginando que la energía en exceso se evacua hacia la tierra.

Los beneficios de este ejercicio

Esta postura mejora la respiración y las funciones circulatorias. Gracias al movimiento de los brazos y de los índices estirados, el ejercicio tonifica los meridianos del pulmón y del intestino grueso, tonifica los riñones, la zona lumbar del Mingmen y el meridiano curioso, el Daimai, que es como un lazo que encierra a todos los demás meridianos. Por esta razón este ejercicio estimula toda la energía del cuerpo. Actuando sobre trastornos tan diversos como el estreñimiento, la fatiga, la falta de resistencia a las infecciones, la sensación de frío, la impotencia, el dolor de riñón y el reuma.

Inclinarse hacia delante para alcanzar los pies

Esta postura fortalece la cintura y los riñones.

- Póngase de pie, pies juntos.

- Inspire subiendo los brazos por los costados por encima de la cabeza. Las palmas de las manos levantadas se miran.
- Gire las palmas hacia delante espirando, la espalda bien recta, la cabeza alineada y los brazos como prolongación de la espalda.
- Las rodillas están ligeramente flexionadas. Cuando la espalda acaba de bajar, las puntas de los dedos se colocan debajo de los dedos del pie.
- Acabe espirando cuando los dedos tocan los dedos del pie. La espalda está curvada de forma natural.
- En la misma posición, inspire manteniendo la punta de los dedos debajo de los dedos del pie, empuje sobre los pies enderezando la columna vertebral hasta que la espalda esté plana. Estire las cervicales y la parte superior del cráneo para alinear las cervicales y las dorsales.

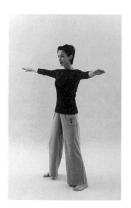

- Espirando, relaje la tensión dorsal y enderécese.
- Los brazos deben permanecen en los lados, las palmas hacia el suelo como si cogieran «dos tigres enfrentados».
- Inspire y vuelva a empezar este ejercicio varias veces.

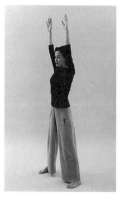 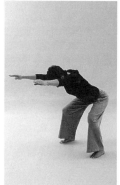 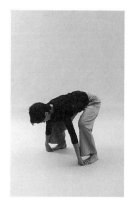 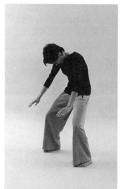

Los beneficios de este ejercicio

Favorece la subida de la energía Jing por la médula espinal hasta el cerebro. Es el alimento del cerebro. Por eso este ejercicio regenera el eje cerebro-espinal, favorece la regulación del sistema nervioso, mejora el tono cerebral y aumenta el estado de alerta, la concentración, la memoria, y mejora la calidad del sueño.

El mar ondula hacia la izquierda y hacia la derecha

- Póngase de pie, pies juntos.
- Separe las piernas a la anchura de los hombros y mande la energía desde el ombligo hacia arriba, a lo largo de la columna vertebral inspirando.
- Cuando espire, traiga la energía hacia el centro de la palma de las manos.
- Separe los pies de nuevo y baje sobre las rodillas, las manos giradas hacia el suelo.
- Inspire, apoyándose sobre la pierna izquierda, y gire la cabeza hacia la derecha.
- Espire volviendo hacia el centro y luego inspire apoyándose sobre la pierna derecha y gire la cabeza hacia la izquierda.
- Y así sucesivamente...
- Los pulgares deben mantenerse en el eje de las caderas.

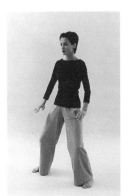 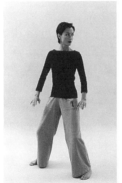 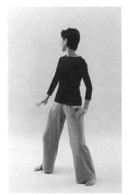 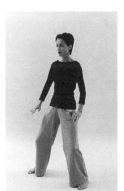

Los beneficios de este ejercicio

Refuerza la energía del Dantian *inferior y de los* Laogong. *Abre el meridiano cintura, el* Daimai, *y fortalece los riñones.*

La respiración por los huesos

Este ejercicio puede practicarse de pie o en posición estirada.

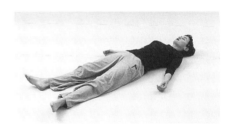

Miembros superiores y cabeza

- Ponga la atención en la mano derecha y tome conciencia de la densidad de los huesos. Realice tres respiraciones haciendo entrar mentalmente el aliento desde las puntas de los dedos hasta la muñeca en la inspiración y salir por la punta de los dedos en la espiración.
- Concéntrese en los dos huesos del antebrazo, en su densidad, e inspire desde las puntas de los dedos hacia el codo. Espire desde el codo hacia la punta de los dedos. Tres veces.
- Pase al hueso del brazo. Haga tres respiraciones desde las puntas de los dedos hasta el hombro y viceversa.
- Ponga la atención en la clavícula, el omóplato, las cervicales y el cráneo (todo entero o sólo el hemicráneo). Siga con tres respiraciones desde la punta de los dedos.
- Luego proceda de la misma manera con el lado izquierdo.

Miembros inferiores, pelvis, columna vertebral

- Pie derecho: después de haber tomado conciencia de los huesos, haga tres respiraciones desde los dedos del pie hasta la pantorrilla y viceversa.
- Pierna: tome conciencia de la tibia y del peroné y haga tres respiraciones desde los dedos del pie hasta arriba de la pierna y viceversa.
- Muslo: tome conciencia del fémur y haga tres respiraciones desde los dedos del pie hasta la parte superior del muslo y viceversa.
- Media pelvis: haga tres respiraciones desde los dedos del pie hasta el hueso de la cadera y viceversa.
- Proceda de la misma manera con el lado izquierdo.
- Cóccix – sacro – columna hasta la séptima cervical: haga tres respiraciones a partir del cóccix hasta la séptima cervical y viceversa.
- Costillas – esternón – garganta – cara: debe hacer tres respiraciones desde el cóccix.

Respire un momento sintiendo el conjunto de los huesos, y observe sus sensaciones al nivel de los huesos.

Los beneficios de este ejercicio
Su objetivo es regenerar la médula ósea.

La respiración abdominal invertida

- Siéntese en posición de loto, la columna vertebral recta, la barbilla ligeramente hacia dentro, los ojos cerrados.
- Para inspirar, levante el ano sin apretarlo, subiendo el perineo, un poco como si, de manera paradójica, respirase desde la base.
- Siguiendo la inspiración, imagine una onda que sube por encima de la cabeza.
- Al mismo tiempo, entre ligeramente el abdomen y hágalo subir ligeramente debajo de las costillas.
- Ensanche el espacio entre las costillas inflando el pecho, como si la onda pasase sobre todo por la espalda y subiera por la columna.
- Llene, sin forzar, la parte superior de los pulmones.
- La energía sube hacia la coronilla como si el cuerpo entero se hubiese llenado de aire.
- Para espirar, desinfle el pecho, relaje el abdomen, relaje el perineo y el ano de forma lenta y progresiva, como si la onda descendiera hacia delante.
- Sobre todo, no exagere la intensidad de la respiración para que no suba la energía de forma demasiado violenta (cuidado con los silbidos de oreja, palpitaciones, cefaleas). En caso de hipertensión, practique moderadamente, observe sus sensaciones. Practique de la manera más natural posible.

Los beneficios de esta respiración
Ayuda a ascender la energía a la parte alta del cuerpo, a estimularla para combatir la hipotensión. Borra los estados de fatiga y despierta en caso de somnolencia. Se opone a las ideas negras y a la falta de iniciativa. Aumenta la vigilancia y la claridad de espíritu.

La pequeña circulación celeste

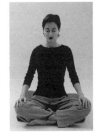

Se trata de una visualización que se debe practicar con un espíritu muy tranquilo y concentrado para impulsar un movimiento de circulación de la energía en el cuerpo, y percibir la sensación de desplazamiento, de calor, de corriente, de onda de esta energía.
- La forma más sencilla de practicarla es con una respiración inversa (véase arriba).

- Inspirando, concéntrese para hacer subir la energía desde el cóccix hacia la coronilla, a lo largo de la columna vertebral por el meridiano *Dumai*.
- Espirando, concéntrese para hacer bajar la energía desde la coronilla hasta el perineo pasando delante del rostro, del cuello, del pecho y del abdomen.
- Continúe al ritmo de la respiración sin interrumpir la subida y la bajada.
- Después de un tiempo, de 5 a 10 minutos o más, deje que regrese la energía al *Dantian*, cese la concentración y vuelva a una respiración normal, y tras un momento, abra los ojos.

Los beneficios de este ejercicio

La pequeña circulación celeste es una visualización para facilitar la penetración de la energía vital Jing *en la médula espinal, en el cerebro y en el sistema nervioso de los órganos del tronco. Mediante este ejercicio, intensificamos de manera consciente y concentrada el paso de esta energía con lo que obtenemos un mejor funcionamiento de la médula y del cerebro, un estado más despierto y la posibilidad de desarrollar diversas facultades sensoriales. Esta circulación ayuda a regenerar la médula y el cerebro, cuando se agotan por la edad o el estrés, o cuando sufren una enfermedad neurológica o psíquica.*

La sonrisa interior con el sonido *Hong*

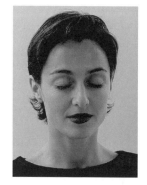

- Siéntese en posición de loto sobre un cojín, o en el borde de una silla. La columna vertebral deber estar bien recta.
- Cierre los ojos y respire tranquilamente.
- Imagine una fuente de luz y de serenidad delante de la frente.
- Inspirando, capte esta luz a la altura de la cabeza.
- Después, espirando, mándela hacia sus riñones.
- Repita el ejercicio seis veces, prestando atención a sus riñones.
- Prosiga con el ejercicio pronunciando el sonido *Hong*. Pronuncie «*Rong*» con la «r» española. Puede hacer lo en voz alta o en el interior de la cabeza, en silencio.

ÉRASE UNA VEZ UNA TORTUGA

Es una tortuga negra, una tortuga bien protegida por su caparazón, que se acurruca, entrando la cabeza y las patas, y vive reclusa en nuestro interior.

La tortuga está relacionada con el elemento AGUA. El elemento AGUA, bajo la influencia del planeta Mercurio, pero también de la Luna; representa el norte, el invierno, y se encarna en nosotros en el riñón y en la vejiga. Su clima es el frío riguroso, la helada, la nieve, el hielo.

El riñón responde a la energía del invierno, a la docilidad tranquila, a la cualidad del frío glacial. Pero el invierno es la estación del estancamiento y de la muerte hacia una nueva vida. Por esta razón el riñón lleva el apodo «raíz de la vida». Como la semilla plantada permanece escondida durante el invierno para germinar en la primavera, la energía del riñón es la energía de la simiente, de la reproducción, y por consiguiente de la energía sexual. Esta energía sexual y vital se almacena dentro del riñón.

La hora del mono de la vejiga se sitúa entre las 15 y las 17 horas, y la hora del gallo del riñón entre las 17 y las 19 horas.

El elemento AGUA es estimulado en nosotros por el color negro, el sabor salado, la carne de cerdo y las judías secas. Este elemento AGUA que se manifiesta por «el flujo continuo» se encarna en el riñón y la vejiga, también en el aparato urinario que filtra el agua y elimina los desechos y los líquidos; da su energía a los huesos y a los dientes, a los pelos, a las orejas, y gobierna la audición, la garganta, el aparato genital y las glándulas sexuales, testículos y ovarios.

La oreja y la audición son los aliados del riñón. El riñón ama los sonidos armoniosos y en especial la música, la melodía. El elemento AGUA alcanza la plenitud en la actividad del melómano, en los sonidos, en los ruidos de la naturaleza, en el mar, en el bosque... También, a fin de fortalecer el riñón, hay que dedicar tiempo para estar en la naturaleza, y de vez en cuando ir a conciertos, a la ópera.

Si la interiorización empieza con la energía del otoño, la introspección es la actividad típica del invierno, de la estación en que uno permanece recluido y repasa toda su vida, sus actos, sus motivaciones. Al mismo tiempo, el hecho de que la tortuga se proteja y se esconda imita la reacción primaria ante el miedo, ya que el elemento AGUA se relaciona con el miedo, el peligro, el riesgo.

El riñón que gobierna la vitalidad necesita reponerse recargando las baterías con el descanso, antes de alcanzar la fase de agotamiento que incluso podría llegar a la depresión; sobre todo si uno siente la señal de alarma: una fa-

tiga que le hace comenzar a perder el entusiasmo y el gusto de vivir y que no se recupera después de una noche de sueño.

La interiorización, medir los peligros y las dificultades de la vida, y la economía de la energía vital son tres razones que nos deben incitar a detenernos; a pararnos en ciertas épocas de nuestra vida, o de nuestro día, para descansar pero también para aislarnos y practicar la introspección y, mejor aún, la meditación.

El elemento AGUA ansía la soledad. Como una tortuga, esta energía del invierno, esta energía del riñón necesita aislarse, recogerse sobre sí misma, regenerarse. Este aislamiento nos permite superar las pruebas más difíciles conectándonos con nuestras raíces y cultivando nuestros propios recursos. Permite también despedirse de los acontecimientos dolorosos, de dar por terminado un período de nuestra existencia para renacer a una nueva dimensión. Pero esta soledad no debe degenerar en aislamiento, en encogimiento, en cerrazón, que puede ser una tendencia de las personas del elemento AGUA, que tienden a reproducir los acontecimientos negativos y se pierden en la indecisión, la desvalorización propia y el abandono.

Aislarse es bueno, es necesario; pero no si es para lamentarse sobre la suerte y gimiendo: «Dios mío, estoy solo en el mundo». Sepamos al contrario que en estos períodos de soledad que nutren la energía AGUA, los riñones, la vitalidad, la energía sexual, es cuando uno medita o trabaja sobre su sentimiento de autodenigración para reencontrar la autoestima; cuando se cultiva la lucidez sobre uno mismo, cuando se fortalecen las raíces para volver a luchar con una energía nueva; cuando se templa la voluntad para superar las dificultades y los obstáculos sobreponiéndose a los propios miedos, reuniendo el coraje para decir no o para rechazar lo que no queremos y no dejarnos imponer cosas en contra de nuestra voluntad. El símbolo de este aislamiento saludable y regenerador es la estancia de Cristo en el desierto.

Paralelamente, para fortalecer la vitalidad y la energía sexual, períodos de continencia sexual o de relaciones sin eyaculación pueden ser útiles. Cuando una persona siente la necesidad de abstenerse y de permanecer un período de la vida sin relación, esto responde a demanda de energía del AGUA de volver a las raíces profundas y de producir una regeneración y revitalización del riñón.

Una persona determinada por el elemento AGUA es emotiva, apasionada o sentimental, autoritaria, fría, rígida, seca, activa, voluntariosa, no es autoindulgente, sino exigente; o, al contrario, es hipersensible y vulnerable, temerosa, incluso timorata, escrupulosa y tímida, no se atreve a afirmarse, pero utiliza su fuerza de voluntad oculta o el arma del chantaje afectivo.

Cuando la energía del riñón está en exceso, puede haber agitación, insomnio, cefalea violenta, rigidez de la columna vertebral, trastornos urinarios agudos con fiebre, cólicos nefríticos, accidentes cardíacos.

Cuando la energía del riñón está en vacío, puede haber depresión, melancolía, miedos de todo tipo, vértigo y debilidad cerebral, trastornos urinarios crónicos, hipotensión, edemas, reuma, enfermedades del sistema nervioso, pérdida de memoria y disminución de la actividad intelectual, agotamiento y trastornos sexuales.

En la naturaleza existen maravillosos aliados para drenar los riñones y dispersar sus excesos. Plantas como el abedul, la bolsa de pastor, el brezo, la gatuña, el grosellero, el marrubio blanco, el saúco negro, la hierba carnicera; aceites esenciales como el enebro, el sasafrás, el ylang-ylang; los elixires de flores de epicea, el lirio martagón, la verbena, la vid roja, la violeta, relajan a estas personas.

Algunas plantas que tonifican poderosamente el riñón y las suprarrenales, las glándulas sexuales, la sexualidad, el tono del sistema nervioso y la moral son la milenrama, el cardo Roland, la rubia, el ginseng, el clavo, el pino, la vara de oro; complementadas por la acción de los aceites esenciales de canela, hinojo, geranio, jengibre, clavo, pino, romero, ajedrea.

Los elixires de flores de ajo, borraja, botón de oro, centaura, castaño, escaramujo,aulaga, malva, olivo, pino se asocian y dan lo mejor de sí, para animarnos y para luchar contra los miedos y contra los escrúpulos.

Para armonizar la energía del AGUA y de sus meridianos, se practicará el «Mono», los estiramientos de los meridianos riñón y vejiga, así como los ejercicios, sonidos y visualizaciones específicos.

¡Hagamos un resumen de lo que es importante recordar para cuidar nuestro elemento Agua; veamos, más allá de los símbolos, lo que la energía Agua induce en nosotros y qué podemos hacer, en nuestra vida cotidiana, para desarrollar plenamente nuestro elemento Agua!

Para saber más:

- SOBRE LA FITOTERAPIA (energética en medicina china)
  Natur Import (tel. 93 712 38 70)

- SOBRE EL *QI GONG*
  Institut International de *Qi Gong* (Madrid-Barcelona-Buenos Aires-México-Lisboa-Lausana)
  Director pedagógico: Yves Réquéna (Ecole de formation de Professeur de *Qi Gong*, Séminaires d'initiation débutants, cours de *Qi Gong* thérapeutiques).

  En España:
  Institut International de *Qi Gong*
  Apdo. de correos 317
  42080 Soria (España)
  tel. + 34 97 522 90 80
  e-mail: qigongdaurii@mailpersonal.com
  web: www.iiqg.com

  Los ejercicios descritos en este libro están ilustrados con los videos, Ba Duan Jin, Wu Dang, estiramientos de los meridianos, en español. Todos los libros y videos en español están disponibles en el Institut International de *Qi Gong*.

AGRADECIMIENTOS

Con este decimoctavo libro, doy las gracias al destino que me ha llevado al encuentro de Marie Borrel y a compartir la reflexión y el interés por difundir los conocimientos de la medicina china entre los lectores, intentando explicar las cosas simplemente, pero sin caricaturizarlas o deformarlas. Es muy agradable trabajar en equipo.

Doy las gracias a Nicole Lenzini, mi socia de corazón y en el *Qi Gong*. Nicole posee conocimientos en energética, ortografía y sintaxis; también la exigencia de un Escorpión y el ojo de lince del Metal para filtrar mi literatura y dejarla lo menos posible «al azar». Así desde hace más de 20 años.

Gracias a Corinne, mi hija, profesora de danza, por aceptar hacer las demostraciones para las fotos de *Qi Gong*.

Pero un libro que condensa un itinerario de 30 años también es la ocasión para rendir homenaje a mis maestros, al doctor Nguyen van Ghi, que me enseñó la acupuntura y que siguió enseñando hasta sus 91 años, a mis maestros de fitoterapia y a mis maestros de *Qi Gong*, chinos y occidentales, demasiado numerosos para nombrarlos todos aquí.

Un libro es un trabajo solidario, desde mi secretaria Véronique, que se encargó de una parte del manuscrito, hasta el servicio de dactilografía de mi pueblo en Provenza, pasando por mis colegas Marie-Hélène Driot, Johan Nguyen, Jean-Louis Laffont, Christian Pérez, por sus aportaciones y sus documentos científicos; la compaginación que se hizo en familia con Carole..., sin olvidar la pareja de ardillas que desafió el eclipse total de sol en este verano de 1999 para no perderse un día de travesuras mientras yo escribía en el jardín.

Gracias a Sarah Chabert, experta en elixires florales, en fitoterapia, en astrología; una de las magas con múltiples talentos y conocimientos que no se encuentra a menudo en una vida, y que aceptó hacer muchos de los dibujos. Gracias a Isabelle Donadieu, que hizo florecer los libros anteriores con sus ilustraciones de plantas.

Gracias a Cyrille Javary por iniciarme al *Yi King* y revelar tan abiertamente sus conocimientos sobre la cultura y la civilización china, y por «echarme una mano» en la búsqueda de las ilustraciones.

Tengo un pensamiento muy especial para mis pacientes; para todos mis alumnos de *Qi Gong* que para mí son como compañeros y testigos en el camino, y evoco en mi corazón todas las sonrisas intercambiadas durante mis periplos, hasta aquellas más íntimas que se reflejan en mis ojos y florecen mi vida; un verdadero elixir de felicidad.

Yves Réquéna

BIBLIOGRAFÍA

Obras del Yves Réquéna

Acupuncture et phytothérapie, 3 volúmenes, Editorial Maloine, 1983-1984.
Acupuntura y psicología, Las Mil y Una Ediciones, 1985.
Botanical Medecine: a european perspective, Y. Réquéna et Dan Kenner, Paradigm Publications, 1996.
Character and Health, Paradigm Publications, 1988.
Des planètes et des mains, Guy Trédaniel Éditeur, 1999.
Diagnostic morphotypologique de la main en médecine chinoise, editorial Solal, 1986. (En tres lenguas: francés, inglés, español.)
Fichas práticas de fitoterapia occidental en medicina china, Las Mil y Una Ediciones, 1993.
Guía práctica de moxas, Las Mil y Una Ediciones, 1987.
Handdiagnostik in der Chinesischen Medizin, Haug, 1991.
Iniciación al Qi Gong, Jake Fratkin, Yves Requena, Asociación de Medicinas Complementarias, 1995.
Iniciación al Qi Gong, vídeo-audio-libro, Jake Fratkin, Yves Réquéna, Asoción de Medicinas Complementarias, 1995.
La gimnasia de la eterna juventud. Guía fácil de Qui Gong, Ediciones Robinbook, 1996.
L'acupuncture en Gastro-Entérologie, Editorial del GERA, 1982.
Manuel de Thérapeutiques intégrées en Gastro-Entérologie, Editorial Solal, 1989.
Perfeccionamiento en acupuntura, (Tomo 2), Las Mil y Una Ediciones, 1987.
Perfeccionamiento en acupuntura, (Tomo 5), Mandala Ediciones, S. A., 1989.
Perfeccionamiento en acupuntura, (Tomo 6), Mandala Ediciones, S. A., 1987-89.

Perfeccionamiento en acupuntura: oligoelementos y fitoterapia, (Tomo 4), Mandala Ediciones, S. A., 1988.
Qi Gong, Editorial La Liebre de Marzo, 1993.
Terrain et pathologie en acupuncture, 3 volúmenes, Editorial Maloine, 1980-1982, 1987.

OBRAS DE MARIE BORREL

Choisir son accouchement, en colaboración con Ronald Mary (Garancière, 1987).
L'envie de guérir, en colaboración con Ronald Mary (Belfond, 1990).
L'homme-médicament, en colaboración con Ronald Mary (ge du Verseau, 1989).
Le guide des médecines différentes, en colaboración con Ronald Mary (Pocket, 1993).
Le guide des techniques du mieux-être, en colaboración con Ronald Mary (Pocket, 1992).
Mon fils est né au ciel, en colaboración con el padre Michel Laroche (Fayard, 1991).
Vivre sans complexes (De Vecchi, 1989).

OTRAS REFERENCIAS BIBLIOGRÁFICAS

BACH E., *La Curación por las flores*, Edaf, S. A., 1993.
BERGER G., *Traité pratique d'analyse du caractère*, Presses Universitaires de France, París, 1974.
BEZANGER-BEAUQUESNE L., PINKAS M., TORCK M., *Les plantes dans la thérapeutique moderne*, Maloine, 1975.
BEZANGER-BEAUQUESNE L., PINKAS M., TROTIN F., *Plantes médicinales des régions tempérées*, Maloine, 1980.
CORMAN L., *Nouveau Manuel de morphopsychologie*, Stock plus, París, 1966.
COUPIN H., *Les Plantes Médicinales*, Costas, 1920.
DEBELMAS A., M., DELAVEAU P., *Guide des plantes dangereuses*, segunda ed., Maloine, 1983.
DECAUX F., *Formulaire de phytothérapie*, Legrand et Bertrand, 1956.
DELAVEAU P., LORRAIN M., MORTIER F., RIVOLIER C., SCHWEITZER R., *Secrets et vertus des plantes médicinales*, Sélection du Reader's digest, 1977.
DEROUADE P., *Elixirs floraux, harmonisants de l'âme*, Ed. Souffle d'Or.
DURRAFOURD C., D'HERVICOURT L., LAPRAZ J.-C., *Phytothérapie et dermatologie*, Masson, 1982.

DURRAFOURD C., D'HERVICOURT L., LAPRAZ J.-C., *Terrains hypercortico-surrénallens*, Boletín de la SFPA, París (dic. 79, mar. 80, jun. 80).

DURRAFOURD C., *L'aromatogramme*, Anales del 1er congreso de la SFPA, París, 1976.

DURRAFOURD C., LAPRAZ J.-C., *Propriétés praticulières des plantes dans indication de médecine de terrain*, Boletín de la SFPA, París (dic. 79, mar. 80, jun. 80).

DURRAFOURD C., LAPRAZ J.-C., *Traitement du terrain*, Anales del segundo congreso internacional de fitoterapia y de aromaterapia, Montecarlo, 1977.

FLOWER ESSENCE SOCIETY, Répertoire des élixirs floraux.

FRANCHOMME P., PENOEL D., *L'aromathérapie exactement*, Roger Jollois, 1995.

G.E.R.A., *Groupe d'études et de recherches en acupuncture, 192 chemin des cèdres*, 83130 La Garde.

GARNIER G., BEZANGER-BEAUQUESNE L., DEBRAUX G., *Ressources médicinales de la flore française*, Vigot, 1961.

GAZIN F.-J., *Traité pratique et raisonné des plantes médicinales indigènes et acclimatées*, Asselin et Houseau, 1886.

GRIMALDI-PAIN G., *Comportement et prédispositions morbides en acupuncture et médecine fonctionnelle*, Tesis doct. Medic. Marsella, 1981.

HUSSON (A), *Huang Di Nei Jing Su Wen*, Éd A. S. M. A. F., París, 1973.

JAVARY C., *Le Yi King*, Albin Michel, 2000.

KUANG AK et al., *Observation comparative et discussion sur le mécanisme relatif de 20 ans d'effet curatif du Qi Gong sur 204 cas d'hypertension*, Chinese integration of traditional and western medicine, 1986, págs. 9 a 12.

LAGRIFFE L., *Vieux remèdes du temps présent*, Maloine, 1970.

LECLERC H., *Précis de phytothérapie, thérapeutique par les plantes*, Masson, 1935 y siguientes ed.

MASPERO H., *Le Taoïsme et les religions chinoises*, Gallimard, 1971.

MEUNIER P., *La santé vient en mangeant*, PHM, 1996.

PARIS R., MOYSE H., *Matière médicale*, Masson, 1971, 1976, 1981 (3 volúmenes).

PELIKAN W., *L'Homme et les plantes médicinales*, Triade, 1962.

PERNER-ZENIFE, *Les photo-hormones et l'activité de certains végétaux*, revista farmacéutica checoslovaca, 1959.

RÉQUÉNA Y., *Acupuncture et Psychologie, pour une approche nouvelle en psychosomatique*, ed. Maloine, París, 1982.

SHELDON W., STEVENS (S.), *Les variétés du tempérament* (1942), traducción D. Ombredanne et J.-J. Grumbach, París, 1951.

SIMONTON J., *Guérir envers et contre tous*, EPI.

SOULIÉ DE MORANT G., *Traité de chiromancie chinoise*, Guy Trédaniel, ed. De la Maisnie, 1978.

VALNET J., *Aromathérapie*, Maloine, 1980, 9ª ed.

VALNET J., DURRAGOURD C., LAPRAZ J.-C., *Une médecine nouvelle: phytothérapie et aromathérapie*, Presses de la Renaissance, 1978.

VALNET J., *Phytothérapie*, Maloine, 1983, 4ª ed.

VALNET J., REDDET C., *Contribution à l'application d'une nouvelle conception du terrain biologique*, AMIF, París, 1961.

VALNET J., *Traitement des maladies par les légunes, les fruits, les céréales*, Maloine, 1982, 8ª ed.

VIDAL F., *Eléments d'une approche médicale originale: substances naturelles en thérapeutique par relations biologiques multifactorielles informatisées*, Tesis doc. med. Clermont, 1979.

WANG ZI, *Traitement de 38 cas d'hypertension associée à une maladie coronarienne*, Revista Qigong, págs. 68 a 69.

ILUSTRACIONES DE PAISAJES

Chang Hsiung, *Lanscape in Four Seasons*, ART Book Co, Ltd., 1993.

ÍNDICE

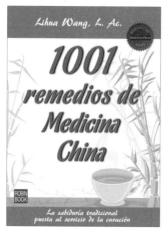

1001 REMEDIOS DE MEDICINA CHINA
Lihua Wang, L. Ac.

Más de 1.000 remedios de la medicina tradicional china; un tesoro de información diaria.
Acné, manchas en la piel, ansiedad, estrés, dolor de espalda, cataratas, colesterol alto, hipertensión, cólicos, estreñimiento, alopecia, piel seca, impotencia, úlceras, herpes, incontinencia urinaria... ¿Sufre alguna dolencia crónica? ¿La medicina alopática no consigue frenar su enfermedad?

Con un lenguaje ameno, la autora ofrece los remedios de la medicina tradicional china que son fruto de la experiencia y el conocimiento acumulado durante siglos:

· La alimentación más adecuada para combatir el acné, la bronquitis, la alopecia, la hipertensión, el colesterol alto, las úlceras, etc.
· El ejercicio más saludable para combatir el estreñimiento, el dolor cervical, la ciática o la acidez.
· Los remedios caseros para evitar resacas, manchas en la piel o durezas.
· La doctora Wang identifica los síntomas de cada enfermedad.
· La terapia nutricional y la fitoterapia más adecuadas para cada caso.
· El masaje más apropiado para regular las funciones físicas, equilibrar las fuerzas del yin y el yang y mejorar la circulación del Chi por los meridianos.

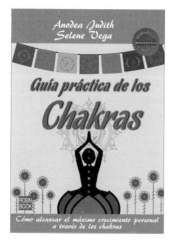

GUÍA PRÁCTICA DE LOS CHAKRAS
Anodea Judith y Selene Vega

La recuperación de la mente, el cuerpo y el espíritu a través de los chakras.
Un libro sumamente práctico que nos ofrece gran número de ejercicios físicos, técnicas de respiración, medtaciones, visualizaciones, ejercicios de autoexploración y autoconocimiento para equilibrar, restaurar el funcionamiento correcto de los chakras y descubrir cómo se manifiesta en todos los aspectos de nuestra vida cotidiana.
· Cómo aliviar algunos trastornos físicos, como el estreñimiento, la anorexia o las afecciones de garganta.
· Cómo lograr una perfecta correspondencia entre cada uno de los chakras principales.
· Cómo aprender a abrir y cerra los chakras, lograr un perfecto equilibrio entre los chakras superiores e inferiores y remover los bloqueos energéticos.
· De qué manera puede alcanzarse una sexualidad más plena e íntimamente relacionada con la emotividad.
· Qué alimentos, priedras preciosas o animales se relacionan con cada uno de los chakras principales.
· Cómo lograr un desarrollo armónico de las energías ascendentes y descendentes para alcanzar la plenitud funcional.